看護学テキスト NiCE

看護理論

看護理論21の理解と実践への応用

改訂第3版

編 集　筒井真優美

南江堂

執筆者一覧

● 編　集

| 筒井真優美 | つつい　まゆみ | 日本赤十字看護大学名誉教授 |

● 執　筆（項目順）

筒井真優美	つつい　まゆみ	日本赤十字看護大学名誉教授
川原由佳里	かわはら　ゆかり	日本赤十字看護大学
川嶋みどり	かわしま　みどり	日本赤十字看護大学名誉教授
守田美奈子	もりた　みなこ	日本赤十字看護大学
池田　明子	いけだ　あきこ	北里大学名誉教授
宇佐美しおり	うさみ　しおり	四天王寺大学看護学部・看護実践開発研究センター
田中　真琴	たなか　まこと	東京医科歯科大学大学院保健衛生学研究科
数間　恵子	かずま　けいこ	前 東京大学大学院医学系研究科
兼松百合子	かねまつ　ゆりこ	岩手県立大学名誉教授
宮脇美保子	みやわき　みほこ	慶應義塾大学看護医療学部
矢野　正子	やの　まさこ	聖マリア学院大学名誉学長
舟島なをみ	ふなしま　なおみ	新潟県立看護大学
岡谷　恵子	おかや　けいこ	日本看護系大学協議会
草柳　浩子	くさやなぎ　ひろこ	上智大学総合人間科学部看護学科
坂口　千鶴	さかぐち　ちづる	日本赤十字看護大学
江本　愛子	えもと　あいこ	前 三育学院短期大学
江本　リナ	えもと　りな	日本赤十字看護大学
鈴木真知子	すずき　まちこ	京都大学名誉教授
山口　未久	やまぐち　みく	京都府立医科大学医学部看護学科
髙橋　照子	たかはし　てるこ	四天王寺大学大学院看護学研究科
小西恵美子	こにし　えみこ	長野県看護大学名誉教授
佐藤　紀子	さとう　のりこ	東京慈恵会医科大学医学部看護学科
川名　るり	かわな　るり	日本赤十字看護大学
西田　志穂	にしだ　しほ	共立女子大学看護学部

はじめに

　看護理論は，看護師国家試験出題基準に組み込まれ，大学院の専門看護師のカリキュラムにも含まれるようになりました．また臨床の看護師も実践レポートの中で，看護理論を用いて考察することを要求されることが多くなってきました．

　看護理論は看護実践を記述し，説明し，結果を予測するのに役立ちます．しかし，20年以上，看護理論の教育に関わってきましたが，多くの学生，臨床の看護師が，看護理論は難解，実践には活かせないなど，ネガティブな感想を持っていました．実際に看護理論の事例への応用について講義すると，受講者は実践と看護理論が深く結びついていることを実感します．そこで，今回の改訂ではこれまでの講義の経験を通して，第Ⅰ章 総論の内容を大幅に見直すことにしました．具体的には第2版の第Ⅰ章 総論「1．理論とは」「2．理論の評価」を，「1．看護学とは」「2．看護理論とは」「3．看護理論を実践に活かす」という構成とし，看護学の中で看護理論がどのように位置づけられているかを追加し，看護理論を実践にどう活かすかに重点を置いて改訂しています．「4．看護理論の歴史と動向」は前版と同じ構成です．

　「1．看護学とは」では，「A．看護とは」「B．看護学とは」「C．看護学と看護理論の関係」という構成とし，看護において看護理論がなぜ重要かについて述べました．看護学の中心概念の論争についても触れました．

　「2．看護理論とは」は，「A．理論とは」「B．看護理論の種類」「C．中範囲理論」という構成で，理論を構成する要素と理論の種類について説明しています．

　「3．看護理論を実践に活かす」では，「A．看護理論を実践に活かす意義」「B．看護理論の理解」「C．看護理論を活用するステップ」という構成にしました．看護理論を実践に活かすことを考えて，具体的な例を挙げて，看護理論の評価の方法，実践に適用する流れを説明しています．

　第Ⅱ章 各論は前版と同じ執筆者が前版同様，理論の評価（分析とクリティーク）と事例の構成で記述してくださっています．また，キャサリン・コルカバが新しく追加されました．

　目次には，各理論家の理論の焦点（例：ロジャーズ「人間と環境の相互作用を対象にした看護科学」）を記載しました．理論の焦点には，理論の特徴が短い言葉の中に凝縮されています．参考にしたい理論を探すときの手助けになると思います．また，前版同様に巻末に掲載している看護の歴史の年表および地図を活用することで，その理論家の背景をさらに理解しやすくなるでしょう．

　本書が，人々の健康増進・安寧に少しでもお役立ていただければ幸いです．

　なお，「ドロシー E．ジョンソン」を執筆してくださった兼松百合子先生が亡くなられました．謹んで，ご冥福をお祈りします．

　最後に南江堂の竹田博安さま，一貫性を考え，丁寧に校正してくださった山口慶子さまに感謝いたします．

　　2019年　あやめの咲くころ

　　　　　　　　　　　　　　　　　　　　　　　　　　　　　　　　　　筒井真優美

初版の序

　看護という道を歩み始め，多くの方々との研究や交流のなかで，“看護”とは，“看護学”とは，“看護理論”とは，“看護科学”とはそれぞれ何かを学び，問い続けています．とくに，聖路加看護大学大学院での檜垣マサ先生に学んだ看護概論，ニューヨーク大学博士課程でマーサ E. ロジャーズ博士から学んだ看護論，また，都留伸子先生に教わりながら翻訳した医学書院の「看護理論家とその業績」では看護理論を学ぶことの大切さを痛感させられました．看護学のこれまでの発展の歴史を振り返ると，多くの看護理論家の研究への情熱と努力を感じとることができます．そこで，本書では，読者の皆さまに，20の看護理論をご紹介するとともに，看護から看護科学にいたるまでの歴史がつながりをもって発展したことをご理解いただけるよう心がけました．

　第Ⅰ章では理論および理論の評価についての解説，看護理論の歴史と動向をとりあげています．理論および理論の評価に関してはMeleis（1997，2007）を中心に，Chinn & Kramer（1995），Fawcett（1993/2001），Tomey & Alligood（2002/2004），Walker & Avant（1995）などの著書を参考にしています．

　第Ⅱ章は，第Ⅰ章の理論の評価をもとに共通の構成を考え，看護実践，教育，研究で多く用いられている20の看護理論を解説しました．ただし，ナイチンゲールだけはどうしてもその構成になじみませんでしたので，内容的に共通するようにしていただきました．

　解説は各看護理論に精通している先生方にお願いしました．解説者の多くはその理論家と交流があり，最新の理論についての情報を盛り込んでいただいています．たいへんわかりやすく，各看護理論家の新たな魅力が発見できるのではないかと思っています．

　付録として，「本書における看護理論家一覧」と「看護の歴史」の年表を掲載しております．「本書における看護理論家一覧」には，米国の地図も載せてあり，各看護理論をお読みになる前にご覧いただければと思います．また，年表は理論家の背景を理解するのに役立つと思います．

　おわりに，本書では著名な諸先輩方に執筆をお願いすることとなりましたが，皆さまお忙しいなか，快く承諾していただいたうえに，構成についてもさまざまなアイデアをくださいました．執筆者である諸先輩方の「人々によい看護を提供したい，看護学を発展させたい」というご意志のもとに本書が出版の運びとなりましたことに深く感謝申し上げます．看護理論を学ぶことの意味を伝えてくださった都留伸子先生，故檜垣マサ先生，故マーサ E. ロジャーズ博士に心より感謝します．また，南江堂の木村孝さま，梶村野歩雄さま，また制作を担当していただいた佐藤早苗さまにはさまざまな努力をしていただきました．併せて感謝申し上げます．

　2008年　桜の咲くころ

筒井真優美

目 次

第I章　総　論 —————————————————————————————————————— 1

1. 看護学とは　筒井真優美 ·· 2

A．看護とは　　2
B．看護学とは　　2
C．看護学と看護理論の関係　　3

2. 看護理論とは　筒井真優美 ·· 6

A．理論とは　　6
B．看護理論の種類　　6
C．中範囲理論　　8

3. 看護理論を実践に活かす　筒井真優美 ······························ 10

A．看護理論を実践に活かす意義　　10
B．看護理論の理解　　10
C．看護理論を活用するステップ　　12

4. 看護理論の歴史と動向　川原由佳里 ······························· 14

A．職業としての看護の誕生　　14
B．世界に広がる看護教育　　14
C．看護の高等教育化と研究　　15
D．看護理論の開発　　15
E．看護独自の方法論の開発に向けて　　16
F．日本の看護学の発展と米国看護の及ぼした影響　　17

第II章　各論：看護理論21の理解と実践への応用 —————————— 19

1. フロレンス・ナイチンゲール　Florence Nightingale（1820–1910）

自然治癒力と生活環境への深い洞察：いまなお問いかける看護の原点

··· 川嶋みどり　20

2. ヴァージニア A. ヘンダーソン　Virginia A. Henderson（1897–1996）

人間の基本的欲求（ニード）に根ざした看護の基本

··· 守田美奈子　30

3. アーネスティン・ウィーデンバック　Ernestine Wiedenbach（1900–1998）

「患者の援助へのニードを満たす」という看護の目的と哲学

··· 池田明子　40

4. ヒルデガード E. ペプロウ Hildegard E. Peplau（1909–1999）

看護師-患者の対人関係理論

.... 宇佐美しおり　**50**

5. マーサ E. ロジャーズ Martha E. Rogers（1914–1994）

人間と環境の相互作用を対象にした看護科学

.... 筒井真優美　**61**

6. ドロセア E. オレム Dorothea E. Orem（1914–2007）

セルフケアの観点からの看護理論

.... 田中真琴，数間恵子　**76**

7. ドロシー E. ジョンソン Dorothy E. Johnson（1919–1999）

人間の行動に着目した行動モデル：ジョンソン行動システムモデル

.... 兼松百合子　**87**

8. マイラ E. レヴァイン Myra E. Levine（1920–1996）

人間と環境との相互作用による適応を目指す保存モデル

.... 宮脇美保子　**99**

9. フェイ G. アブデラ Faye Glenn Abdellah（1919–2017）

「患者中心の看護」をするために「21の看護問題」を解決する

.... 矢野正子　**110**

10. アイモジン M. キング Imogene M. King（1923–2007）

看護師と患者の相互行為に着眼した目標達成理論

.... 舟島なをみ　**122**

11. アイダ J. オーランド Ida J. Orlando（1926–2007）

看護過程記録（プロセスレコード）による訓練の有効性

.... 池田明子　**134**

12. ジョイス・トラベルビー Joyce Travelbee（1926–1973）

病気や苦難の体験のなかに意味を見出す「人間対人間の看護」

.... 岡谷恵子　**144**

13. マドレーヌ M. レイニンガー Madeleine M. Leininger（1925–2012）

看護学と人類学を結びつけた民族看護学に基づく文化ケア理論

.... 草柳浩子　**157**

14. マーガレット・ニューマン　Margaret A. Newman（1933–2018）

拡張する意識としての健康の理論

坂口千鶴　172

15. シスター・カリスタ・ロイ　Sister Callista Roy（1939–　）

人間と環境の相互作用で考える「適応看護モデル」

江本愛子，江本リナ　184

16. マール H. ミッシェル　Merle H. Mishel（1940–　）

病気における不確かさの理解と看護

鈴木真知子，山口未久　193

17. ローズマリー・リゾ・パースィ　Rosemarie Rizzo Parse（1940–　）

人間がその人らしくなることを支える人間生成（humanbecoming）理論

髙橋照子　206

18. ジーン・ワトソン　Jean Watson（1940–　）

看護の本質に迫るヒューマン・ケアリング・サイエンス

江本リナ　219

19. ノラ J. ペンダー　Nola J. Pender（1941–　）

個人の健康行動に着目したヘルスプロモーションモデル

小西恵美子　233

20. パトリシア・ベナー　Patricia Benner（1943–　）

臨床技能の習得段階とナラティブスによる看護の言語化

佐藤紀子　246

21. キャサリン・コルカバ　Katharine Kolcaba（1944–　）

看護における12の側面をもつコンフォート：ニード・ケア・アウトカムモデル

川名るり　258

付　録　271

付録1　本書における看護理論家一覧　西田志穂　272

付録2　看護の歴史　川原由佳里　284

索　引　291

第Ⅱ章「各論」の各項は以下の構成に沿って記述が進められています（一部例外を含む）.

A. 理論家の紹介

理論家の背景（学歴・職歴・著書など）およびその時代・文化の背景

B. 理論の源泉

影響を受けた理論，学問，思想家，流れ

C. 理論の概要

(1) 理論の観点（適応，セルフケア，人間関係など）を解説

(2) 前提，主要概念，命題について解説

(3) 理論の説明：どのような理論なのかを主要概念や命題を含めて，図表などを用いて解説

D. 理論のクリティーク

(1) 一貫性（consistency）

理論における前提，概念，命題などの一貫性について論じてあります．

(2) 簡明性（simplicity）

簡単明瞭か．すなわち，概念の数が少なく，概念間の関係が単純であるかについて論じてあります．

(3) 有用性（usefulness）

実践，研究，教育における活用の実際について，日本に関しても言及しながら論じてあります．

(4) その他

・一般性（generality）

看護のさまざまな領域で活用できるかについて論じてあります．

・重要性（importance）

看護実践，教育，研究に対する影響力について論じてあります．

E. 事例で考える

看護理論を活用した事例を紹介しています．

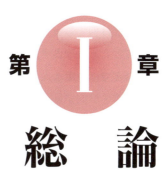

第 I 章

総　論

看護学とは

筒井真優美

看護理論について考える前に，まず看護，看護学とは何かについて考えてみましょう．

A. 看護とは

看護とは何でしょうか．広辞苑によると，「傷病者に手当をしたり，その世話をしたりすること」とあります．しかし，私たちがかかわるのは傷病者だけでしょうか．外来や保健所などでは健康な人々にもかかわります．健康診断はその名のとおり，健康な人々の病気の予防・早期発見を目的としています．

日本看護協会の看護の目的（表Ⅰ-1），国際看護師協会（International Council of Nurses：ICN）の看護の定義（表Ⅰ-2）をみますと，看護は人間の健康増進・安寧（あんねい）のためにかかわることと考えられます．

B. 看護学とは

次に看護学とは何かをみてみましょう．ドナルドソン（Donaldson）とクローリー（Crowley）は看護学（discipline of nursing）に関する論説で，看護学の中心になるのは「人間」

表Ⅰ-1　日本看護協会の看護の目的

看護の目的
　看護は，あらゆる年代の個人，家族，集団，地域社会を対象とし，対象が本来もつ自然治癒力を発揮しやすい環境を整え，健康の保持増進，疾病の予防，健康の回復，苦痛の緩和を行い，生涯を通して，その人らしく生を全うすることができるよう身体的・精神的・社会的に支援することを目的としている．
　身体的支援：看護職が対象者に対して行う体位変換や移送，身体の保清等を意味するが，これらは看護職自身の五感を働かせて対象者やそれを取り巻く環境の異常を早期に発見したり，身体を道具として用いて視診，聴診，触診等のフィジカルアセスメント技術を駆使したりすることが前提となっている．またこれらを通して，直接対象者に「触れる」ことにより，看護職と対象者の間に親近感や親密さがもたらされる．
　精神的支援：看護職は，時間的物理的に対象者の身近に存在することにより，対象者にとって親しみやすく話しかけやすい存在となる．そのため，対象者の権利の擁護者として機能することができるだけでなく，また看護職自身の人格を生かした支援を行うことができる．
　社会的支援：看護は，あらゆる年代の個人，家族，集団，地域社会を対象としているため，その対象の状況や社会背景に応じた支援を行うことができる．

［日本看護協会，2007］

表Ⅰ-2　国際看護師協会の看護の定義（簡約版）

　看護とは，あらゆる場であらゆる年代の個人および家族，集団，コミュニティを対象に，対象がどのような健康状態であっても，独自にまたは他と協働して行われるケアの総体である．看護には，健康増進および疾病予防，病気や障害を有する人々あるいは死に臨む人々のケアが含まれる．また，アドボカシーや環境安全の促進，研究，教育，健康政策策定への参画，患者・保健医療システムのマネジメントへの参与も，看護が果たすべき重要な役割である．

［国際看護師協会，2002/日本看護協会訳/Copyright © 2006 by ICN−International Council of Nurses, 3, Place Jean-Marteau, 1201 Geneva（Switzerland），ISBN：92-95040-41-4］

1．看護学とは　**3**

表Ⅰ-3　看護学の中心概念

発表者	中心概念
Donaldson & Crowley（1978），Fawcett（1993/2008, 2013）	人間，環境，健康，および看護
Leininger（1990），Watson（1990），Newman, Sime & Corcoran-Perry（1991），Slevin（2003a, 2003b）	人間，環境，健康，およびケアリング

表Ⅰ-4　看護学における中心概念の命題

命題	内容
1	人間と健康を焦点とする．看護学は人間のプロセス，安寧，最適機能状態，病気やよりよい状態を左右する原理や法則に関心を示す
2	人間と環境との相互作用を焦点とする．看護学は，通常の人生の出来事や危機的な人生の状況における，環境との相互作用による人間の行動様式に関心を示す
3	健康と看護を焦点とする．看護学は健康状態に肯定的な変化をもたらす看護活動，あるいはその過程に関心を示す
4	人間，環境，健康を結びつける．看護学は人間が自分たちを取り巻く環境と絶えず相互作用していることを認識しながら，人間の全体性や健康に関心を示す

［Fawcett, J.（1993）/太田喜久子・筒井真優美監訳（2008）．フォーセット看護理論の分析と評価 新訂版，pp.3-4，医学書院をもとに作成］

　「環境」「健康」および「看護」であると述べました（Donaldson & Crowley, 1978，**表Ⅰ-3**）．ドナルドソンとクローリーはこれらの4つを中心概念と呼んでいます（Donaldson & Crowley, 1978）．「概念」については「第Ⅰ章2．看護理論とは」で説明します．これらの中心概念の関係は，フォーセットによって4つの文章で説明されています（Fawcett, 1993/2008, pp.3-4，**表Ⅰ-4**）．このような概念間の関係性を示す文章は「命題」と呼ばれます．命題についても「第Ⅰ章2．看護理論とは」で説明します．**表Ⅰ-4**の4番目の命題は「看護学は人間が自分たちを取り巻く環境と絶えず相互作用していることを認識しながら，人間の全体性や健康に関心を示す」とあり，看護学は環境と相互作用している人間の健康増進や安寧にかかわることがわかります．

　一方，中心概念に関して，看護学を「看護」という同じ言葉を用いて説明しているので，同語反復的概念化であるという指摘があります（Conway, 1985；Cody, 1996；Leininger, 2006；Meleis, 2007）．「看護」のかわりに，「ケアリング」を看護学の中心概念とすべきだという意見もありますが（Leininger, 1990；Watson, 1990；Newman, Sime & Corcoran-Perry, 1991；Slevin, 2003a, 2003b），現在も論議中です（**表Ⅰ-3**）．しかし，看護学の中心概念として，「人間」「環境」「健康」の3つは含まれると考えてよいでしょう（筒井, 2015）．このため，看護理論にもこれらの3つの概念が含まれていたり，定義されていたりすることが多いです．

C．看護学と看護理論の関係

　広辞苑では，看護学は「看護の理論及び応用を研究する学問」，学問は「①勉学すること，②一定の理論に基づいて体系化された知識と方法」とあります．看護が学問として認められるには理論が重要なのです．

　たとえば，心理学は広辞苑では「人の心の働き，もしくは人や動物の行動を研究する学

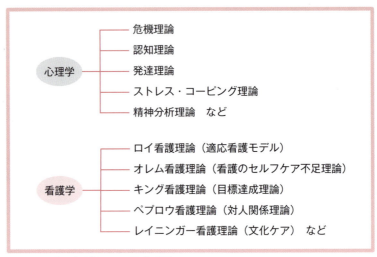

図Ⅰ-1　学問領域とその関連理論

問」とあります．図Ⅰ-1をみるとわかりますように，心理学には危機理論，認知理論，発達理論，ストレス・コーピング理論などさまざまな理論があります．発達理論は子どもがどのように発達していくかを，ボウルビー（Bowlby），エリクソン（Erikson）などが解説しており，ストレス・コーピング理論のように，ストレスにどう対処するかについては解説していません．このように，理論の焦点は，各理論によって異なります．

同様に看護学も，オレム（Orem）はセルフケア，キング（King）は目標達成，レイニンガー（Leininger）は文化ケアとそれぞれ焦点が異なります．また，看護理論に関しては，1つの理論だけですべての事象を説明することはできず，施設，病棟，クライエントの特徴，看護師の看護観などにより，活用できる理論が異なるのです（Tomey & Alligood, 2002/2004；Meleis, 2012）．ネーグル（Nagle）とミッチェル（Mitchell）は1つの理論のみを全面的に受け入れれば，創造性や学問的な研究と成長は阻害されるとまで述べています（Nagle & Mitchell, 1991）．

● 文　献

Cody, W.K. (1996). Response to: "On the requirements for a metaparadigm: An invitation to dialogue." Nursing Science Quarterly, 9, 97-99.

Conway, M.E. (1985). Toward greater specificity in defining nursing's metaparadigm. Advances in Nursing Science, 7(4), 73-81.

Donaldson, S.K. & Crowley, D.M. (1978). The discipline of nursing. Nursing Outlook, 26(2), 113-120.

Fawcett, J. (1993)/太田喜久子・筒井真優美監訳（2008）．フォーセット看護理論の分析と評価 新訂版，医学書院．

Fawcett, J. & DeSanto-Madeya, S. (2013). Contemporary nursing knowledge: Analysis and evaluation of nursing models and theories (3rd Ed.), Philadelphia: F.A. Davis.

Leininger, M.M. (1990). Historic and epistemologic dimensions of care and caring with future directions. In J.S. Stevenson & T. Tripp-Reimer (Eds.), Knowledge about care and caring: State of the art and future developments, pp.19-31, Kansas City: American Academy of Nursing.

Leininger, M.M. (2006). Culture care diversity and universality theory and evolution of the ethnonursing method. In M.M. Leininger & M.R. McFarland (Eds.), Culture care diversity and universality: A worldwide nursing theory (2nd Ed.), pp.1-41, Boston: Jones & Bartlett.

Meleis, A.I. (2007). Theoretical nursing: Development and progress (4th Ed.), Philadelphia: Lippincott Williams & Wilkins.

Meleis, A.I. (2012). Theoretical nursing: Development and progress (5th Ed.), Philadelphia: Lippincott Williams & Wilkins.

Meleis, A.I. (2017). Theoretical nursing: Development and progress (6th Ed.), Philadelphia: Lippincott Williams & Wilkins.

Nagle, L. & Mitchell, G. (1991). Theoretic diversity: Evolving paradigmatic issues in research and practice. Advances in Nursing Science, 14(1), 17-25.

Newman, M.A., Sime, A.M. & Corcoran-Perry, S.A. (1991). The focus of the discipline of nursing. Advances in Nursing Science, 14(1), 1-6.

Slevin, O. (2003a). An epistemology of nursing: Ways of knowing and being. In L. Basford & O. Slevin. Theory and practice of nursing: An integrated approach to caring practice (2nd Ed.), pp.143-171, UK: Ashford Colour Press.

Slevin, O. (2003b). Nursing model and theories: Major contributions. In L. Basford & O. Slevin. Theory and practice of nursing: An integrated approach to caring practice (2nd Ed.), pp.255-280, UK: Ashford Colour Press.

Tomey, A.M. & Alligood, M.R. (2002, 5th Ed.)/都留伸子監訳 (2004). 看護理論家とその業績 (第3版), 医学書院.

筒井真優美 (2015). 看護理論家の業績と理論評価, 医学書院.

Watson, J. (1990). Caring knowledge and informed moral passion. Advances in Nursing Science, 13(1), 15-24.

2 看護理論とは

筒井真優美

A. 理論とは

看護理論を理解するためには，まず理論とは何かを理解する必要があります．理論と呼ばれるには，どのような要素が必要なのでしょうか．

一般に理論には，少なくとも前提・概念・命題の3つの要素が必要だといわれています（Alligood, 2014；Chinn & Kramer, 2018；Fawcett & DeSanto-Madeya, 2013；Meleis, 2017；Walker & Avant, 2014；筒井, 2015）（表Ⅰ-5）．

「前提」はその理論で当然とみなされる真実です．前提は必ずしも書かれていないことがありますが，理論を選択するときには重要です．たとえば，心理学の精神分析で著名なフロイト（Freud）の前提には，因果関係があります．理論を選択するうえで，必ずしも因果関係が重要ではないと考えるのなら，フロイトを選択することは難しいです．看護師であれば，理論の前提と自分の看護観に違和感がないことが重要です．

「概念」は理論を理解するうえで，もっと大事な観点になります．概念によって，その理論が何を説明しているのかがわかりますので，理論を選択するときに，まず検討しなければなりません．たとえばロジャーズ（Rogers）には，エネルギーの場，開放系，総次元，パターンの4つの概念があり，この4つの概念で人間を説明しています．概念の中でも主要なものを「主要概念」と呼びます．

「命題」は関連陳述とも呼ばれていますが，概念間がどのような関係にあるかを説明しています．たとえばロジャーズは，人間がエネルギーの場であり，開放系（無限）で，時間や空間をこえており（総次元），環境との相互作用により刻々と変化するパターンが表に現れたものを見ることができると，概念間を説明しています．

B. 看護理論の種類

看護理論はさまざまな用語で呼ばれています．アリグッド（Alligood），バーナム（Barnum），チンとクレーマー（Chinn & Kramer），フォーセットとデサント・マデヤ（Fawcett & DeSanto-Madeya），メレイス（Meleis），ウォルカーとアーバント（Walker & Avant），

表Ⅰ-5 理論の構成要素

理論の構成要素	定義	理論研究家
前提	理論を開発するのに，当然とみなされている真実	Chinn & Kramer, 2018
概念	理論の主要な論点で，現象を説明する	Alligood, 2014；Chinn & Kramer, 2018；Fawcett & DeSanto-Madeya, 2013；Meleis, 2017
命題/関連陳述	2つ以上の概念間の関係	Alligood, 2014；Chinn & Kramer, 2018；Fawcett & DeSanto-Madeya, 2013；Meleis, 2017；Walker & Avant, 2014

[筒井真優美（2015），看護理論家の業績と理論評価，p.27，表2，医学書院をもとに作成]

表 I-6 看護理論研究家による「看護理論」の分類

Alligood (2014)	Barnum (1998)	Chinn & Kramer (2018)	Fawcett & DeSanto-Madeya (2013)	Meleis (2017)	Walker & Avant (2014)	Whall (2005)
・哲学 ・概念モデル ・看護理論 ・中範囲理論 **Tomey & Alligood (2002/2004)** ・哲学 ・概念モデルと大理論 ・看護理論と中範囲理論	・記述的理論 (descriptive theory) ・説明的理論 (explanatory theory)	・大理論 ・中範囲理論	・メタパラダイム ・哲学 ・概念モデル ・理論 ・経験的指標	・大理論 ・中範囲理論 ・状況特定理論 (situation-specific theory)	・メタ理論 ・大看護理論 (grand nursing theory) ・中範囲理論 ・実践理論	・実践理論 ・中範囲理論 ・看護モデル

［筒井真優美（2015），看護理論家の業績と理論評価，p.28，表3，医学書院をもとに作成］

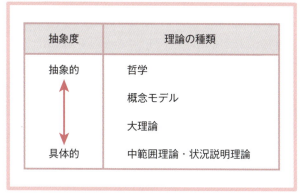

図 I-2　理論の抽象度と分類

　ウォール（Whall）などは看護理論を分析，研究している看護者ですが，これらの看護者によって看護理論はさまざまな用語で使用されています．本書ではこれらの看護者を看護理論研究家と呼ぶことにします．

　看護理論の分類に関しては，看護理論研究家によって違いがあります（**表 I-6**）．理論の抽象度から哲学，概念モデル，大理論，中範囲理論，状況説明理論と分類される場合もあります（**図 I-2**）[*]．看護理論研究家（Alligood, 2014；Barnum, 1998；Chinn & Kramer, 2018；Fawcett, 1993/2008；Fawcett & DeSanto-Madeya, 2013；Meleis, 2017；Walker & Avant, 2014；Whall, 2005など）を比較すると，看護理論研究家によって分類の基準が異なり，同じ看護理論研究家でも年代によって分類が異なります（筒井，2015，**表 I-6**）．そこで，本書ではすべて看護理論として考えることにします．

---

[*] フォーセットとデサント・マデヤ，アリグッドは，理論の抽象度が高いものを哲学と呼んでいますが，ワトソン（Watson）の理論はアリグッドでは哲学と分類されているのに，フォーセットとデサント・マデヤでは中範囲理論に分類されており（Fawcett & DeSanto-Madeya, 2013；Alligood, 2014），抽象度とは何かは看護理論研究家によっても異なっています．

第I章　総論

表I-7　メレイスによる中範囲理論と状況特定理論の定義

理論の種類	定　義
中範囲理論	範囲が限定され，抽象度が低く，特定の現象または概念に焦点を当て，実践（管理，臨床，または教育）に反映する
状況特定理論 (situation-specific theory)	特定の住民，または実践における特定のフィールドに限られている特別な看護現象に焦点を当て，臨床実践に反映する

［Meleis, A.I. (2017). Theoretical nursing：Development and progress (6th Ed.), p.34, Philadelphia：Lippincott Williams & Wilkins；筒井真優美（2015），看護理論家の業績と理論評価，p.34，表11，医学書院をもとに作成］

C.　中範囲理論

　本書では，中範囲理論を看護理論に含めて扱っていますが，昨今，中範囲理論に関して取り上げられることが多いので，別項を設けて説明することにしました．中範囲理論は，他の理論と比べて，抽象度が低く，限られた局面に焦点を当てた概念から成り立っているといわれています（Smith & Liehr, 2014；Peterson & Bredow, 2017）．

　中範囲理論は，1980年代半ばから開発されており，ピーターソンとブレドー（Peterson & Bredow, 2017）とスミスとリール（Smith & Liehr, 2014）は中範囲理論を10編以上収集した著作を2000年代から出版しています（筒井，2015）．抽象度が低いことが中範囲理論の特徴にはなっていますが，中範囲理論の基準はあいまいです．

　これらの著作は改版されていますが，10編以上の中範囲理論がある中で両書に共通する中範囲理論は，「自己効力感」と「不快な症状」の2つしかありませんでした．このようにどの理論を中範囲理論とするかは，書籍を編集する看護理論研究家によっても異なっています．各書籍の中範囲理論の提示の仕方も，1つの理論を取り上げたもの，関連するいくつかの理論を取り上げたもの，測定用具を中心に論じたものなど，さまざまです．

　メレイスは中範囲理論の中でも特定の人々，フィールドに限られている看護現象に焦点が当てられている理論を状況特定理論（situation-specific theory）と呼び，中範囲理論と区別しています（Meleis, 2017，**表I-7**）．また，**表I-7**のように，中範囲理論は必ずしも看護理論家が開発したもののみを含めているわけではありません．

　いずれにしても，これらの看護理論をもとにして実践や研究が行われ，看護学の知が発展し，人々の健康増進や安寧が促されることが求められているのです．

● 文　献

Alligood, M.R. (2014). Nursing theorists and their work (8th Ed.), St. Louis: Elsevier.

Barnum, B.S. (1998). Nursing theory: Analysis, application, and evaluation (5th Ed.), Philadelphia: Lippincott Williams & Wilkins.

Chinn, P.L. & Kramer, M.K. (2018). Knowledge development in nursing: Theory and practice (10th Ed.), St. Louis: Elsevier.

Fawcett, J. (1993)/太田喜久子・筒井真優美監訳（2008）．フォーセット看護理論の分析と評価 新訂版，医学書院．

Fawcett, J. & DeSanto-Madeya, S. (2013). Contemporary nursing knowledge: Analysis and evaluation of nursing models and theories (3rd Ed.), Philadelphia: F.A. Davis.

Meleis, A.I. (2017). Theoretical nursing: Development and progress (6th Ed.), Philadelphia: Lippincott Williams & Wilkins.

Peterson, S.J. & Bredow, T.S.（2017）. Middle range theories: Application to nursing research and practice（4th Ed.），Philadelphia: Wolters Kluwer, Lippincott Williams & Wilkins.

Smith, M.J. & Liehr, P.R.（Eds.）（2014）. Middle range theory for nursing（3rd Ed.），New York: Springer.

Tomey, A.M. & Alligood, M.R.（2002）/都留伸子監訳（2004）．看護理論家とその業績（第 3 版），医学書院．

筒井真優美（2015）．看護理論家の業績と理論評価，医学書院．

Walker, L.O. & Avant, K.C.（2014）. Strategies for theory construction in nursing（5th Ed.），Upper Saddle River: Pearson.

Whall, A.L.（2005）. Conceptual models of nursing. In J.J. Fitzpatrik and A.L. Whall（Eds.），Conceptual models of nursing: Analysis and application（4th Ed.），New York: Lippincott Williams & Wilkins.

10　第I章　総　論

3 看護理論を実践に活かす

筒井真優美

A．看護理論を実践に活かす意義

　　看護理論は**表I-8**のように，看護実践を記述し，説明し，結果を予測するのに役立ちます．では，看護理論を実践に活用するためには，どのようなことが必要でしょうか．その看護理論をどの程度に理解すればよいのでしょうか．本稿では看護理論の適用（［法律・規則などを］あてはめて用いること，広辞苑）ではなく，活用（効果のあるように利用すること，広辞苑）に焦点を当てます．

B．看護理論の理解

　　看護理論を活用するために理解しなければならない看護理論の内容は何でしょうか．まず，その理論を書いた理論家に近づきましょう．そのために，看護理論の本で，さまざまな看護理論家の写真を眺めることから始めてみましょう．何人かに近づきやすさを感じたら，その理論を知るために，「主要概念」「命題」（p.6参照）に注目します．そこで興味をもったら，その理論を作成した理論家がどこで生まれ，どのような経験をし，影響を受けて，その理論を書いたのかに迫ります（「理論家の紹介」「理論の源泉」）．

　　たとえば，レイニンガー（Leininger）の写真を見てみましょう（p.157）．穏やかなふくよかな顔です．写真の左には，「理論の焦点」（「看護学と人類学を結びつけた民族看護学に基づく文化ケア理論」）が書いてあります．「主要概念」（pp.160-161）と，レイニンガーが用いた主要な用語の「サンライズイネーブラー」（p.164）を眺めると，文化や民族について触れています．「前提」（p.160）をさっと眺めますと，文化を大事にしていることがわかります．

　　次に，レイニンガーの「理論の源泉」（pp.159-160）では，人類学のことが書かれており，「理論家の紹介」（p.157）を見ると，ネブラスカ州のサットンで生まれ，その後ワシントンD.C.に移動しています．サットンは地図（p.273）を見ると，米国の中央に位置し，インターネットで調べると摩天楼や地下鉄などはなさそうに見えます．一方ワシントンD.C.は，地図（p.273）を見ると東海岸に位置し，ホワイトハウス（米国大統領官邸）があり，有名な博物館も多くあることがわかります．地方から都市部への移動は勇気がいる

表I-8　実践における看護理論の活用

・クライエントのデータを整理する
・クライエントのデータを理解する
・クライエントのデータを分析する
・ケアの計画を作成する
・ケアの結果を予測する
・ケアの結果を評価する

［Tomey, A.M. & Alligood, M.R.（2002）/都留伸子監訳（2004）．看護理論家とその業績（第3版），p.17，表2-1，医学書院をもとに作成］

3．看護理論を実践に活かす　　**11**

表I-9　理論の分析

理論の分析の要素	説　明
1）理論家の背景	生誕地（地図などを見てみる），教育・経験的背景，時代背景
2）理論の源泉	影響を受けた学問，理論家，社会文化的価値
3）理論の焦点	クライエント，家族，地域，社会，看護師，看護師-患者の相互作用，健康，環境，看護師の役割など
4）前提	明白な，あるいは暗に含まれた前提
5）主要概念とそれらの定義	基本となる概念とその定義
6）命題	主要概念の関係

［Meleis（2017, pp.177-178，表10-1, 10-2, 10-3）；Alligood（2014）；Fawcett & DeSanto-Madeya（2013）；筒井（2015, p.44，表5）をもとに作成］

表I-10　理論のクリティーク

理論のクリティークの要素	説　明
1）一貫性	前提，概念，概念の定義，命題の一貫性
2）簡明性	より少ない概念，命題での説明
3）有用性 ・実践（管理も含む） ・研究 ・教育	・理論が実践にどのように役立っているか ・研究で使用，検証され，測定用具が開発されているか ・看護教育の中で使用されているか
4）一般性	実践，研究，教育，専門領域，病院内外など，理論の及ぶ範囲
5）重要性	専門職，社会などにおける価値

［Meleis（2017, pp.177-178，表10-1, 10-2, 10-3）；Alligood（2014）；Fawcett & DeSanto-Madeya（2013）；筒井（2015, p.44，表5）をもとに作成］

ことだったでしょう．さらに，「理論家の紹介」（p.158）で，ニューギニアのイースタン・ハイランドのガッドサップ族と2年間暮らしたことがわかります．このころ（1959-1961年）は，**付録2** 看護の歴史」の年表（pp.286-287）を見ると，ヘンダーソン（Henderson）やジョンソン（Johnson）の看護理論が出版され，人工衛星や有人宇宙飛行が成功したころです．看護学の博士課程は少なく，博士号（Ph.D.）取得者のほとんどが看護学以外で取得していた時代でした．

　レイニンガーは，交通手段，電話，電化製品，電気，水道などの近代的生活様式がないイースタン・ハイランドで2年間生活したので，まずは相手の文化を知ることが大切であり，米国の専門的ケアがそこでは通用しないことを体験します．そこから，米国においても，専門的ケアを実施するだけでなく，クライエントの民間的ケアにも配慮し，そのケアがクライエントに害を与えないなら，実施する可能性を探るのです．

　このようにして理論を眺めることを，「理論の分析」と呼びます（**表I-9**）．さらに，理論を理解するためには，その理論の短所や長所を知ることが必要です．これを「理論のクリティーク」と呼びます．**表I-10**に記載されているような項目についてチェックします．まず，理論の前提・概念・命題に一貫性があるかをみます．次に理論の概念や命題が簡潔か，理解しやすいかをみます．命題が複雑に絡み合っていると理論がわかりにくいからです．

　「一貫性」や「簡明性」のない理論は活用しにくく，「実践」（「有用性」の1つ）に使用されていない理論は，その理由も考える必要があるでしょう．さらに，「研究」「教育」の「有用性」，すなわち研究で使用，検証され，測定用具が開発されているか，また，看護教

育の中で使用されているかをみます．実践，研究，教育，専門領域，病院内外など，理論の及ぶ範囲の「一般性」，専門職，社会などにおける「重要性」なども眺めると参考になるでしょう．

「理論の分析」と「理論のクリティーク」を合わせて，「理論の評価」と呼び，理論を開発するときの重要ポイントにもなります．本書では，この「理論の評価」に沿って各理論家が紹介されています（ナイチンゲールを除く）．この「理論の評価」は，アリグッド（Alligood, 2014），バーナム（Barnum, 1998），チンとクレーマー（Chinn & Kramer, 2018），フォーセットとデサント・マデヤ（Fawcett & DeSanto-Madeya, 2013），メレイス（Meleis, 2017），ウォルカーとアーバント（Walker & Avant, 2014），ウォール（Whall, 2005）などの理論評価に関する共通部分を抽出しています（筒井，2015）．

C. 看護理論を活用するステップ

看護理論は実践の課題を解決するためにも有用です（**表Ⅰ-11**）．看護理論を実践に活用するための手順をみていきましょう．

第1に，実践の課題を，時間をかけて明確にします．

第2に，その課題を解決するために，どの理論が適切かを考えます．このとき，参考になるのが「理論の焦点」です．クライエント，看護師，クライエントと看護師の関係など，どこに焦点を当てているのかを考えると，どの理論が適切かの参考になります．

第3に，なぜ，この看護理論が必要なのかを考えます．いくつかの理論が候補にあがることがありますが，一番適切な理論を選択するとよいでしょう．適切な理論を選択するためには，前述の「B. 看護理論の理解」で述べたように，「理論の焦点」の次に「主要概念」「命題」などの「理論の分析」や，理論の長所・短所を知るために「理論のクリティーク」，とくに「実践」における「有用性」を検討することが大切です．

第4に，理論をフィールドに導入するために，フィールドの特徴を明確にします．看護師の平均年齢，正看護師・准看護師・介護福祉士などの割合，キーパーソン，カンファレンスの特徴など，看護理論導入にかかわる特徴を明確にします．

第5に，その看護理論をフィールドに導入するにあたっての課題を考えます．看護理論の導入に関してネガティブである，導入に関して話し合う時間や余裕がないなどです．

第6に，導入するための具体策を考えます．ここが，フィールドの特徴に合わせたユニークな具体策になります．「今のままでなぜ悪い」という言葉もささやかれることがあるの

表Ⅰ-11　実践で看護理論を活用するステップ

1. そのフィールドの課題は何か
2. 課題解決のために，どのような看護理論が必要か
3. なぜ，この看護理論が必要なのか
4. フィールドの特徴は？
5. その看護理論をフィールドに導入する（他の人を納得させ参加させる）にあたっての課題は何か
6. その課題を解決しながら，導入するためのプロセスや方法は？
7. 導入するにあたってのキーパーソンは誰か
8. 導入するためにかかる費用は？　どこから捻出できるか
9. 看護理論をフィールドに導入した評価（効果）はどのようにみるか
10. 全過程を通して，クライエントの最善の利益は守られているか

で，どのように皆の協力を得ながら，楽しく導入するかを考えます．お茶菓子を準備して茶話会をしたり，ゲームを取り入れたり，楽しみながら実施することが必要になります．「楽しい」ということがキーワードです．フィールドによっては，看護理論家の名前を明確にしないほうがよい場合もあります．

第7に，一人では導入するのが困難ですので，誰と相談するとよいかを考えます．

第8に，茶話会の実施，文房具などを購入する場合は，費用はいくらか，どこから捻出するかを考えます．

第9に，導入した結果をどのように評価するかです．カルテの記録，クライエントへのかかわり方，インシデント・アクシデントの減少，クライエントやケア提供者の表情の変化，会話の内容など，さまざまな観点から評価できます．課題が解決し，クライエントの健康増進・安寧がはかられるだけでなく，そのほかにどのような成果があるかも考えるとよいでしょう．

第10に，忘れてはならないのは，クライエントの最善の利益が守られていることに留意することです．

最後に，繰り返しになりますが，看護理論は看護学の基盤であり，よりよい実践のためにあります．

● 文　献

Alligood, M.R.（2014）. Nursing theorists and their work（8th Ed.）, St. Louis: Elsevier.

Barnum, B.S.（1998）. Nursing theory: Analysis, application, and evaluation（5th Ed.）, Philadelphia: Lippincott Williams & Wilkins.

Chinn, P.L. & Kramer, M.K.（2018）. Knowledge development in nursing: Theory and process（10th Ed.）, St. Louis: Mosby.

Fawcett, J.（1993）/太田喜久子・筒井真優美監訳（2008）．フォーセット看護理論の分析と評価 新訂版，医学書院．

Fawcett, J. & DeSanto-Madeya, S.（2013）. Contemporary nursing knowledge: Analysis and evaluation of nursing models and theories（3rd Ed.）, Philadelphia: F.A. Davis.

Leininger, M.M.（1992）/稲岡文昭監訳（1995）．レイニンガー看護論，医学書院．

Meleis, A.I.（2017）. Theoretical nursing: Development and progress（6th Ed.）, Philadelphia: Lippincott Williams & Wilkins.

Tomey, A.M. & Alligood, M.R.（2002）/都留伸子監訳（2004）．看護理論家とその業績（第3版），医学書院．

筒井真優美（2015）．看護理論家の業績と理論評価，医学書院．

Walker, L.O. & Avant, K.C.（2014）. Strategies for theory construction in nursing（5th Ed.）, Upper Saddle River: Pearson.

Whall, A.L.（2005）. Conceptual models of nursing. In J.J. Fitzpatrik & A.L. Whall（Eds.）, Conceptual models of nursing: Analysis and application（4th Ed.）, New York: Lippincott Williams & Wilkins.

4 看護理論の歴史と動向

川原由佳里

　どのような看護理論や概念モデルでも，それが著された時代を色濃く反映しているものです．したがって各理論が現代にも通用するかどうかをみるだけでなく，それを著した理論家がその当時にどのような思想や理論に影響を受けたのか，どのようにして社会の要請や看護の課題に応じようとしたのかを考えることが大切です．それによって理論の理解のみならず，看護という実践や学問の特性についての理解がいちだんと深まります．巻末に付録として看護の歴史年表を示しています（p.284，**付録2**参照）．

A．職業としての看護の誕生

　フロレンス・ナイチンゲール（Florence Nightingale）は，1853年のクリミア戦争で，自らの監督のもと，ケアを提供する婦人たちと外科医の集団を組織し，傷病兵の看護を行いました．彼女は統計学の知識を駆使して，自らの看護活動によって陸軍病院の死亡率を42.7%から2.2%に減少させたことを示し，その後の医療や軍隊衛生の改革を大きく推進しました．

　1859年には『看護覚え書』を著し，看護が医学とは異なる独自の責任範囲をもつ実践であることを明らかにしています．また，ロンドンの聖トマス病院内に，ナイチンゲール看護訓練学校を設立しました．これによって「ナイチンゲール方式」とよばれる教育システムが全世界に広がりました．

　ナイチンゲールは近代看護の基礎を築いた人物として評価されています．彼女の業績は実践，研究，理論など幅広い範囲にわたりますが，その影響は看護教育においてもっとも大きく受けとめられたと考えられています．

B．世界に広がる看護教育

　初期のナイチンゲール方式の看護学校は，看護師たちによって自治的に管理されていました．見習いや徒弟制度によって教育が行われましたが，ナイチンゲールの強い信念に基づいて，看護師としての優れた観察力と技術力，確かな人間性を培うことが求められていました．

　しかし1900年代に入ってから，米国では医療は高度な医療技術介入による治療が中心となり，また資本主義のもと利潤を追求するようになりました．これに加えて戦争が看護に及ぼした影響は大きく，多くの看護学校でナイチンゲールの時代の伝統が失われ，教育が医師や病院管理者の手にわたりました．そして，病院における看護は看護学生という無償の労働者によって提供されるようになりました．

　しかし，この時期でもマーガレット・サンガー（Margaret Sanger），リリアン・ウォルド（Lillian D. Wald），ラビニア・ドック（Lavinia L. Dock）など，地域の社会問題や健康問題に取り組んだ人々がいたことは，特筆すべきことです．看護の優れた実践家であり，社会運動家として看護や女性たちの地位向上に力を尽くしました．

1900年にはAmerican Journal of Nursingが創刊されました．この時期，この雑誌のほかにも，ANA（American Nurses Association：米国看護師協会）やNLNE（National League for Nursing Education：全米看護教育連盟）などの機関誌上で，看護が何であるか，何であるべきかの定義を試みる論文がたくさん現れます．その時代，看護業務を規定し，その社会的責任を明確にすること，そして看護職全体の水準を一定に保つことがとくに求められたのでした．

C．看護の高等教育化と研究

米国では1909年，ミネソタ大学に初の看護学部が設置されました．1924年にはコロンビア大学ティーチャーズ・カレッジに教育と管理を中心とした大学院課程が開設されます．第二次世界大戦後には，さらに看護教育を大学レベルでの教育に変えていこうという動きが起こります．

1948年には社会研究家であるエスター・ブラウン（Ester L. Brown）により，有名なブラウンレポート（邦訳：『これからの看護』）が発刊されます．ここでは社会のなかで看護が果たす役割を拡大し，看護師の教育を専門職のレベルまでひき上げることなどが提案されました．

なお，1950年代に看護理論を記した人のほとんど（ペプロウ［Peplau］，ヘンダーソン［Henderson］，アブデラ［Abdellah］，ホール［Hall］，ウィーデンバック［Wiedenbach］，ロジャーズ［Rogers］）がコロンビア大学ティーチャーズ・カレッジの卒業生であることは注目すべきです．そのほか，エール大学も看護理論家を輩出しました．

本格的な看護研究の必要性が唱えられたのは1940年代からです．1952年には初めての看護研究雑誌であるNursing Researchが発刊されました．この雑誌の目的は，看護の科学的研究を促進することにありました．当時の看護の高等教育化を背景に，教育カリキュラム評価に関する研究などが発表されましたが，看護研究に関する独自の評価基準がなかったため，論文は関連科学領域の規範に基づいて厳しく批評される傾向にありました．

D．看護理論の開発

1960年代に入って，今日では「看護理論」とよばれる著作が次々と発表されます．そこで繰り返し現れるテーマは，「看護は人間を全体として理解すること」「看護はその内容と方法において独自であり，専門職としての自律性をもつこと」です．理論の構築に際しては，実存主義，分析哲学，プラグマティズム（実用主義），ヒューマニズム，精神分析，発達・適応・相互作用などに関する理論など，関連科学の理論や思想が影響しました．

当時，次々と理論が開発された背景として，NLN（National League for Nursing：全米看護連盟）が，カリキュラムの基盤として理論を用いることを看護学校の認定条件にしたことがあげられます．このことは理論開発にとって大きな推進力となるとともに，障壁にもなりました．看護理論が実践ではなく，教育で利用されることを念頭において構築されるようになったからです．同時期，ANAも，看護理論の開発を最優先するようにという声明を出し，米国政府も理論開発に関する研究に助成を行いました．

理論開発の動きが活発になると，理論はなぜ必要なのか，看護の理論はどのような特徴

をもつか，看護理論をどうやって構築するかなど，メタ理論（理論に関する理論をいう）に関する議論が行われるようになります．1967年10月7日，米国では看護の著名人が一堂に会して，看護理論に関するシンポジウムが開催されました．その内容は約1年後にNursing Researchに公表されました．

E．看護独自の方法論の開発に向けて

1980年代より，看護学の知識を発展させるのにもっとも適切な方法は何かという問いから，哲学的研究が行われるようになりました．現象学，批判理論，フェミニズム，ポストモダン主義など，さまざまな思想や哲学をもとに看護研究の方法論を探るさまざまな試みが行われています．

また，看護の主要な概念の分析が行われるようになりました．たとえば，ケアリング，環境，健康などです．これによって看護実践の基礎となっている諸概念が明らかにされました．

1990年代より，中範囲理論を開発する動きが活発化します．たとえばミッシェル（Mishel）の「不確かさ」の理論や，バンデューラ（Bandura）の「自己効力感」に関する理論などです．これらの理論は広範囲理論（大理論）とよばれるものよりも適用範囲は狭いのですが，特定の領域に限定することで実践への適用の可能性が高まりました．

2000年代，看護は統合的な知識の発展へと向かう時代へと推移しています．量的な研究と同じように，質的な研究方法が用いられるようになり，また演繹的な手法のみならず，帰納的な方法を組み合わせて概念や理論構築が行われるようになりました．また，ベナー（Benner）に代表されるように，事例の集積によって看護学の知の発展を目指す試みも行われています．

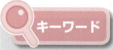

演繹的推論と帰納的推論

演繹的推論に基づく理論開発は，より抽象的な理論のもとに具体的な看護現象についての推論を積み重ねていく方法が用いられる．たとえばシステム論に基づくジョンソン（Johnson）の行動システム理論，複雑系の科学から導かれたミッシェルの不確かさの理論などがこれにあたる．一方，**帰納的推論**に基づく理論開発は，個別の看護場面から一般化可能な推論を導き出していく方法が用いられる．たとえばベナー看護論などがこれにあたる．

演繹的推論に基づく理論は，他分野からアイデアを借りることが多く，借り物の理論と批判的によばれることがあるが，理論家の実践における経験がまったく反映されていないわけではなく，帰納的推論に基づく理論の開発においても，推論のプロセスに理論家の信念や何らかの哲学思想などの前提が影響している場合が多い．

F. 日本の看護学の発展と米国看護の及ぼした影響

　戦後の日本は連合軍による占領を受けていたので，看護も当然のように米国の影響を受けながら発展しました．とくに，日本の初期の看護の行政改革は，連合軍最高司令部の公衆衛生福祉局看護課に負うところが大きいといわれています．初代課長のグレース・オルト（Grace E. Alt）は厚生省医務局に看護課を設置し，法律のもと助産婦，保健婦，看護婦（以上すべて当時の名称を使用）を1つにまとめ，国家試験合格者に対して国家資格免許・登録を行うことによって教育水準を高めました．また，1946年には，新しい看護教育のモデル校として東京看護模範学院を開設，日本赤十字女子専門学校と聖路加女子専門学校による合同教育を行いました．

　最初の看護の4年制大学となる高知女子大学家政学部看護学科は1952年に誕生しましたが，それ以来，看護の高等教育化は遅々として進みませんでした．しかし1980年代より，医療の高度技術化，少子・高齢化時代の到来，高騰する医療費の抑制などの社会状況の変化により，看護師の高等教育の必要性が認められるようになり，日本全国に看護系大学が急速に増加します．1965年にはたった3校であったのが，2018年には277校となりました．高度な看護学研究者・実践者の養成も求められ，大学院も2018年の時点で200校となっています．

　米国の看護理論の日本への紹介は1960年代から始まっています．ナイチンゲール，ヘンダーソン，アブデラ，ペプロウ，オーランド（Orlando），ウィーデンバック，トラベルビー（Travelbee），オレム（Orem）やロイ（Roy）などの看護理論が発表されるとともに翻訳され，多くの日本の看護師に読まれるようになり，チームナーシング，看護計画などの概念やシステムも導入されました．わが国では薄井坦子がナイチンゲールの看護の考えを継承して看護理論を構築し，1974年に『科学的看護理論』を刊行しました．看護診断については1982年に論文の邦訳が看護系雑誌に紹介され，1983年に初めて看護診断の成書『NANDA看護診断』が翻訳出版されました．

● 文　献

Alligood, M.R. (2014). Nursing Theorists and Their Work (8th Ed.), St. Louis: Elsevier.

Chinn, P.L. & Kramer, K.K. (2015). Integrated Knowledge Development in Nursing: Theory and Process (9th Ed.), St.Louis: Elsevier. Mosby.

Fawcett, J. (1989)/小島操子訳（1990）．看護モデルの理解 分析と評価，医学書院.

George, J.B.（1995）/南　裕子・野嶋佐由美・近藤房恵訳（1998）．看護理論集 より高度な看護実践のために，日本看護協会出版会.

Meleis, A.I. (2012). Theoretical Nursing : Development and Progress (5th Ed.), Philadelphia: Lippincott William & Wilkins.

新納京子・山口花江・雪永政枝（2000）．看護史年表（第3版），医学書院.

Suppe, F. & Jacox, A.K. (1985). Philosophy of Science and the Development of Nursing Theory. Annual Review of Nursing Research, 3.

Tomey, A.M. & Alligood, M.R.（2002）/都留伸子監訳（2004）．看護理論家とその業績（第3版），医学書院.

第 **II** 章

各論：
看護理論21の理解と
実践への応用

1 フロレンス・ナイチンゲール
(Florence Nightingale, 1820–1910)

自然治癒力と生活環境への深い洞察：
いまなお問いかける看護の原点

川嶋みどり

A. 理論家の紹介

　フロレンス・ナイチンゲール（Florence Nightingale）は，1820年5月12日，父エドワードと母フランシスが滞在中であったイタリアのフィレンツェで，次女として生まれました（表Ⅱ-1）．生地にちなんでフロレンスと名づけられましたが，まもなく英国に戻った家族とともに，恵まれた環境のもとで少女時代を過ごしました．後年のナイチンゲールの感性は，少女時代に過ごした田園の暮らしのなかでの，花や鳥や動物たちとのふれあいを通して形成されたと想像できます．

　こうして彼女は，女性教育について高い見識をもっていた父エドワードによって，当時の英国女性のなかでも群を抜いてレベルの高い教育を，姉パースとともに受けました．10代でラテン語とギリシャ語をマスターし，歴史や哲学，数学などについても深く学び，幅広い教養と知性を身につけたのでした．

　17歳のときに最初の召命を聞いたといいますが，いまだ自分を求めているものの何かが明らかでないまま，再び家族たちとともに，ヨーロッパ大陸を2年間近くにわたって旅をしました．この旅での体験が，彼女の人生の方向ばかりか，理論形成の動機や論理的思考にも大きな影響を与えたことは間違いのないことでしょう．各地で一流の美術や音楽に触れ，行く先々で各界の著名人と出会って政治や社会問題への関心を高めたといいます．

　彼女が，「世の苦しみを救え」との神の声を聞いたのは32歳になってからでした．こうして，ロンドンの淑女病院の監督になったナイチンゲールでしたが，陸軍大臣シドニー・ハーバートからクリミア戦争（1853-56）での負傷者救護への要請を受け，訓練を受けた看護師38名を引率してスクタリ（現在のトルコのユスキュダル）に赴きます．そこでの活躍は，多くの伝記（Cook, 1914/1993；Smith, 1950/1981；日野，1990；小玉，1999）に詳しく述べられています．いずれも公的な文書のほか，彼女自身が書き残した手紙や文章などを参考にして書かれています．

　6ヵ月に及ぶスクタリの陸軍病院の状況をナイチンゲールは，「夜間の兵舎病院の状態をありのままに描写することは不可能なほどです．私はヨーロッパの大都市の貧しい界隈の家々をよく知っていますが，ここの雰囲気はそれらと比べものにならないくらいひどいも

表Ⅱ-1　ナイチンゲールの略歴

年月日	略　　歴
1820 年 5 月 12 日	父母の滞在先フィレンツェで生まれる 幼いころから家庭教師により作法，絵画，音楽等を学び，教育熱心な父の薫陶を受け，数学，哲学などの他，外国語を学ぶ．10 代でラテン語，ギリシャ語を習得，イタリア，フランス，ドイツ語などの読み書きができる
1837 年（17 歳）	2 月 7 日「神の声」（召命）を初めて聞く 9 月から 1839 年 4 月まで家族とともにヨーロッパ大陸旅行
1850 年（30 歳）	カイゼルスヴェルト学園に 2 週間滞在
1851 年（31 歳）	カイゼルスヴェルト学園で 3 ヵ月間訓練を受ける
1852 年（32 歳）	「世の苦しみを救え」との神の声を聞く（2 度目の召命）
1853 年（33 歳）	パリに滞在し多くの病院，施設見学 ロンドン・ハーレイ街の淑女病院の監督に就任
1854 年 10 月（34 歳）	クリミア戦争従軍のため 38 人の看護師とともにスクタリ（トルコ）へ 兵舎病院で多くの傷病兵士らへの献身的看護
1856 年 8 月（36 歳）	帰国し，「クリミアの天使」として名声を得る ビクトリア女王に謁見，陸軍の衛生状態の改善を上申，陸軍勅撰委員に
1858 年（38 歳）	"Notes on hospitals"（邦訳：『病院覚え書』）出版
1859 年（39 歳）	"Notes on Nursing：What it is, and what it is not"（邦訳：『看護覚え書』）出版
1860 年（40 歳）	聖トマス病院にナイチンゲール看護婦訓練学校開設
1872 年（52 歳）	聖トマス病院の看護師と見習い生あてに『書簡』を送り始める
1883 年	赤十字勲章を受ける
1910 年	8 月 13 日逝去（享年 90 歳）

生涯で 150 の出版物と 12,000 通を超える手紙を書いたといわれる．

のです」と勅撰調査委員会あてに書き送っています（Cook, 1914）．

　こうしたひどい状況を改革するうえで，彼女の卓越した能力が発揮されるわけですが，改革は次の 3 つの方法で進められたといいます．

> ①それまでもっぱら男性によって経営されてきた病院内に，優れたエキスパートの手と女性の洞察力を持ち込んだ
> ②自ら進んで大胆に責任を担い，他の者にやる気のないときには自分でどんどん事を進めた
> ③本国の権力者たちに，時を移さず適切な勧告をし，非難すべきときには臆せず糾弾した
> (Cook, 1914/1993)

　天使のような優しさとともに，改革者としての的確な洞察力と強い意志に基づく，優れた交渉力はまさに彼女の本領であると思います．そして，その強さの根拠は，傷病兵士らの生命と人権を守る理念にあったといえるのではないでしょうか．

B．理論の源泉

　その理論がどのような背景のもとに生まれたのかを推論することは，理論を理解するうえできわめて重要です（**付録2**参照）．とりわけナイチンゲールのそれは，当時の世界における英国の社会的地位と，産業革命のもたらした影響を考えなければ解けないでしょう．加えて，世界にその名を馳せたクリミア戦争における看護活動からの教訓が，随所に息づいていることをみる必要があります．

1 ● クリミア戦争における看護活動の経験

ナイチンゲールは，1854年10月から1856年8月まで，スクタリの陸軍病院で多くの傷病者を献身的に看護し，「クリミアの天使」として英国のみならず世界的に名声を得ました．しかし，その後の彼女は表舞台に登場せず，報告書をはじめ，ひたすら多くの著作活動を行ったと伝えられています．なかでも，統計学者ウイリアム・ファー（William Farr）との共同作業（Small, 1998/2003）による兵士の死因分析から得られた結論は，彼女の理論の中核ともなっている『看護覚え書』や『病院覚え書』のなかに生かされています．

2 ● 当時の英国事情

18世紀の後半から19世紀前半にかけて，英国は世界に先駆けて産業革命を成功させました．手工業から機械工業への転換，蒸気機関の発明は，陸上のみならず海上の交通事情をも一変させ，それまでの穏やかな農耕・牧畜を中心とした人々の生活を大きく変容させることになったのです．工業の発展に伴って都市に人口が集中しますが，工場労働者の多くはきわめて貧しく，非衛生的環境のもとで健康を脅かされ，寿命もまっとうできないような生活を余儀なくされたことは，当時の新聞や文献などに詳しく述べられています（Engels, 1845/2000）．

これに対して，ナイチンゲール自身の暮らしは，かけ離れて恵まれたものでした．しかし，彼女の目はいつでも，きわめて貧しい人，病人，そして生命力のもっとも弱い赤ちゃんに向けられていました．同時に，汚染した水や空気によって脅かされる，人々の暮らしや健康に向けられました．なかでも，圧倒的多数を占める恵まれない人々の生活環境への強い関心が，あのような空気や水や陽光を必須とする看護の考え方を生むことになったといってもよいでしょう．その背景に，クリミア戦争における兵士らへの看護の教訓が生かされていると思います．

C．理論の概要

ナイチンゲールは，病人の看護，病院の設計や管理，軍隊の衛生問題，公衆衛生に関する論文などを数多く残しています．いずれも，クリミア戦争から帰還後40年間にわたって書き上げたといいます．なかでも，1850〜1860年の最初の10年に，彼女は全体の論文数の約3分の1を占める48編を書き，そのなかにナイチンゲールの思想が息づく大作が含まれています．金井（1995）は，この10年を「ナイチンゲール研究にとっての特別の10年」と位置づけています．

そこで，ナイチンゲールの理論を論じるにあたって，膨大な著作のなかから何を選ぶべきかの論議はあるでしょうが，ここではその代表的な著作『看護覚え書』（Nightingale, 1860/2014）をとりあげ，そのなかに潜む理論的要素を考察してみようと思います（以下，『看護覚え書』（改訂第7版）からの引用は頁数のみ記載）．

ここには，女性が自ら学ぶことの価値に基づいて理論が展開されています．すなわち，同書は「看護の考え方の法則を述べて看護師が自分で看護を学べるようにしたものではなく，まして看護師に看護することを教えるための手引き書でもない」として，「他人の健康

について直接責任を負っている女性たちに，考え方のヒントを与えたい」(preface, i)．これがナイチンゲールの理論展開の目的です．

ナイチンゲールの看護理論の主軸をなすもの

(1) 病気とは回復過程であり，その症状の多くは看護（世話）の如何による

『看護覚え書』の序章の冒頭に「すべての病気は，その経過のどの時期をとっても，程度の差こそあれ，その性質は回復過程であって，必ずしも苦痛をともなうものではない」（序章，p.13）と述べています．そして，「その病気につきもので避けられないと一般に考えられている症状や苦痛などが，実はその病気の症状などでは決してなくて，まったく別のことからくる症状」といい，それは「新鮮な空気とか陽光，暖かさ，静かさ，清潔さ，食事の規則正しさと食事の世話などのうちのどれか，または全部が欠けていることから生じる症状であることが実に多い」（序章，p.14）と述べています．

つまり，病気というものを，われわれの個体が，癒やそうとしている独自のはたらきの中断であるといい，苦痛自体は病気のせいではなく，看護のせいであると言い切っているのです．

このようにナイチンゲールは，ふつう誰もが考えている病気の概念を，根本的に覆すような考え方をまず展開しました．続いて，その病気の症状であると考えられている状態でさえ，それは病気に特有なものではなく，その病気とは無縁の生活諸行動の世話が欠けているためであると述べています．これは，後述しますが，彼女の論理性の鋭さを意味していると思います．

(2) 患者の生命力の消耗を最小にするよう整えるのが看護である

ナイチンゲールの述べた病気の概念を理解すれば，看護が何をなすべきかはおのずと明らかです．その具体的な方法や考え方が，『看護覚え書』の各章に記述されています．

「よい看護が行われているかどうかを判定するための規準として先ず第一に“患者が呼吸する空気を患者の身体を冷やすことなく屋外の空気と同じ清浄さに保つこと”」であるといい，このことを「もし満たさなかったら，あなたが患者のためにする他のすべてが無に帰するほど大切」（p.21）といいます．

これは，生命の維持という看護の大前提を考えるにあたって，通常は人体の側（呼吸を司る臓器とそのはたらき）からアプローチする場合が圧倒的に多いのですが，彼女は，ガス交換のもとになる“空気”そのものの清浄さをまずあげています．今日の病院では，全館空調設備が施されているのが一般的であるため，患者が吸う空気の清浄さについての看護師の関心は，ほとんど薄れてきていることを真摯に反省すべきでありましょう．

(3) 観察－アセスメントの重要性

「看護師が観察もできないとすれば，いったい何のために看護師は存在しているというのであろうか？」「看護師の観察が欠けていたせいで起こった不幸な事故（遅かれ早かれ致命的となる事故）がいかに多いか… われわれが観察さえきちんとしているならば，少なくともいままでよりは正確に予測できるはずである」（p.199）と，その状態をその場で正しく把握するだけではなく，観察により患者の変化までも予測しうるのだと述べています．

また，「予測できて，あるいは予測すべきことで，また必然的で，目に見えることで，確実に起こることで，かつ不可避である衰弱の進行によるものであって，その観察に失敗するようなことは絶対にあってはならない」（p.199）とも述べています．昨今，看護師らは，果たして自分の五感を用いた観察をしているでしょうか．観察とは，「能動的に対象を注視してもたらされる知覚の集中」（井尻，1966）です．しかし，昨今の医療現場でのIT化の進行の影響によって，看護師自身の知覚に依存した観察はほとんど行われなくなっているのではないでしょうか．

呼吸苦を訴える患者に対して，「どのように苦しいか」をたずねもせず，サチュレーションモニターによる，デジタルな血行動態値に頼ったアセスメントのみに終始している看護師の姿も昨今では珍しいことではありません．デジタル値のほうが，仮に正確な測定値が求められたとしても，そのことが，患者の苦痛や状態を反映しているとは限らないのです．リアルな患者の苦痛の訴えを把握するには，人間の知覚による観察のほうが，より信頼性が高いといえるのではないでしょうか．

その意味で，ナイチンゲールが，自身の経験から語っている脈拍の性状の記述は，いっそう重みを増して伝わってきます．「看護師がこれらのいろいろな脈の性質に精通していないで，どうして自分の仕事に自信をもつことができようか？ またどうして患者の危険や苦痛を救う存在でありえようか？」（p.207）というのです．しかも，ここでの脈拍の性状は，これまでどの看護学の教科書にも記載されていないような，彼女独自の表現を用いて実に具体的に述べられています．たとえば，「はっきりとした区切りのない脈で，それもリボンのような感じではなく，細い糸が空間の隙間を縫って走っているような…」（p.207）といったように．

血圧計や心電図モニターのみに依拠して，ほとんど自身の身体ツールを用いなくなった現代の看護師は，このことを理解できるでしょうか．手に触れる脈拍が伝える患者の状態は，器械によって得られる情報以上のものがあることを，いま一度検討してみる必要があるのではないでしょうか．それは，正しい測定値を得るためというよりも，数値では表現できない患者の状態を得るためでもあります．

D. 『看護覚え書』の優れた論理性

ナイチンゲールの『看護覚え書』が年月を経て，なお新しいのはなぜでしょう．それは，そこに流れる論理の確かさゆえであるといえます．ここでいう論理とは，「思考，および客観的事物の間にある法則的な連関・構造」を指します．先に法則ありきではなく，帰納的にバラバラにつかんだ現象（事実）を，普遍的なつながりのあるものにして法則を導きだすのです．『看護覚え書』のなかには，そうした論理を数多く読みとることができます．

いくつか例をあげながらみていくことにしましょう．

1 ● 安全性，事故防止の論理

看護は，人間の生命が母の胎内に宿ったときから始まり，やがてこの世に誕生する瞬間にも，そして人間が一生の間に直面するであろう健康や生命を脅かすあらゆる場面で，他のどの職種の人々よりも，生命に直接，深くかかわる職業です．したがって，生命への畏

敬を基盤にした，安全性の哲学を具体的な看護実践に生かす責務があります．看護の全過程で事故を起こしたり，患者を危険な目に遭わせたり，看護実践によって病状を悪化させてはならないのは当然です．

そのため，患者の病像を正しく認識し，療養上に起こりうるあらゆる危険を予知して防止することは，看護技術上からも看護管理上からも第一義的に配慮しなければならず，そのアウトカムこそ「患者の安全」といえます．

しかし，医療現場における事故や過誤はあとを絶たず，その要因には，ヒューマンエラーから，技術の未熟や適用過誤，ヒューマンパワーを含む看護体制などがあげられています．

そこで，ナイチンゲールの論理のなかから安全性に関するものをとりあげてみましょう．

a．人が不在のための事故は管理不在

「不慮のできごとや事故，あるいはとくに自殺者などの報告書や，また死に至った症例の病歴などを調べてみると，ある人が『そこに不在であった』がために起こった何事かに原因のすべてが帰するといった例が，信じられないほど多い」（p.70）．

もし，そこに誰かがいたら，誰かの目があったら事故にはならなかったという例は少なくありません．看護の場面ばかりではなく，しばしば報道される無人の車内での脱水による乳児の死亡例や，大人が目を離したすきに乳幼児がベッドから転落したり浴槽で溺れたりするなどの事故にも通じるものです．

しかし，ナイチンゲールはそこにとどめず，不在にした理由が必ずあるはずと言い，出かけたことが悪いのではなく「出かけたこと」を補うための管理欠如が問題であると述べています．つまり，管理の不在が生命をも落とすという警告を発しているのです．この論理は，まさに現代の看護事故の要因分析に際して，「システムに問題あり」としながら，結局誰も責任を負わない状況に対して，鋭い示唆を投げかけているともいえましょう．

ナイチンゲールは言います．「病院においても家庭においても，責任者は誰も，次の簡単な自問を頭に入れておこう．それは（どうしたら自分のなすべきことを自分でできるか，という自問では《なく》），なすべきことが何時も行なわれているようにするために，自分はどのような対策を講じることができるか，という自問である」（p.74）と．このように，患者の安全性に関するナイチンゲールの論理は，実に合理的な精神に裏づけられたものです．

b．ごく小さなミスが大事故の要因に

医療技術の高度化により，事故が大型化してきています．ただ，その事故の要因を探ってみると，必ずしも新しい装置の特性などによるのではなく，ささいなミスから大事故に発展する場合が少なくありません．

ナイチンゲールの論理は「かつて建造された船のうちで最も性能優秀で頑丈な船が，その試験航海中に看板の煙突に爆発を起こし死者が出たが，その原因はその船に初めて試用された新式装置の欠陥によるものではなく，何と閉じてはならないコックが1つ閉じられていたことによる」（p.76）というのです．これはまさに，単純ミスやエラーが大事故に発展しうるという，現代に通じる論理であります．

それにつけても，武谷三男氏が述べているように「99％安全でも，残りの1％で事故は発生する」，「その1％に出会った人は，100％の危険に出会ったのに等しい」（東京看護

学セミナー，1974，p.78）という現代の安全性の論理に共通なナイチンゲールの論理があります．それは，「使命感を持つ看護師は，自分の受持ち患者用に手渡された薬瓶を全部調べ，においを嗅ぎ，気になれば舌で味も検べる．999回までは間違いはないであろうが，ちょうど1000回目に看護師のこの方法によって重大な間違いが発見される可能性もある」（p.232）というのです．

2 ● 身体の清潔と安楽性の概念

　病状がどのようであっても，病人の身体の清潔をはかるのは，看護師の専門的な役割のごく基本です．その場合，単に皮膚が清潔になったというだけではなく，その行為からもたらされるくつろぎや安らぎは，「生命力を圧迫していた何ものかが取り除かれて，生命力が解き放たれた，まさにその徴候のひとつ」と述べ，続けて「看護師は患者の身体の清潔に関する世話を，どうせちょっと気分が良くなるだけのことだから，時間がずれても同じこと，などという口実のもとに，何かの後まわしにするようなことを絶対にしないこと」（p.160）と述べています．

　看護における安楽性の概念は，後述する副交感神経優位のケアに通じます．その意味からも，身体の清潔をはかる手技（入浴，清拭，足浴，手浴など）を通してもたらされる，心地よさや安らぎ感をもっと重視する必要があり，そのために有用な方法についての研究は優れて現代的課題であるといえましょう．

3 ● 同じ環境で暮らす人の病気や死の背景

　病気や不健康が個体そのものの要因よりも，はるかに周辺の環境や生活状況にかかっていることへの観察の重要性について次のように述べています．すなわち「救貧院の収容者名簿に，同じ姓が何世代にもわたって見られることはよく知られている．つまり，その一族の人たちは何世代にもわたって，貧民を生み出すような状況のもとで生まれ育って…死も病気も同じ家族から，同じ住居から発生する．いいかえれば同じ生活状況のなかから生じる．その生活状況がどのようなものかを，なぜわれわれは観察しようとしないのであろうか」（p.210）．

　これは，プライマリヘルスケアの担当者としての外来看護の真髄を表しているとさえいえます．心身の不調を訴えて来院する患者に対して，的確な診断のもとに治療の方針を提示し，必要に応じて与薬や処置を行えば事足れりとするのではなく，根本的な病因（たとえば生活環境や生活習慣上の問題など）を追求して予防的なケアにつなぐことこそ，外来看護師の役割であることは間違いないでしょう．

4 ● 変化の概念

空を見て涙を流す重症患者

　心不全の59歳の女性．意識はあるがほとんど傾眠状態で過ごしていた．心電図モニター，人工呼吸器装着中で尿道留置カテーテル，持続点滴など，身体各部のチューブ類のため終日ベッド上に臥床であった．この重苦しい室内の雰囲気を和らげる1つ

の窓．看護師は"空を見ますか"と尋ねた．患者はかすかにうなずいた．同僚の看護師を呼び，2人でベッドを1回転させた．患者の顔と同じ高さにしゃがんで，患者とともに空を見た．患者の頬に涙が流れた．人工呼吸器のマスクごしのやつれた顔に微笑が浮かんだ． （東京看護学セミナー，1973）

　上記の事例は，いみじくもナイチンゲールが述べている「寝たきりの病人たちを看護（!）しているというのに，病人の身のまわりに変化をつけて気分転換をはかったりすることなどまるでせず，ただじっと重苦しい壁を見つめさせておく．こういう看護師たちは患者が窓の外を見えるようにベッドを移動することさえ，まずは思いつかない」(p.108) と共通であるといえます．

　この事例を涙ながらに語った新人看護師は，「終日，白い天井だけを見つめて細々と生きてきた患者は，青い空と雲のちぎれるさまに涙を流した」ことに感動し，重症者への看護がともすると手順に沿って機械的に行われ，ただじっと死の刻(とき)を待つような看護のありようについて反省しています．

　ナイチンゲールは，「患者の目に映るいろいろな物の，その形の変化や色彩の美しさ，それはまさに，患者に回復をもたらす現実的な手段」と述べ，「物の形や色彩や明るさなどの影響が身体にまで及ぶのか，その作用機序はほとんど知られていない．しかし私たちは現実にそれらが身体効果をもつことを知っている」(p.105) とも述べています．

5 ● 自然治癒力

　ナイチンゲールの論理のなかでも，もっとも優れていて今日的な論理は，自然治癒力の発現であるといえます．自然治癒力については，古代ギリシャ時代のヒポクラテス（紀元前460年頃）の「病を医するものは自然なり」との言葉から生まれた概念（中川，1998）であるとされています．ヒポクラテスは，気候，風土と健康の関係を調査し，病理学的現象と自然環境，食物，生活との関係を注意深く観察（いわゆる疫学調査）をしたといいます．とくに治療に関連して，症状を生体の防衛能力の表れとみて，それを支援することを原則としました．

　ナイチンゲール自身は，自然治癒力という言葉を用いているわけではありませんが，「陽光，暖かさ，換気，食事，清潔さ，物音」などの概念のすべては，回復過程を促進させるための個体レベルの免疫力を高めることに通じるものです．すなわち，医療技術の高度化が進めば進むほど，この面での看護の重要性がいっそう強まると思われます．

　現代神経生理学では副交感神経が優位になってリンパ球が増えると，免疫力が正しくはたらく方向に影響するといわれていますが，ナイチンゲールの『看護覚え書』に流れている論理は，どの章をとりあげてみても，そこには，病人の副交感神経を優位に導く手段が記述されていて，これこそまさに個体の免疫力を高め，自然治癒力に通じるものといえましょう．

看護実践の指針としての理論

　看護実践の指針となる理論は，現象間の関係や一面的な事象間の関係ではなく，事実・

現象・法則などの間に成立する普遍的で全体的な関係を反映していること，抽象的，普遍的ではあるけれども，ものごとの本質を反映しているという意味で，看護の世界の現実に即したものであるべきです．すなわち，看護理論に求められているのは，実践の指針になりえて，質の高い実践に一歩を踏み出す力を与えてくれる理論です．その意味で，19世紀に書かれた『看護覚え書』は，ナイチンゲールの優れた経験知から生まれた経験法則の記述であり，この法則を説明することによって，現代に通用する看護の理論が生まれると思われます．そのためには，ここに書かれた論理の検証のための研究に取り組む必要が，現代の看護師に求められているのではないでしょうか．

E. 事例で考える──ナイチンゲールの実践への応用

熱湯とタオルで生命が救えた

　9歳の少女Aさんは，胎児のように背を丸めて横たわり，背部の中央にはいまにも自壊しそうな腫瘍があって，か細い声で「いたいよう，だるいよう」とうめく表情は，まるで老婆のようでした．皮膚全体が土気色で，全身から悪臭を放ち，下肢には垢がまるでうろこのように重なっていました．バイタルサインの状態は，Aさんの一般状態がきわめて悪いことを示していたため，新人看護師のNは，慎重に毎日少しずつ，身体の部分清拭を行うことにしました．こうして1週間目の朝，全身がきれいになったAさんは，うっすらとピンク色の頬に微笑みを浮かべて「おなかがすいた」と言い，入院以来初めて卵粥を口にしました．なんと，微弱であった脈拍が正常なリズムと強さで看護師の指に触れました．

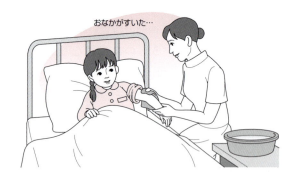

　ナイチンゲールは，「解放感や安らぎは，生命力を圧迫していた何ものかが取り除かれて，生命力が解き放たれた，まさにその徴候」（p.160）と述べていますが，まさに上記の事例は，少女の全身をおおって生命を圧迫していた垢を清拭によって拭い取ったことが，バイタルサインの改善をもたらし，生気を蘇らせたといえないでしょうか．人間の基本的な生活行動援助の重要性を教えていると同時に，湯とタオルがあれば，そして，看護師の患者を思う気持ちがあれば，生命力の回復さえ可能にすることを教えていると思います．

● 文　献

Cook, E. (1914)/中村妙子訳 (1993)．ナイティンゲール【その生涯と思想】I，p.240，時空出版．

Engels, F. (1845)/浜林正夫訳 (2000)．イギリスにおける労働者階級の状態，新日本出版社．

日野秀逸 (1990)．フロレンス・ナイチンゲール，労働旬報社．

井尻正二 (1966)．科学論，p.17，築地書館．

金井一薫 (1995)．ナイチンゲール看護論入門，現代社．

小玉香津子 (1999)．ナイチンゲール，清水書院．

中川米造 (1998)．世界大百科事典，日立デジタル平凡社．

Nightingale, F. (1860)/湯槇ます・薄井坦子・小玉香津子他訳 (2014)．看護覚え書 (改訂第 7 版)，preface i，p.13，p.14，
　　p.21，p.70，p.74，p.76，p.105，p.108，p.160，p.199，p.207，p.210，p.232，現代社．

Smith, W. (1950)/武山満智子・小南吉彦訳 (1981)．フロレンス・ナイチンゲールの生涯，現代社．

Small, H. (1998)/田中京子訳 (2003)．ナイチンゲール 神話と真実，pp.79-132，みすず書房．

東京看護学セミナー (1973)．現代看護の成果と課題，p.242，メヂカルフレンド社．

東京看護学セミナー (1974)．看護における安全性，p.78，医学書院．

2 ヴァージニア A. ヘンダーソン
（Virginia A. Henderson, 1897–1996）

人間の基本的欲求（ニード）に根ざした看護の基本

守田美奈子

A. 理論家の紹介

　ヴァージニア・ヘンダーソン（Virginia A. Henderson）は，1897年，米国ミズーリ州のカンザスシティに生まれました（**表Ⅱ-2，付録図1**）．8人きょうだいの5番目で，とても家族の絆が強く，また知的な雰囲気にあふれた家庭で育ちました．ヘンダーソンが17歳のときに第一次世界大戦が始まり，兄たちも戦争に従軍しました．兵士の役に立ちたいと看護への道を志し，1918年に陸軍看護学校に入学します．看護学校を卒業した後は，ニューヨークのヘンリー街の訪問看護機関で働きました．

　その後，バージニア州のノーフォークプロテスタント病院の学校で唯一の専任教員として5年間働いた後，コロンビア大学ティーチャーズ・カレッジに入学します．教員として働きながら学士号と修士号を取得しました．ヘンダーソンは，コロンビア大学で教員として活躍した後，1953年にはエール大学に移っています．

　1959年から看護研究インデックス作成のためのプロジェクトの責任を担い，74歳のときにこれを完成させました．ヘンダーソンの代表的著作である "Basic Principles of Nursing Care"（邦訳：『看護の基本となるもの』）は1960年に国際看護師協会（International Council of Nurses：ICN）から出版され，今日にいたるまで世界の約36ヵ国で翻訳されています（Henderson, 1960/2006, p.89）．ヘンダーソンは，英米で数多くの名誉ある賞を受賞しました．日本には1982年に訪れ，東京と京都で講演をしています．実践家であると同時に看護研究，教育にも大きく寄与し，75歳を過ぎてもなお世界各国にて講演し活躍したヘンダーソンは，いまでも多くの看護師から親しまれています．

B. 理論の源泉

　陸軍看護学校の時代の校長であるアニー・グッドリッチ（Goodrich）は「看護は世界的な社会活動」であると述べ，ヘンダーソンに強い影響を与えました．また，コロンビア大学の師であった生理学の教授，キャロライン・スタックポール（Stackpole）からは生理学的平衡の保持について，心理学者のソーンダイク（Thorndike）からは人間の基本的欲求に関して大きな影響を受けています．理学療法医であるジョージ・ディーヴァー（Georg

表Ⅱ-2　ヘンダーソンの略歴

年月日	略歴
1897 年 11 月 30 日	米国ミズーリ州カンザスシティで誕生
1918 年（21 歳）	陸軍看護学校入学
1921 年（24 歳）	ニューヨーク州で訪問看護師として働く
1922 年（25 歳）	バージニア州の看護学校で看護教員となる
1927 年（30 歳）	コロンビア大学ティーチャーズ・カレッジ入学
1929 年（32 歳）	ニューヨーク・ロチェスター病院で看護教育担当師長を務める
1930 年（33 歳）	コロンビア大学に教員として勤務
1932 年（35 歳）	コロンビア大学ティーチャーズカレッジ学士号（BS）取得
1934 年（37 歳）	コロンビア大学修士号（MS）取得
1953 年（56 歳）	エール大学に勤務
1959-1971 年	看護研究インデックス作成に携わる
1960 年（63 歳）	"Basic Principles of Nursing Care" 出版（邦訳：『看護の基本となるもの』）
1980 年代	エール大学で名誉研究員として活動
1996 年	逝去（享年 98 歳）

G. Deaver）からは，患者の「自立」概念について影響を受けました（Henderson, 1964/1996, pp.16-17）.

C. 理論の概要

1 理論の観点

　ヘンダーソンの看護論は，アブデラ（Abdellah）やオーランド（Orlando），ウィーデンバック（Wiedenbach）らと並んで，人間のニードと看護の機能を追求した看護論の1つに位置づけられています（Torres, 1986/1992, p.3）. これらの理論は1950〜60年代にかけて開発され，70年代以降の看護理論の発展につながりました（**付録2**参照）.

　当時は，医療技術の進歩に伴い，多くの医療職種が誕生してチーム医療が展開されつつある時代でした. まだ医師の影響力が強い時代で，看護師はヘルスケア・チームの一員として，自分たちの独自の機能がどこにあるのか，それを見出しにくい状況におかれていました. そのような状況のなか，1960年に，ヘンダーソンはICNからの依頼で，『看護の基本となるもの』を出版し，看護の定義を世界に向けて発信したのです.

　ヘンダーソンは，「理論」という言葉は使っていません. むしろ「すべての看護師に自分自身の独自の考えを展開してもらいたい」（Henderson, 1964/1996, p.13）と述べているように，個々の看護師が看護に対する自分の考えを展開することを奨励しました.

2 前提，主要概念，命題

a. 前提

　マズロー（Maslow）の欲求階層に関する理論は今日よく知られています. ヘンダーソンは，そのマズローの師であったソーンダイクの影響を受けました. 人間は普遍的な基本的欲求をもち，基本的にはそれを自分で充足する力をもつ存在であるという人間観を前提に，看護の独自の機能を述べています.

b．主要概念と命題

（1）人　間

　ヘンダーソンは人間を，基本的には自分の欲求を満たすための体力，意志力と知識をもっている自立した存在としてとらえています．また，「感情の動きは身体に影響を及ぼし，また身体的な変化は心の状態に影響するから実際には切り離せない」（Henderson, 1960/2006, p.5）と述べるように，人間の心身は分けることはできずに密接な関係にあることを前提にしています．加えて，人間は生理学的な平衡状態を保つことが重要であると考えています（Henderson, 1964/1996, p.16）．

（2）人間の基本的欲求（ニード）

　看護は，人間の基本的欲求（ニード）に根ざしているとヘンダーソンは述べています．人間のもつ基本的欲求は共通しており，それに基づいて基本的看護が引き出されるのです．ただし，ヘンダーソンは，「ひとりの人間のなかでも欲求は時により強くなったり弱くなったりする」（Henderson, 1960/2006, p.18），また「人間にとって共通の欲求があると知ることは重要であるが，それらの欲求がふたつとして同じもののない無限に多様な生活様式によって満たされるということも知らなければならない」（Henderson, 1960/2006, p.18）と述べています．

　つまり，人間は一人ひとり異なる存在であり，それぞれ異なる生活スタイルや考えをもっているのですから，人によって欲求も異なることを看護師は理解し，特別に配慮しなければならないと述べているのです．ヘンダーソンは人間のニードの共通性と同時に，個別性に着眼しました．

（3）行動の成果

　ヘンダーソンにとっての健康は，その人が他者の助けを借りずに自分の欲求を自分の力で充足できるような状態，すなわち個人が自立している状態を意味しています．

3 ● 理論の説明

　人間は，さまざまな欲求をもっています．そして，基本的には自分の力でこれらの欲求を満たそうと努力し，それによってその人らしく社会のなかで生きていくことができます．しかし，幼少時や老年期，あるいは病気や障害など，なんらかの理由によって自分で欲求を満たすことができない状態におかれると，他者の支援なくして生活することは困難となります．看護の機能は，その人のニードを見極め，その人なりの自立に向けて生活行動を援助することなのです．

主要な用語の定義

（1）看　護

　ヘンダーソンは『看護の基本となるもの』のなかで，以下のように看護を定義しています．
　「看護師の独自の機能は，病人であれ健康人であれ各人が，健康あるいは健康の回復（あるいは平和な死）に資するような行動をするのを援助することである．その人が必要なだけの体力，意志力と知識とをもっていれば，これらの行動は他者の援助を得なくても可能であろう．この援助は，その人ができるだけ早く自立できるようにしむけるやり方

で行う」（Henderson, 1960/2006, p.11）．

この定義で述べられているように，ヘンダーソンは，看護の対象を「健康な人から病人あるいは死に瀕した状況まで，さまざまな健康レベルにある人」ととらえています．そして，「看護婦こそが基本的看護ケアの権限をもつものである」（Henderson, 1964/1996, p.16）と，患者の生活行動を援助することに対する看護の責務と権限について明確に述べています．

また，健康回復への行動だけでなく，平和な死に向けての援助も看護の定義のなかに含められています．ヘンダーソンは，英国のホスピス運動の創始者として著名なシシリー・ソンダース（Cicely Saunders）博士の講演に触れながら，死に関して看護は重要な機能をもつと述べています（Henderson, 1966/1994, pp.46-47）．

（2）皮膚の内側に入り込む

ヘンダーソンは，優れた看護師は「患者の皮膚の内側に入り込む」ことで，患者と一体感を感じることができると述べています（Henderson, 1960/2006, p.19）．「皮膚の内側に入り込む」という表現はヘンダーソンの著書では何度も繰り返されている表現です．この言葉は，患者の言葉の内外に含まれる気持ちや考えを，患者の表情や行動などを通して深くとらえるための看護師の感覚を，とてもわかりやすく，かつ的確に表現しています．「皮膚の内側」という言葉は，患者の様子を外側から観察して，看護師の視点で一方的に解釈するという構図ではなく（むしろ，このことをいましめ，常に患者や家族とともにそれを確認していくことの重要性を指摘しています），看護師のまなざしが患者の内部に深く入り込み，患者の視点に近づき，その人が感じていることや経験していることとして看護師が感じ，考え，それを患者と共有することを意味する象徴的な表現だと思われます．

ヘンダーソンは看護師の主観や直感を重視し，患者を理解するために必要な看護師の感性をこの言葉で表現しました．筆者が教える学生の多くは，ヘンダーソンの『看護の基本となるもの』を読んだあとの感想文に，この言葉に感動したと書いてきます．シンプルなこの言葉のもつ意味を，学生たちはおそらく自分の体感を通してその意味を受け止めているのではないでしょうか．

（3）患者の独立性

看護師は，患者が自らのニードを満たすことができないときは，その人に代わってニードを満たすよう援助をします．その行為は単なる肩代わりとしてではなく，他の人の助けなしで，患者が一人で行えるよう，しむけることが看護の重要な機能だととらえています．

（4）基本的看護の構成要素と看護ケア

人間の基本的欲求は共通しているため，それに根差して展開される基本的看護も共通しています．看護は，表Ⅱ-3の14項目に関する行動を援助します．

（5）基本的ケアを行うにあたって考慮に入れるべき患者の状態，その条件

人間のニードは，個人によって異なることをヘンダーソンは強調しています．ニードは一人ひとり異なるのです．また同じ人間でも，状況によってニードは異なります．ヘンダーソンは，個人のニードに影響を及ぼす要因として，年齢や気質，情動や社会的・文化的背景などの条件に加え，意識混濁や脱水，運動機能の障害，酸素欠乏などの症状や病態が，ニードを変容させるとしています（表Ⅱ-3）．

34　第Ⅱ章　各論——看護理論21の理解と実践への応用

表Ⅱ-3　一般には看護師によって満たされ，また常時ならびに時に存在する条件によって変容するすべての患者がもっている欲求

基本的看護の構成要素	基本的欲求に影響を及ぼす常在条件	基本的欲求を変容させる病理的状態（特定の疾病とは対照的）
以下のような機能に関して患者を助け，かつ患者がそれらを行えるような状況を用意する． 　1．正常に呼吸する 　2．適切に飲食する 　3．あらゆる排泄経路から排泄する 　4．身体の位置を動かし，またよい姿勢を保持する（歩く，すわる，寝る，これらのうちのあるものを他のものへ換える） 　5．睡眠と休息をとる 　6．適切な衣類を選び，着脱する 　7．衣類の調節と環境の調整により，体温を生理的範囲内に維持する 　8．身体を清潔に保ち，身だしなみを整え，皮膚を保護する 　9．環境のさまざまな危険因子を避け，また他人を傷害しないようにする 10．自分の感情，欲求，恐怖あるいは"気分"を表現して他者とコミュニケーションをもつ 11．自分の信仰に従って礼拝する 12．達成感をもたらすような仕事をする 13．遊び，あるいはさまざまな種類のレクリエーションに参加する 14．"正常"な発達および健康を導くような学習をし，発見をし，あるいは好奇心を満足させる	1．年齢：新生児，小児，青年，成人，中年，老年，臨終 2．気質，感情の状態，一過性の気分： 　ⓐ "ふつう" あるいは 　ⓑ 多幸的で活動過多 　ⓒ 不安，恐怖，動揺あるいはヒステリーあるいは 　ⓓ ゆううつで活動低下 3．社会的ないし文化的状態：適当に友人がおり，また社会的地位も得ていて家族にもめぐまれている場合，比較的孤独な場合，適応不全，貧困 4．身体的ならびに知的能力 　ⓐ 標準体重 　ⓑ 低体重 　ⓒ 過体重 　ⓓ ふつうの知力 　ⓔ ふつう以下の知力 　ⓕ 天才的 　ⓖ 聴覚，視覚，平衡覚，触覚が正常 　ⓗ 特定の感覚の喪失 　ⓘ 正常な運動能力 　ⓙ 運動能力の喪失	1．飢餓状態，致命的嘔吐，下痢を含む水および電解質の著しい平衡障害 　2．急性酸素欠乏状態 　3．ショック（"虚脱"と失血を含む） 　4．意識障害一気絶，昏睡，せん妄 　5．異常な体温をもたらすような温熱環境にさらされる 　6．急性発熱状態（あらゆる原因のもの） 　7．局所的外傷，創傷および／あるいは感染 　8．伝染性疾患状態 　9．手術前状態 10．手術後状態 11．疾病による，あるいは治療上指示された動けない状態 12．持続性ないし難治性の疼痛

［Henderson, V.(1960)/湯槇ます・小玉香津子訳(2006)．看護の基本となるもの（新装版），p.25，日本看護協会出版会より引用］

(6) 看護ケア計画

　看護師は，患者に基本的看護ケアを行う際，患者個々の状態や状況を考慮して，その人に必要な独自の看護ケアを計画する必要があります．ヘンダーソンのいう「ケア計画」は，患者の日課に合わせて，その人にどのようなケアを行うかを，1日のスケジュールとして具体的に表したものです．ケア計画を立てることで，患者の生活を整える方法を具体的に示しました．

(7) ヘルスケア・チームの一員としての看護

　看護師はヘルスケア・チームの一員です．医師や看護師，ソーシャルワーカーなどチームメンバーが患者にかかわる比率は，患者の病状や状況に応じて異なってきます．ヘルスケア・チームの一員としてほかの職種の機能と重なり合う部分があるとしても，看護師は独自の機能をもちたいとヘンダーソンは述べています（Henderson, 1960/2006, p.10）

(8) プロの母親

　訳者である小玉香津子氏によれば，看護するのは女性であるという一般的なイメージを払拭したいというICNの意図があるようで，ヘンダーソンの造語として知られている「看

護師はプロの母親」という表現は，2004年版のICN編 "Basic Principle of Nursing" では削除されています（Henderson, 1960/2006, p.89）.

D. 理論のクリティーク

1 ● 一貫性（consistency）

　ヘンダーソンの述べる基本的欲求は，マズローの人間の欲求階層説と一致しています．したがって，人間のニードに対しては他領域からの理論的裏づけも得られています．ヘンダーソンの看護論は，ニードを軸に人間論から看護論に発展させたという意味において，さらにそのニードを患者固有のものととらえることによって，患者への個別的な看護ケアを目指そうとした点においても，論理的に一貫しているといえます．

2 ● 簡明性（simplicity）

　『看護の基本となるもの』は平易な言葉で書かれており，ページ数も少ないので，非常にわかりやすい本です．看護の基本が何であるか，そのエッセンスを多くの読者に伝えてくれます．その意味ではとても簡明だといえます．しかし，患者の個別のニードを把握し，患者に合わせてそれをケアするという看護の考え方自体は，とても複雑で難しい内容を含んでいます．基本的看護ケアを行う際に考慮すべき患者の状態や条件は示されていますが，それらが組み合わさったときにどのような判断や行為につながっていくのかという「考慮」の詳細な部分について，構造的に詳しく述べているわけではありません．ですから簡明というよりむしろ，「ヘンダーソンの看護の概念は，単純ではなく複雑である」（Tomey & Alligood, 2002/2004, p.117）という見方もあるのです．

3 ● 有用性（usefulness）

a. 実　践

　ヘンダーソンの看護論は世界中で読まれていますが，とくに日本においては「それを知らない看護師はいない」といってもいいほど，よく読まれています．ヘンダーソンの看護論をもとに看護実践を展開した事例や研究も，国内でこれまで数多く報告されています．それだけ実践への影響の度合いは大きいといえます．しかし，理論の浸透度に応じて，看護として実践されているかというと，そうともいいきれないように思います．それにはいくつかの理由が考えられます．

　その１つ目として，医療技術の進歩に伴う診療補助業務の拡大や，在院日数の短縮化に伴う入退院業務の増加など，「今日的な医療の変化」が大きな要因といえるでしょう．診療補助業務に追われ，本来の看護ができないと嘆く看護師は多いと思われます．

　2つ目として，「ヘンダーソンの看護の複雑さと難しさ」があげられるのではないかと思います．ヘンダーソンは，患者の固有のニードを見極め，個別的な看護ケアを行うことが看護の専門的機能であると述べています．さらに，日常生活行動への看護師の直接的なケアの重要性を説いています．これらは看護としては，ごく当然のこととして理解できます．しかし，このような個別的な看護をベッドサイドで実践するとなると，それは簡単なことではありません．複雑な思考と判断が必要となり，行為として実践する難しさもはらんで

います．そこに，実践の場で容易に展開されにくい要因があるのではないかと考えます．

さらに，ヘンダーソンは，患者の「皮膚の内側に入り込む」（Henderson, 1960/2006, p.19）こと，つまり患者の立場になって，感じ，考えることを重視しています．しかし，相手の「皮膚の内側に入り込む」ことは，「どのような場合にせよむずかしく，めったに成功しない」（Henderson, 1966/1994, p.51）とも述べています．

ヘンダーソンの著書を長きにわたり訳している小玉香津子氏は，ヘンダーソンが読みつがれる理由を「ひとつにはあとから来るものが標準の看護を知る必要があるからであるが，ふたつには多くの看護師たちがそれを日常的な実践にしようとして繰り返しこのちいさな本に問うからであろう」（Henderson, 1960/2006, p.88）と記しています．

看護師は自分たちの望む看護の姿を見失わないよう，そしてそれをめがけて日々の実践に向かえるよう，この小さな本に立ち戻るのです．この本は，そのような影響を及ぼしています．

b. 研　究

ヘンダーソンは，臨床看護師は研究に関する責務があることを強調しています．看護実践を裏づけたり，根拠づけたりするための看護研究が不足しているとヘンダーソンは当時の状況を嘆いています．そして，看護の研究テーマになる問題群として，医師との共働の程度に応じて，「看護独自の領域で看護師が独立して主導権をもち，研究を行う問題群」「医師との連携が必要であるが，看護師が主導し研究を実施する問題群」「医師の治療領域であるが，看護師も関与する問題群」の3つの群に分けて提示しています．病院内で，これらの問題群に関する研究を促進させるために，看護研究委員会，医学研究委員会，合同委員会を設置し，組織的に研究を推進していくよう具体的な提言をしました（Henderson, 1964/1996, pp.22-24）．

看護研究は，大学や研究機関で行われるだけでなく，実践のなかで実践を評価し改善するために実施される必要があるとヘンダーソンは考えていたのです．ですから，看護の実践家は図書館を活用し，文献検索を行うなどの研究的な活動を身につけることを推奨しています．

c. 教　育

専門的な看護実践を行う看護師は，多様な人間への理解を深めるために，訓練よりも教育を受けなければならないとヘンダーソンは主張しています．ヘンダーソン自身も看護教員としての長い経験を通して，看護教育のためのさまざまな活動に取り組んできました．『看護論』のなかでヘンダーソンは，学生の選考から教育機関の設備と資源，カリキュラムの内容やデザイン，教授方法にいたるまで，看護教育の展開について具体的に論じています（Henderson, 1966/1994, pp.83-127）．

ヘンダーソンが強調している点は，「看護教育のカリキュラムは，看護師の独自の機能を中心として組まれるべきであって，従来のように医師の機能を軸としたものであってはならない」ということです（Henderson, 1964/1996, p.24）．そして学生は，人間の基本的ニードを軸にして，患者の日常生活活動を援助する段階から，患者の条件や背景に応じて，複雑で固有の患者のニードに即した看護ケアを行うよう段階的な学びのプロセスをたどる必要があると説明しています．さらに，学生には分析的な思考を学ばせる必要があるこ

とも述べています.

また，看護の専門分野の研究的雰囲気に包まれて看護学生が育つ必要があるとも述べています（Henderson, 1966/1994, p.69）．ヘンダーソンの看護論は，看護教育に大きな影響を及ぼしました．ヘンダーソンの看護の定義を用いて看護過程を展開するためのテキストは，国内でも出版されており（秋葉・江崎・新庄ほか，1995），講義や臨床実習で活用されています.

4 ● その他

a. 一般性 （generality）

ヘンダーソンの看護の定義は，現在までに世界36ヵ国で読みつがれ，『看護の基本となるもの』はナイチンゲール以降，世界で看護を共有できるようにした初めての本です．この本は，出版後約60年が経過していますが，国や文化，世代をこえて読みつがれてきました．また，ヘンダーソンの看護の定義は，病院や地域看護などあらゆる看護の分野に共通していますし，今日においても看護過程や看護実践，研究など広範囲で引用されています.

b. 重要性 （importance）

ヘンダーソンの看護論は，世界の看護師が看護の定義を共有するために重要な役割を果たしてきました．また，実践や研究，教育にも非常に大きな影響を及ぼしています.

これから医療技術はますます進歩し，コンピュータ技術の医療への導入や治療・看護の標準化など，医療や看護は大きく変貌を遂げていくでしょう．そのなかにあって看護の専門性はますます問われています．看護の本質を記したヘンダーソンの理論は，今後の看護の方向性を模索するうえで，これまでにも増してますますその重要性を高めていくと思われます.

E．事例で考える――ヘンダーソンの実践への応用

事例 2　清拭をきっかけに，真のニードを理解する

Bさんは56歳の男性です．広告会社の営業部長として，多忙な日々を送っていました．妻と大学生の息子，高校生の娘がいます．ある日の会議中，Bさんは急に意識を失い，病院に救急車で運ばれました．CT検査の結果，脳内出血であることがわかりました.

Bさんは救急外来から病棟に移されてきました．Bさんの意識は戻っており，返事をすることもできますが，当初は少しぼんやりした感じが残っていました．左半身に麻痺が残りました．輸液がされていて食事の許可はまだ出ていません．数日後の朝，Bさんが急にベッドから起き上がりそうになり，転落しかけたという報告がありました．バイタルサインに変動はなく病状は安定していますが，少しずつ現状がわかってきているのか，涙を流したりすることがあるという報告も加えられました.

その日，担当になった看護師は，「Bさんは，今日はどのような状態だろうか．いま何が必要か」と考えながら，ベッドサイドに向かいました.

看護師は，Bさんの表情がよく見えるようベッドサイドに腰かけ，目を見ながら，麻痺し

ていない手を握り「Bさん，おはようございます．昨日は眠れましたか」と問いかけました．Bさんは，看護師の顔を見て，いらだつような悔しそうな表情をしながら，顔をゆがめました．担当看護師には，Bさんが泣きそうな表情をしているように見え，その苦しさが伝わってきたように感じました．そして「体が思うように動かないから，おつらいでしょうね．足や腰は痛みますか」と話しかけました．Bさんは下を向き，黙ったまま何も話しません．

Bさんの髪は乱れていて，眼脂もついている状態でした．看護師は，とにかく洗面をしてさっぱりしてもらおうと考え，オーバーテーブルに洗面用の歯磨きと洗面器を準備し，Bさんに促しました．するとBさんは，右手で歯ブラシをもち，自分から磨こうとしました．手元を少し介助すると歯磨きはなんとかできました．うがいも，ときどき水が口元から流れますが，水を吐き出すことができました．顔は右手だけだと自分では十分拭けないので，拭き残しのあった顔の横や鼻の脇，目のふちなどを看護師が熱いタオルでていねいに拭いて介助しました．洗面が終わるとBさんはさっぱりしたのか，表情もやわらぎ，「ありがとう，気持ちよかった」と看護師に言葉をかけました．それをきっかけにBさんは，ぽつんと「俺はいったいどうなっちゃったんだろう」とつぶやきました．

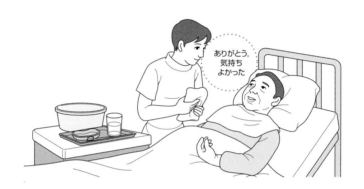

Bさんは，これまでほとんど人の力を借りることなく日常生活を営んできました．それどころか，会社では重要な立場にあり，また夫や父親として，家族や周囲の人々を支える役割を果たしてきました．そのBさんが，ある日を境に，一人では起き上がることさえできず，身支度をしたり，排泄をしたりするなど一連の生活行動を人の手に委ねなければならなくなったのです．ヘンダーソンの14項目に照らし合わせてBさんの状況をとらえてみると，現状では，呼吸は自分の力でできますが，飲食，排泄，移動や姿勢を保つこと，休息をとること，衣服を選択し整えること，身体の清潔を保つことは困難です．Bさんの生活を整えるために，Bさんの病状や，気分，社会的背景，心理状態などニードに影響する条件を理解し，Bさんの固有のニードを把握していく必要があります．そのうえで，Bさんに合った個別的なケア計画を立てていきます．

事例で示したように，洗面や清潔を保つこと，衣服を整えることはこのような場合，身体が清潔になるというだけでなく気持ちよさを感じるケアです．日常生活を安定させ，その人にとっての普通の生活を取り戻すということは，平穏な気持ちを取り戻すことにもつながります．Bさんのリズムに合わせて生活行動援助の計画を立て，それを実践していくこと，それ自体がBさんにとって回復に向けてのリハビリテーションの第一歩となるのです．

Bさんは突然の出来事に，自分のおかれた状況がまだよくわからず混乱している可能性もあります．このようなBさんの気持ちをよく聞かなければ，Bさんの欲する真のニード

を理解することはできません．看護師はBさんの立場に立てるよう，「皮膚の内側に入り込む」努力を，看護師の目と手と心，そして言葉を使って行います．たとえば「洗面介助」といった看護行為を行うなかで，事例のようにBさんの気持ちが表現されることがあります．そのような気持ちは，Bさんが「誰かに伝えたい」と思い，それを聞いてくれる相手がいるというタイミングの一致が必要で，無理に引き出して知るというようなものではありません．Bさんの気持ちを，言葉や表情で読みとらなければならない時期もありますし，それが言葉になるときを待たなければならないこともあります．

　いずれにしても，気持ちを表現し，他者とコミュニケーションをとるニードなど心理社会的な領域に関するニードに対しては，Bさんの闘病の経過に応じて，個別のニードを見極めながら，回復に向けて，1つひとつ援助していくことになります．Bさんの家族もまた，突然の出来事に何をどうすればよいのか，これからどうなるのか，困惑し苦しんでいることでしょう．家族ともよく話し合い，いま必要なこと，これから必要なことなどを話し合っていく必要があります．

　これからBさんとその家族は，回復に向けて長い道のりをたどることになります．Bさんとその家族全体が，人間らしく，また自分らしく生きていけるよう，自立に向けて，看護師は医師・理学療法士・ソーシャルワーカー・介護福祉士・ケアマネジャーなど，多様な医療・福祉サービススタッフと協力し合い，Bさんとその家族を援助する方法を考えていくことになります．

● 文　献

秋葉公子・江崎フサ子・新庄さつき他（1995）．看護過程をつかったヘンダーソン看護論の実践（第2版），廣川書店．

Henderson, V.（1960）/湯槇ます・小玉香津子訳（2006）．看護の基本となるもの（新装版），日本看護協会出版会．

Henderson, V.（1964）/稲田八重子他訳（1996）．看護の本質．看護学翻訳論文集I　新版・看護の本質，現代社．

Henderson, V.（1966）/湯槇ます・小玉香津子訳（1994）．看護論 25年後の追記を添えて，日本看護協会出版会．

小玉香津子（2004）．看護とは何か，問いの流れ　名古屋市立大学看護学部最終講義．総合看護，39（4），5-10．

Tomey, A.M. & Alligood, M.R.（2002）/都留伸子監訳（2004）．看護理論家とその業績（第3版），pp.106-122, 医学書院．

Torres, G.（1986）/横尾京子・田村やよい・高田早苗訳（1992）．看護理論と看護過程，医学書院．

Furukawa, Y.C. & Howe, K.J.（1980）/南　裕子・野島佐由美訳（1982）．看護理論集—看護過程に焦点をあてて．ライト州立大学看護理論検討グループ，日本看護協会出版会．

Henderson, V.（1968）/小玉香津子訳（1982）．看護の図書館資源—その開発と利用．ヴァージニア・ヘンダーソン論文集，日本看護協会出版会．

Henderson, V.（1973）/小玉香津子訳（1989）．看護ケア計画とその歴史について．ヴァージニア・ヘンダーソン論文集［増補版］，pp.82-86, 日本看護協会出版会．

Henderson, V.（1982）/小玉香津子訳（1989）．ザ・ナーシング・プロセス—この呼び名はこれでよいだろうか？．ヴァージニア・ヘンダーソン論文集，日本看護協会出版会．

小玉香津子（1981）．ヴァージニア　ヘンダーソン—時を超える看護論．現代看護の探究者たち 人と思想，pp.77-93, 日本看護協会出版会．

小玉香津子（2013）．看護学 小玉香津子講義集，ライフサポート社．

高崎絹子（1984）．看護理論を看護の場で活用するために（その4）看護のリアリティに迫る看護理論を目指して；V.ヘンダーソンの看護過程批判をめぐって．ナーシング，4（7），1068-1080．

薄井坦子（2010）．ナイチンゲール看護論の継承と発展—V.ヘンダーソンからM.ニューマンまで（後編）．総合看護，45（2），65-75．

吉田みつ子（2007）．「ヴァージニア・ヘンダーソン選集—看護に優れるとは」に思う．看護研，40（5），61-67．

3 アーネスティン・ウィーデンバック
（Ernestine Wiedenbach, 1900–1998）

「患者の援助へのニードを満たす」
という看護の目的と哲学

池田明子

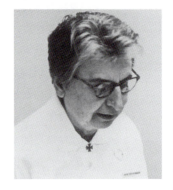

A. 理論家の紹介

　アーネスティン・ウィーデンバック（Ernestine Wiedenbach）は，幼少のころ，家族とともにドイツから米国に移住しました（**表Ⅱ-4，付録図1**）．祖母の付き添い看護師とのふれあいから，看護の仕事に魅せられたウィーデンバックは，1922年ウェルズレイ・カレッジで学士号を得たのち，1925年にジョンズ・ホプキンズ病院看護学校を卒業しました（Tomey & Alligood, 2002/2004, p.90）．

　その後，ニューヨークでいくつかの病院や地域保健機関などで働きながら勉学を続け，1934年コロンビア大学ティーチャーズ・カレッジで修士号と公衆衛生看護師の免許を取得しました．さらに1946年にはニューヨーク市マタニティ・センターで助産師の免許を取得し，マタニティ・センターの在宅分娩サービスに従事しました．その間，コロンビア大学ティーチャーズ・カレッジの上級助産看護学講師も務めました．

　1952年から，エール大学看護学部の准教授となり，1956年には大学院の「周産期保健看護プログラム」の責任者になりました．1964年には彼女の40年以上にわたる看護実践・教育経験に根ざした看護論『臨床看護の本質―患者援助の技術』（Clinical Nursing：A Helping Art）を著しました（Wiedenbach, 1964；1969. 改訳版は1984. **付録2**参照）．続いて，1969年に姉妹編である『臨床実習指導の本質―看護学生援助の技術』（Meeting the Realities in Clinical Teaching）を著しました（Wiedenbach, 1969/1972）．

　1966年にエール大学を定年退職後，1968年フロリダ大学看護学部客員教授，1975年フロリダ国際大学客員教授を務め，1978年には『コミュニケーション―効果的看護を展開する鍵』（Communication：Key to Effective Nursing）を著しました（Wiedenbach & Falls, 1978/1979）．

　その後，フロリダでゆったりと余生を過ごし，1998年（98歳）に他界しました．

　筆者は，ウィーデンバックの3冊の著作を翻訳出版しました．最初の翻訳『臨床看護の本質―患者援助の技術』（1969年）から3冊目の『コミュニケーション―効果的看護を展開する鍵』（1979年）までの10年間，翻訳を通して著者との対話を深めながら，自分の看護観を明確化することができました．ウィーデンバックの看護論との出合いは，筆者の

3．アーネスティン・ウィーデンバック　**41**

表Ⅱ-4　ウィーデンバックの略歴

年	略　歴
1900 年	誕生．幼少期に家族とともにドイツから米国へ移住
1922 年（22 歳）	ウェルズレイ・カレッジ卒業
1925 年（25 歳）	ジョンズ・ホプキンズ病院看護学校卒業
1934 年（34 歳）	コロンビア大学ティーチャーズ・カレッジで修士号取得 公衆衛生看護師免許取得
1946 年（46 歳）	ニューヨーク市マタニティ・センターで助産師免許取得 マタニティ・センター在宅分娩サービスに従事 コロンビア大学ティーチャーズ・カレッジ講師
1952 年（52 歳）	エール大学看護学部准教授
1956 年（56 歳）	大学院「周産期保健看護プログラム」の責任者
1964 年（64 歳）	"Clinical Nursing：A Helping Art"（邦訳：『臨床看護の本質—患者援助の技術』）出版
1966 年（66 歳）	エール大学看護学部定年退職
1968 年（68 歳）	フロリダ大学看護学部客員教授
1969 年（69 歳）	"Meeting the Realities in Clinical Teaching"（邦訳：『臨床実習指導の本質—看護学生援助の技術』）出版
1975 年（75 歳）	フロリダ国際大学客員教授
1978 年（78 歳）	"Communication：Key to Effective Nursing"（邦訳：『コミュニケーション—効果的看護を展開する鍵』）出版
1998 年	逝去（享年 98 歳）

人生を方向づけたといっても過言ではありません．

　なお，ウィーデンバック女史の晩年については，『臨床看護の本質—患者援助の技術』改訂版（1984年）の「訳者あとがき」をご参照ください．共訳者である外口玉子氏がマイアミのご自宅（退職後の人々が可能なかぎり自立した生活を続けていくためのコミュニティ）を訪問したときの記述があります．心温まるおもてなしを受けたときの印象記から，女史の著書にも随所ににじみでている飾らない誠実な人柄を身近に感じることができます．

B．理論の源泉

　ウィーデンバックは，エール大学看護学部の同僚であったアイダ・ジーン・オーランド（Ida Jean Orlando）の「看護師–患者関係論」（邦訳：『看護の探求』）に大きな影響を受けました（Orlando, 1961/1964）．

　また彼女は，2人の哲学者の同僚，ウィリアム・ディコッフ（William Dickoff）とパトリシア・ジェームス（Patricia James）の規定理論に触発され，実践理論に関する論文（Dickoff, James & Wiedenbach, 1968/1970）を共同執筆しています．しかし，看護実践への規定理論の適用をめぐって，哲学者たちから厳しい批判を受けてしまい，結果的には哲学者と看護学者の視点の相違が明らかにされることになりました．2人の哲学者との論争については雑誌『総合看護』に詳しく紹介されています（Dickoff & James, 1970/1971, pp.14-34；Wiedenbach, 1970/1972, pp.98-100；池田, 1972, pp.55-67）．

　要するに，ウィーデンバックの理論は規定理論の枠組みを活用してはいますが，その源泉は彼女の長年の看護実践とオーランドの理論に依拠している部分が大きいといえます（池田, 1990, pp.42-48）．

42 第Ⅱ章　各論──看護理論21の理解と実践への応用

C. 理論の概要

1 ● 理論の観点

　ウィーデンバックの看護理論は，理論というよりも哲学性の強いものです．患者の「援助へのニードを満たす」という看護の目的は看護の哲学によって支えられ，その哲学には看護師個人の信条や価値観が反映されます．そして，看護技術としては「熟慮した行為」ができるように「看護師の思考・感情」の訓練を重視しています．

　ウィーデンバックの「看護における援助技術」（Wiedenbach, 1963/1973）は科学的要素よりは，創造的・独創的な技（art）の性格が強いことが特徴といえます．

2 ● 前提，主要概念，命題

a. 前 提

　ウィーデンバックは看護の目的と哲学を下記のように定義し，両者の関連性について，哲学は目的の基礎となり，目的は哲学を反映すると説明しています．

　「看護の目的とは，看護師が自分の行為を通して達成したいと望んでいるものである．…それは，看護師の存在理由であり，看護を行う理由であり，それによって看護師は，単に割り当てられた仕事の直接的な意図を超えて，患者のためになる活動を行うことができる」（Wiedenbach, 1964/1984, pp.27-28）．

　「看護の哲学とは，看護師一人一人の信念や行動規範から導き出される人生や現実に対する態度であり，その看護師の行為を動機づけるものであり，その人が何をなすべきかを考える指針となり，決断に影響を与えるものである．…それは，一人一人の看護師に固有の，個人的な特性であり，その人なりの看護のしかたのなかに表現されるものである」（Wiedenbach, 1964/1984, pp.28-29）．

b. 主要概念と命題

（1）援助へのニード（need-for-help）

　ウィーデンバックは，「援助へのニードとは，その人が必要としたり欲したりする手段または行為であり，その人がおかれている状況のなかで，自分に要請されることに対処できる能力を回復したり拡大する可能性を持つ手段または行為」（Wiedenbach, 1964/1984, pp.18-19）と定義しています．

　「援助へのニード」"need-for-help"は，『臨床看護の本質─患者援助の技術』の原著では変更ありませんが，改訳時（1984年）に当初の「援助を要するニード」から修正されています．

（2）熟慮した行為（deliberative action）

　ウィーデンバックは，看護師の行為を「合理的な行為」「反応的な行為」「熟慮した行為」の3つに分けています（Wiedenbach, 1964/1984, pp.59-63）．

①合理的な行為とは，看護師が患者の言動について，その時その場で知覚したことだけに反応する行為

②反応的な行為とは，患者の言動として知覚したことと，自分が予想し望んだこととを比較し，自分のなかに生じた感情に基づく行為

> ③熟慮した行為とは，患者が自分の行動の意味を理解できるように援助するという原理に基づいた看護師の行為

　ウィーデンバックは，看護の技術はこの「熟慮した行為」から構成される必要があることを強調しています．

（3）臨床看護の枠組み（framework of clinical nursing）

　ウィーデンバックは臨床看護の枠組みとして，きわめて現実的に臨床看護の「場の限界」をおさえています（Wiedenbach, 1964/1984, pp.84-96）．

　①専門職としての限界：他の医療職（とくに医師）との関係，②法的限界：保健医療関係法規など，③場所的限界：保健医療機関の方針などの限界に加えて，④個人的限界をあげていることは注目に値します．つまり，患者の援助へのニードを満たすという看護の目的は，看護の哲学（看護師の信条や価値観）によって支えられ，援助者として自己をどこまで有効に活用できるかに大きく左右されるということです．

3 ● 理論の説明

a. 主要な用語の定義

（1）看　護

　ウィーデンバックの「看護の目的」は「看護の哲学」によって支えられており，その基盤となっているのは「①生命の賜物への畏敬の念，②人間一人一人の尊厳，価値，自律性，独自性の尊重，③その人の信念に基づいてダイナミックに働く決意」（Wiedenbach, 1964/1984, pp.31-32）です．

　ウィーデンバック看護の概念は，看護師の存在理由についての素朴な信念に支えられています．「…看護師が看護師であるゆえんは，そもそも看護師の援助を必要としている患者の存在があるからである」（Wiedenbach, 1964/1984, p.15）

（2）人　間

　ウィーデンバックの人間観は，次の4つの前提から成り立っています（Wiedenbach, 1964/1984, pp.32-33）．

> ①人間は誰でも，自分を維持し支えるための資源を自分自身の内部に発展させえる独自の可能性を賦与されている
> ②人間は，基本的には自分で方向性を定め，相対的な自立性に向かって努力するものであり，自分の有能性と可能性を最大限に活用したいと願うだけでなく，さらに自分の責任を果たしたいと望むものである
> ③自己を知ること（self-awareness）と，自己受容（self-acceptance）は，その人の統合感（sense of integrity）と，自己価値（self-worth）にとって，欠くことのできないものである
> ④その人が何をするにせよ，それを行っている瞬間においては，その人の最高の分別が表れているものである

　このようにウィーデンバックの人間観は，人間の自律性・自立性に対する，限りない信頼感に裏づけられています．

（3）健　康

ウィーデンバックは，健康の概念についてとくに定義はしていませんが，患者の援助へのニードの定義との関連で健康への関心が示唆されています．

（4）環　境

ウィーデンバックは，環境の概念についてとくに定義づけてはいませんが，環境が患者に及ぼす影響については，「看護の目的」のなかで次のように強調しています．

「その人が自分のおかれている状態，その時の状況，周囲の環境などによって要請されていることにうまく反応できるように促し，またそのような能力が妨げられている場合には，それを克服しやすくさせることである」（Wiedenbach,1964/1984, p.29）．

つまり環境は，その人が体験している「援助へのニード」を妨げるものを生じるかもしれないことを示唆しています．

（5）患　者

ウィーデンバックは，「患者とは，保健医療の分野で働く人から，ケアであれ指導・助言であれ，何らかの援助を受けている個人である．したがって予防的な保健指導を受けている人も，患者とみなされる」（Wiedenbach, 1964/1984, p.15）と幅広く定義づけています．

（6）看護師

ウィーデンバックは，看護師の行為だけでなく，その行為のもとになっている思考や感情を重視しています．そして，患者の援助へのニードを満たそうとする看護師の思考や感情は訓練に価することを強調しています．

（7）実　践

「臨床看護の実践は，患者の援助へのニードを満たそうとする，看護師の訓練された思考と感情によって方向付けられる公然の行為（overt action）から成り立っている．…それは，目標に導かれ，熟慮して遂行される，患者中心の行為である」（Wiedenbach, 1964/1984, pp.38-39）としています．

そして，患者のケアに直結する実践の構成要素として，①援助へのニードの明確化，②援助の実施，③成果の確認の3つをあげています．

（8）知　識

ウィーデンバックは知識を「事実に基づいた知識」「思索的な知識」「実践的な知識」に分けて，次のように定義しています（Wiedenbach, 1964/1984, pp.41-42）．

・事実に基づいた知識とは実在しているもの，真実であると認められているものである
・思索的な知識とは，理論，あるいは現象を説明するために用いられる一般的原理，信念または概念，および専門の学問分野の知識にまで及ぶものである
・実践的な知識とは，事実に基づいた知識と思索的な知識を＜その時その場＞の状況にどのように適用するかについて知ることである

実際に看護の実践領域では，事実に基づいた知識と思索的な知識によって支えられた実践的な知識が必要となります．

たとえば，患者の病歴を聴取している看護師は，患者からの情報（事実に基づいた知識）とその患者に必要な情報（思索的な知識）に基づいて，目的を達成するために必要な面接技法（実践的な知識）を用います．

(9) 判　断

ウィーデンバックは,「判断とは,看護師が確かな決断をするための潜在能力であり,事実に基づく認識過程から生じるものであるが,その時その場の状況にその看護師がどのように反応するかによって判断力は行使される」(Wiedenbach, 1964/1984, pp.42-43) と述べています.

そして,看護師がどのような意思決定をしようとも,その決定の瞬間においては,その看護師の最善の判断が示されているはずであり,その判断が健全なものであるかどうかは,その看護師が看護の目的を明確化し,自分の思考や感情をどれだけ訓練しているかにかかっていることを強調しています.

(10) 技　術

ウィーデンバックは,「技術とは,望ましい成果をもたらすために,知識と技能を適用することであり…,個別性のある行為である」(Wiedenbach, 1964/1984, p.54) と定義しています.

したがって看護技術とは,看護師が患者との1対1の関係のなかで行うものであり,患者のおかれているその時その場の独自性に対する看護師の意識的な反応から成り立っているという特性を備えています.

(11) 技　能

ウィーデンバックは,「技能とは,望ましい成果を達成するために必要な看護師の潜在的能力である.技能は数多くの行為から成り立っており,動作と表情と意思の調和や精密度によって,また自己の巧みな活用の仕方によって特徴づけられるものである」(Wiedenbach, 1964/1984, p.43) と定義づけ,技能を,次のように「手順的技能」と「コミュニケーション技能」に分けています (Wiedenbach, 1964/1984, pp.44-47).

> ・手順的技能とは,看護師が患者の援助へのニードを見極め,それを満たす際に必要な手順を実施するための潜在能力である
> ・コミュニケーション技能とは,看護師が患者や患者のケアに関連のある人々に伝えたいと望んでいる,思考や感情を表現する力量のことである

b. 用語の対比

表Ⅱ-5は,1964年に出版された『臨床看護の本質―患者援助の技術』(邦訳1969年) の用語と,規定理論の枠組みを活用した『臨床実習指導の本質』(1969年,邦訳1972年) の用語を対比させたものです.なお,規定理論の看護実践への適用については,ウィーデンバックの論文「看護婦の叡智から看護理論へ」(Wiedenbach, 1970/1973, pp.93-106) に詳しく説明されています.

D. 理論のクリティーク

1 ● 一貫性 (consistency)

哲学者からの批判もあった規定理論の適用については,必ずしも理論的整合性があるとはいえませんが,実践に裏づけられた概念は首尾一貫しています.

第II章　各論——看護理論21の理解と実践への応用

表II-5　用語の対比

規定理論	『臨床看護の本質』 （邦訳1969年）	『臨床実習指導の本質』 （邦訳1972年）
中心目的	目的と哲学	中心目的
行為者	看護師	教師
受益者	患者	学生
手段	技能・技法	教育活動・方策

2 ● 簡明性（simplicity）

　規定理論の活用に関しては理解しにくい部分もありますが，臨床の現実（reality）に即した看護実践，看護技術などの概念は明快で親しみやすくなっています．

3 ● 有用性（usefulness）

a. 実　践

　看護の目的と哲学によって方向づけられ，「患者の援助へのニードを満たす」という臨床看護の概念は，当時はまだ診療の補助的業務中心であった看護活動を再考する新たな視点ともいえるものでした．いまでは，この概念は多くの看護師に受け入れられ，実践を支える基盤となっています．

b. 研　究

　ウィーデンバックは助産師としての長年の経験から，すでに1950年代末には「家族中心の母性看護」の概念を提唱しています（Wiedenbach, 1956）．まだ医学モデルに依拠した研究が多かった時代に，ウィーデンバックのモデルは，家族関係を促進する研究，健全なヘルスケアの実践を育む研究などの土台となりました．これらの研究の成果は，「患者の援助へのニードを満たす」という看護の質の向上に貢献しています．

c. 教　育

　ウィーデンバックの著書『臨床看護の本質—患者援助の技術』の姉妹編である『臨床実習指導の本質—看護学生援助の技術』には，彼女の豊富な実習指導経験に裏づけられた援助技術が盛り込まれています．とくに「援助へのニードの明確化」の重要性は，対象の患者を学生に置き換えて強調されています．

　教育への活用としてもっとも注目されるのは，看護場面の再構成による訓練方法です．これはオーランドの看護過程の教育訓練の原理に基づいていますが，「再構成」のねらいは看護師の思考・感情の流れを看護の目的と照らし合わせることに焦点を当てていることです．つまり，患者の援助へのニードを明確化し，必要な援助を実施し，その成果を確認するという方向で看護師の思考・感情を有効に活用できたかどうかを振り返り，自己洞察を深めることがねらいです．したがって，「再構成」による訓練は「援助者としての技を磨きたい」という強い動機づけがあって初めて効果が高められるわけです．

　ウィーデンバックの「再構成」が日本に紹介されてすでに30数年経ちましたが，残念ながら，「再構成」のねらいが十分に浸透しているとはいいがたいのが現状です．「再構成」による訓練の効果を高めるには，まず，これを活用する教師・指導者の訓練から始める必要があることを痛感しています（池田, 1981）．

4 ● その他

a. 一般性（generality）

ウィーデンバックの患者の定義は「保健医療の専門家から，何らかの援助を受けている人」であり，必ずしも病人に限ってはいません．また，看護の目的も「患者の援助へのニードを満たす」という幅広いとらえ方をしており，一般性のある理論といえます．

ただし，看護の目的を支える看護の哲学には，その看護師の信条と価値観が反映されると主張していますので，看護師の個別性を重視しているという意味では一般化には制約があるともいえます．

b. 重要性（importance）

ヘンダーソン（Henderson）の『看護の基本となるもの』，オーランドの『看護の探求』と並んで，ウィーデンバックの『臨床看護の本質―患者援助の技術』は，まだ看護の理論開発が始まったばかりの1960年代の米国の看護に多大な影響を与えました．その後の看護理論の発展を支える基盤となっているともいえます（池田, 1995）．

E. 事例で考える ── ウィーデンバックの実践への応用

事例 3 大部屋の窓を勝手に開ける患者への対応

50歳代の男性，Cさん．心臓弁膜症で弁置換術のため入院．脳血栓により左麻痺，杖歩行．

入院2日目で，6人部屋の窓を勝手に開閉するため，同室の発熱患者が寒いとナースコールしてきます．受け持ちの看護師はCさんのところへ行き，「ほかの患者さんのことも考えてください．お部屋は空調が効いているから，窓を開ける必要はないんですよ」と注意しました．Cさんは「わたしゃ，この病気を30年も患っているんだ．若いあんたたちよりよほどよくわかっている」「ともかく空気を入れ替えないと息苦しくてかなわん」と大声でわめいています．

受け持ちの看護師は「Cさんが全然言うことを聞いてくれません」と，チームリーダーに助けを求めました．

そこでリーダーは，まず「息苦しい」というCさんの訴えを受け止め，「ちょっと外の空気に触れてみませんか」と車椅子でCさんをロビーに連れ出しました．そして，Cさんの気持ちをじっくり聴いてみると，長年，夫婦2人だけの静かな暮らしに慣れていたので，入院生活の緊張感や大部屋での圧迫感などが「息苦しい」という訴えになっていることがわかりました．部屋の外に連れ出すことによって，「息苦しい」という圧迫感も軽減されるとともに，自分の訴えにじっくり耳を傾けてもらえるという基本的なニードも満たすことができたのです．

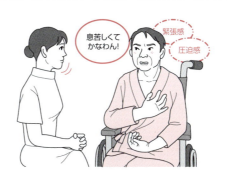

48　第Ⅱ章　各論——看護理論21の理解と実践への応用

　　この場面における受け持ち看護師の対応とリーダーの対応を比較してみましょう．

　　大部屋で窓を勝手に開閉する患者に対して「ほかの患者さんに迷惑だから」と注意して患者を興奮させてしまった受け持ち看護師と，その患者の行動が何を意味しているのかを熟慮して患者の援助へのニードを見極め，適切な援助を実施しているリーダーの対応との相違は明らかです．

　　リーダーは，まず「なぜ窓を開閉するのか」と患者の行動の意味を理解しようとするところから始めています．そして「息苦しい」という患者の訴えに注目し，「病室の外に連れ出す」という具体策を実行しました．

　　このように，患者援助の技術は「その時その場」における患者の援助へのニードをどこまで明確化できるかにかかっているといっても過言ではありません．

　　患者の「援助へのニード」を明確化するプロセスは下記のように要約されます．

患者の「援助へのニード」の明確化のプロセス

① 看護師が自分の観察力を活用する．
- 患者の言葉と声の調子・表情などの不一致
- 看護師が予測した患者の言動との不一致

② 看護師が不一致を認識する手がかりとなる患者の言動がどんな意味をもっているか理解する．
- 観察した不一致について，患者に疑問の形で投げかけ，看護師の解釈が間違っていないかどうか確かめる．
- 患者の言動が何を意味しているかわからないときは，患者に説明してほしいと頼む．

③ 患者が体験している不快の原因をつきとめる．
- 質問したり，触診，バイタルサイン，検査結果などから探索する．

④ 患者が独力で自分のニードを満たすことができるか，それとも援助を必要としているかどうかを見極める．
- 看護師の援助が患者に受け入れられるものであるかどうか，患者の反応を観察する．

● 文　献

Dickoff, J.J., James, P.A. & Wiedenbach, E. (1968)/武山満智子訳(1970)．実地修練における理論．看護研究，3(3)，148-174．

Dickoff, J.J. & James, P.A. (1970)/武山満智子訳(1971)．信条と価値観—カリキュラム立案の基礎的条件．総合看護，6(4)，14-34．

池田明子(1972)．信条と価値観—看護を動機づけるもの．総合看護，7(2)，55-67．

池田明子(1981)．アーネスティン・ウィーデンバック．現代看護の探求者たち—その人と思想，pp.147-176，日本看護協会出版会．

池田明子(1990)．ウィーデンバックの規定理論．看護理論とその実践への展開，看護MOOK No.35，pp.42-48，金原出版．

池田明子(1995)．看護理論家と日本の看護—アーネスティン・ウィーデンバック．Quality Nursing，1(3)，86-90．

池田明子(2015)．アーネスティン・ウィーデンバック．看護理論家の業績と理論評価（筒井真優美編），pp.120-133，医学書院．

Orlando, I.J.（1961）/稲田八重子訳（1964）．看護の探求―ダイナミックな人間関係をもとにした方法，メヂカルフレンド社．

Tomey, A.M. & Allgood, M.R.（2002）/都留伸子監訳（2004）．看護理論家とその業績(第3版)，pp.90-105(小玉香津子訳)，医学書院．

Wiedenbach, E.（1956）．Family-Centered Maternity Nursing, New York : Putnam.

Wiedenbach, E.（1963）/池田明子訳(1973).看護学翻訳論文集1；新版・看護の本質（第2版），pp.81-92，現代社．

Wiedenbach, E.（1964）/外口玉子・池田明子訳(1984)．臨床看護の本質―患者援助の技術（改訳版），現代社．

Wiedenbach, E.（1969）/都留伸子・武山満智子・池田明子訳（1972）．臨床実習指導の本質―看護学生援助の技術，現代社．

Wiedenbach, E.（1970）/武山満智子訳（1972）．「信条と価値観―カリキュラム立案の基礎的条件」へのコメント．総合看護，7(2)，98-100．

Wiedenbach, E.（1970）/都留伸子訳（1973）．看護学翻訳論文集1；新版・看護の本質（第2版），pp.93-106，現代社．

Wiedenbach, E. & Falls, C.（1978）/池田明子訳(1979)．コミュニケーション―効果的な看護を展開する鍵，日本看護協会出版会．

4 ヒルデガード E. ペプロウ
(Hildegard E. Peplau, 1909-1999)

看護師-患者の対人関係理論

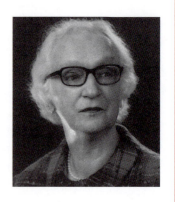

宇佐美しおり

A. 理論家の紹介

　　ヒルデガード E. ペプロウ（Hildegard E. Peplau）は1909年9月1日に米国ペンシルベニア州で生まれ，1999年にカリフォルニア州にて89歳の生涯を閉じました（**表Ⅱ-6，付録図1**）．ペプロウは，1939年にペンシルベニア州のポッツタウン病院附属看護学校に入学し，1943年，バーモント州ベニントン大学において精神看護学を専攻し，学士号を取得しました．1947年にはコロンビア大学のティーチャーズ・カレッジにて修士号（精神看護学専攻）を，1953年には同大学にて教育学博士号を取得しました（Tomey & Alligood, 2002/2004, p.383）．

　　ペプロウは精神看護学の創始者であり，彼女の看護専門領域への貢献は，精神看護学の領域をこえていますが，とくに精神看護学の領域では，看護師と患者の対人関係に焦点を当てた対人関係理論（Interpersonal Theory in Nursing Practice）を開発しました．そして看護師と患者の対人関係は，患者の成長を促す治療的関係であるとしました．

　　ペプロウの看護実践や教育経験は幅広く，ポッツタウン病院の手術室のスーパーバイザーを務め，その後，病院の看護スタッフの指導にあたっていました．さらに，ニューヨークの病院ベルヴューおよび精神科施設ホワイト研究所で経験を積み，精神科医として有名なエリッヒ・フロム（Erich Fromm），フリーダ・フロム・ライヒマン（Frieda Fromm-Reichmann），そしてハリー・スタック・サリヴァン（Harry Stack Sullivan）と交流をもち，さらに1946年のNational Mental Health Actの立法過程を通して，看護師が当時の精神病院で広く行われていた保護的ケアではなく，患者の治癒力を強化するケアができるよう指導，教育にあたりました（Tomey & Alligood, 2002/2004, p.384）．

　　ペプロウは，1952年に"Interpersonal Relations in Nursing：A Conceptual Frame of Reference for Psychodynamic Nursing"（邦訳：『人間関係の看護論』）を出版し（**付録2**参照），精神看護学の発展に貢献し，ニューヨークのコロンビア大学で修士号を取得したのち，専門看護師（Clinical Nurse Specialist：CNS）として従事し，その後，専門看護師の教育にあたりました．1969年にはペプロウは米国看護師協会の理事，1970〜1972年には会長を，また1972〜1974年には副会長を務め，ニュージャージー州看護師協会の理事，WHO専

4. ヒルデガード E. ペプロウ　51

表Ⅱ-6　ペプロウの略歴

年月日	略　歴
1909 年 9 月 1 日	米国ペンシルベニア州で誕生
1939 年（30 歳）	ペンシルベニア州のポッツタウン病院附属看護学校に入学
1943 年（34 歳）	バーモント州ベニントン大学で精神看護学を専攻，学士号を取得
1947 年（38 歳）	コロンビア大学のティーチャーズ・カレッジにて修士号（精神看護学専攻）を取得後，大学院課程における精神看護学の教育に力を注ぎ，5 年間勤務
1952 年（43 歳）	"Interpersonal Relations in Nursing：A Conceptual Frame of Reference for Psychodynamic Nursing" 出版（邦訳：『人間関係の看護論』）
1953 年（44 歳）	コロンビア大学にて教育学博士号を取得 ポッツタウン病院の手術室のスーパーバイザーを務め，その後，病院の看護スタッフの指導にあたる
1954-1974 年	ラトガーズ大学で精神看護学の大学院設立に力を注ぎ，精神看護における臨床専門看護師（現在の専門看護師）の教育に努める ベルギーのルーベン大学の客員教授となり，ヨーロッパで最初の看護学修士課程を設立
1970-1972 年	米国看護師協会の会長を務める
1999 年	逝去（享年 89 歳）

門諮問委員会の委員，空軍軍医総監の全米看護師顧問など，多くの重要な看護職の地位で活躍しました．また，多くの雑誌も編集し，"Perspective in Psychiatric Care"，"Journal of Psychosocial Nursing"，"Journal of Psychiatric and Mental Health Nursing"の編集委員を務めて，精神看護学の発展に貢献しました（Tomey & Alligood, 2002/2004, p.384-385）．

B．理論の源泉

　ペプロウの対人関係理論は，人の行動や人のこころの理解を中心に展開され，人間関係の展開は"看護の中核"とされています．ペプロウは精神科医のサリヴァンの影響を受け，看護師と患者の治療的関係は患者の健康状態に良好な変化をもたらす看護のプロセスと考えていました．また，看護師−患者関係は健康問題をもつ患者の人格の成長を促し，患者の自立や大人としての責任を引き受けることを促進するという考え方を基礎としています（Fawcett, 1993/2008, p.246）．

C．理論の概要

1 ● 理論の観点

　ペプロウの対人関係理論の中心は，「看護師−患者関係の治療的展開」（a professional nurse-patient relationship/interpersonal relations in nursing）ですが，この看護師−患者関係は，対人関係の治療の過程であり，この過程は時間的な限界をもち，いくつかの段階を経て発展します．この治療的関係は，「方向付けの段階」「同一化」「開拓利用」「問題解決」という段階を経て終了していきます．

2 ● 前提，主要概念，命題

a．前提

　ペプロウは次のような 2 つの明確な前提を掲示しています．

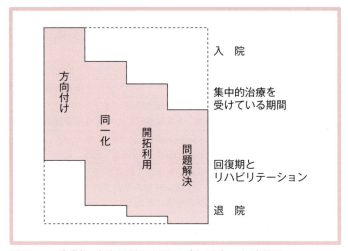

図Ⅱ-1　看護師-患者関係における重なり合った諸局面
［Fawcett, J.(1993)/太田喜久子・筒井真優美監訳(2008). 看護理論の分析と評価, p.245, 廣川書店より引用］

①病気のために看護を受けた体験を通してそれぞれの患者が何を学ぶかは，看護師個人の人柄によって本質的に異なり，②患者のパーソナリティの発達を促し，それを成熟へと導き育てていくのは，看護および看護教育の役割である．その役割を達成するために，看護は対人関係上の問題の解決に向けたプロセスを導くような原則的な方法を活用する必要がある，という前提です（Peplau, 1952/1973, 序論）．

なお，看護専門職は看護を効果的に行うこと，および患者に及ぼすその結果に対して法的責任を負っていることが前提となっていることはいうまでもありません．

b. 主要概念

看護師-患者関係の治療的展開には4つの段階（**図Ⅱ-1**）があり，この4つの段階には，看護師-患者間の人間関係の発達と，想定される役割の説明が含まれています．

（1）方向付け（orientation）の段階

この段階は，患者が看護師と出会い，互いの人柄を知り合う時期です．看護師は患者の健康上の問題を知り，患者の反応やニーズ，病気に関する思いを知ることになります．さらに，患者は看護師への期待をいだき，自分の健康上のニーズを知り，健康上の問題を解決していくために信頼関係を構築すべく努力しようとします．信頼関係は，人としての尊重，今後の見通しの提示，時間を共有すること，知識と技術の提供，一貫した対応によってつくっていくことができます（岡谷，1995, p.36-37）．

（2）同一化（identification）の段階

同一化は，看護師-患者関係を患者がどのように活用するかを学ぶときに起こります．この段階においては，患者は看護師の意見や助言に耳を傾け，それを取り入れようと努力したり，また看護師は患者の訴えや言動を観察，傾聴し，患者を理解しようと努め，その結果，患者が看護師の言動に注目するということが起こってきます．この段階では，看護師は患者の相談相手，情報提供者，患者が新しい生活を送るうえでの指導助言者としての役割をとることになります．相談相手としては，患者の訴えや苦痛，不安に耳を傾け，健康上の問題をどう解決するのかを話し合います．また，情報提供者としては，患者が健康

問題を抱えながら新しい生活を送っていくうえで必要な知識や情報を提供することになります．また，新しい生活を送っていくうえでの不安にもしっかりと耳を傾けます．さらに，指導助言者としては，患者がこれまでの生活と今後の生活を結びつけていくときに，どう統合していくのかを助ける役割を果たします．

（3）開拓利用（exploitation）の段階

この段階は，患者が利用可能な専門家のサービスを十分に活用し始めようとするときに起こります．依存と自立のバランスをとることが困難な時期です．患者は健康問題を抱えながらこれまでとはなじみのない生活を始めようと努力しますが，新しい体験であるがゆえに，まだこれまでの生活パターンに依存したいという不安な状況におかれています．したがって看護師は，この患者の依存的な状況を理解しながら新しい世界へ患者が踏み出せるよう支援していくことが必要になってきます．この段階では，看護師は，相談相手，情報提供者，指導助言者または代理人のような役割を行うことになります．患者を励ましたりほめたりしていくことが重要になります．

（4）問題解決（resolution）の段階

この段階は，患者が健康上の問題を抱えながらも，それへの対処の方法がわかり，もっと社会的に活動したい，これまでやれていたことを続けていきたいと思い始めたときに起こります．患者は病気を抱えながらも，仕事をしていきたい，家庭で生活を送りたい，病院における看護師との関係を終結して次の段階の自分の生活へ進みたい，と思い，患者が自分の人生に対して自由に積極的に動くためには，どのような問題解決が必要なのかを考え始めます．このとき，看護師は，患者が自分の人生で自由に動きたいと考え始めたことを理解しながら，患者の自立を促進するため，直面している問題を解決する方法を共に考え検討していくことが重要になっていきます．そして新しい患者の目標に向かって看護師から患者に生活上の権限が委譲されていき，患者自身が自分の健康上の問題に自信をもって対応できるようになり，社会や家庭での生活が送れるようになっていきます（Fawcett, 1993/2008, p.252）．

c. 命 題

ペプロウの対人関係理論は精神力動的看護とも呼ばれ，人は各々に尊重し合い，人との刺激の中で成長していきます．その際，看護師はニーズや興味に関連した知識や技術を導入する教師，問題状況を解決するために問題解決策や行動の選択肢を提供する情報提供者，問題や困った事柄に耳を傾け人を助けていく相談相手，看護師と患者の相互作用を用いて目標をつくりだしていくリーダー，身体的ケアを提供する技術者，自分のことができない人に代わって実施する代理人などの役割を果たします．これらの看護師の役割は患者のニーズをみたし患者が問題と向き合うことを助け，患者が自分で問題解決を行い成長していくことを促進します（George, 1990/1998, p.53）．

3 ● 理論の説明

a. 主要な用語の説明

（1）看 護

ペプロウは，看護を「有意義な，治療的な，対人的プロセスであり，看護は地域社会

にある個々人の健康を可能にする他の人間的な諸プロセスと協同して機能する」と考えており，専門職の保健医療チームが保健サービスを提供する場では，「看護職は，人体の中で進行している自然の諸傾向を助長するための条件を組織的に作り出す活動に参加する．看護とは，創造的，建設的，生産的，個人的な生活や，地域における社会生活を営むためのパーソナリティの発展を助長することを目的とした教育的手段であり，成長を促す力である」としています（Peplau, 1952/1973, p.16）．

（2）人　間

人間は不安定な平衡状態のなかで生きている存在であるとペプロウは考えています．そして人間は自分のニーズによって引きおこされた緊張を自分のやり方で減らそうと努力できる存在です．

（3）健　康

ペプロウは，健康は地域社会において創造的に生産的に人格を成長させていくプロセスを意味するとしています．

（4）環　境

環境はその人とかかわりをもつ家族，学校，職場，文化，習慣などを指し，対人環境を指します．

b. ペプロウの考える世界観

ペプロウは，看護師−患者関係は，患者が自分の健康上のニーズに気づき，それを実現し援助を受けながら自立していく発展段階をもち，患者のパーソナリティを成長させると考えており，この看護師−患者関係を治療的に発展させることにより，患者は病気や病状を抱えながらも自分の健康上の問題に対処し，安心して日々を送ることができるようになると考えています．

D. 理論のクリティーク

1 ● 一貫性（consistency）

ペプロウの仕事の多くの要素は一貫しており，「対人関係理論」は，サリヴァンの対人関係理論を基礎としたペプロウの哲学的主張と概念モデルから論理的に導かれています．対人関係理論は，人と人との治療的関係の意味の明確さを示しています．すなわち，ペプロウは，看護師−患者関係の概念をはっきりと簡潔に述べ，4つの段階を明確に記述しています．さらにそれぞれの段階における看護師の役割と意味を述べており，理論的に一貫性をみることができます（Fawcett, 1993/2008, pp.254-255）．

ペプロウの理論を分析すると，主張に一貫性があることがわかります．対人関係理論はサリヴァンの理論からの産物であり（Sullivan, 1953, 1980），ペプロウ自身の臨床的観察から生まれてきたものです．理論の発展においてペプロウは，帰納的方法（観察と分類）と演繹的方法（既知の概念と過程をデータに応用する）の両方を用いて，経験と研究からこの理論をつくりました．

2 ● 簡明性（simplicity）

ペプロウの対人関係理論はわかりやすい構造になっています．それは看護師−患者関係の

4つの段階を示している点ですが，一方，理論の中で用いられているコミュニケーション，非言語的コミュニケーション，自己理解学習，能力，不安については定義や理論の中での関係性を示す必要があるでしょう．

3 ● 有用性（usefulness）

a. 実　践

　この理論は「看護師−患者関係が患者の治癒力を増し，回復過程を促進し，看護の目標であること」を述べており，看護実践においては，これまでも，また今後も有効に使い続けられるといえるでしょう．実際，世界の各国で，看護師−患者関係を展開するうえで，ペプロウの看護理論は実践上有用であることがすでに報告されています．

　マーチン（Martin）とカークパトリック（Kirkpatrick）はカナダの第三期ケアの精神科病院で調査を行い，ペプロウの理論が，ほかの17の理論のなかで，スタッフナースの実践を導くための理論としてもっとも用いられていたことを示しています．さらに，ヒルッシュマン（Hirschman）は，米国で調査をした165名の精神科看護師の半分が看護実践にペプロウの理論を用いていることを発見しています（Peplau, 1992, pp.13-18）．ペプロウは，この理論が，すべての看護実践で有効であり，とくに精神科看護において有効であることを強調しています．「その理由は，精神科の患者は一般的にコミュニケーションや人々と関係を持つことに問題があることが多いからである」と述べています（Peplau, 1992, pp.13-18）．

　またこの理論は，看護師−患者間の対人関係の展開に意味があることを強調していますが，看護師と家族，ほかの看護師や指導者，学生，管理者など医療チームとの間に応用することもできます．

　しかし，この理論の子どもへの応用については疑問があります．図Ⅱ−1にみられるように，看護師−患者関係は看護師と患者が大人の関係を引き受けることで終わりになり，ペプロウは患者が子どもの場合，その看護師が引き受ける役割について述べていません．

　一方，ペプロウ自身は，「対人関係理論は，患者の問題の医学的・身体的側面を取り扱っておらず，この理論は看護師が患者の健康問題の（医学的）側面に対する理解を助けるためには有用である」と述べています（Takahashi, 1992, pp.86-91）．さらに，理論を反映している臨床上のケアにおいて，ペプロウの理論はよく用いられ，看護介入においても有用であることが報告されてきています．しかし，ペプロウ自身は，臨床における看護の方法論で，①患者が看護師の意図がわかるように状況を組織化する，②看護師が熟練者であることを明確にする，③看護師は患者が何に直面しているかを知っていることを示す，④看護師自身の経験の意味が確認できる機会となるよう理論のなかで示すことが必要と述べています．

　またこれまでの文献のなかで，対人関係理論を基礎とした看護実践におけるケア方法論が示されています．このケア方法論は，精神科入院病棟で用いられたり，フォチャック（Forchuk）とその同僚は，ペプロウの理論とケース・マネジメントの理論を組み合わせてケア方法論を述べています（Forchuk, 1989）．そしてこのケア方法論は，グループホームや療養病床群で生活する慢性の精神疾患患者への看護ケアとして，地域の精神看護促進

プログラムとして効果的に用いられました（Morrison, 1992, pp.26-29）.

このように，ペプロウの理論の実践的適用性は高く，いくつかの調査結果はこの理論が広く用いられていることを示しています.

日本では，ペプロウの理論は精神科看護領域においてとくに用いられています. 看護ケアの目標を患者の対人関係能力の獲得においたり，またケア上の目標を達成するための患者との信頼関係獲得のためにペプロウの看護師−患者関係の理論が用いられています. さらに近年ではオレム（Orem）やロイ（Roy）の看護理論を用いて看護目標を設定し，看護師−患者関係の展開にはペプロウの理論を用いる実践現場も増えてきています. また，最近では，在院日数が短く地域ケアが推進される中，患者自身のセルフケアを展開するうえでペプロウの理論をもとにした看護師と患者の相互作用の方法も再度注目をあびるようになっています. さらに実践において患者のセルフケアや生活の質（quality of life：QOL）を高めていくうえでも看護師−患者関係が重要であることが示されるようになっています.

b. 研　究

ペプロウの対人関係理論は，臨床において実践でも検証できますが，研究において，とくに量的研究では，看護師と患者の対人関係・信頼関係の測定用具の開発が多くなされるようになりました. さらに，質的研究においては，実践における看護師−患者関係の治療的展開を，事例を用いて理論の4つの段階に応じながら解釈するものが増えてきています. このようにペプロウの理論は，看護師−患者間の関係性の発展やそれを測定するための理論として多く用いられてきています.

日本においては，ケア困難な患者への看護師−患者関係の見直しを行う際，事例研究を行うための研究概念の枠組みとして用いられることが多くなっています.

c. 教　育

ペプロウは，看護教育の課題は，患者を支援する中で看護師の成長を促すことができるかどうかだと考えています. より具体的には，看護教育の中心課題は，看護師が，ある状況で自分がどのように機能すべきかを自覚し，十分に成長することです. その他の課題としては，困っている人に対して思いやりのある関心を向けること，適切な選択を行えるよう情緒的・知的能力を発達させること，看護師が，さまざまな患者・学生・市民と生産的な関係をもつことができるよう人間として成長することなどがあります. その際に看護師−患者間の関係性の発展は，看護師自身の自己の成長でもあり，自己洞察や人格の成長・看護師としての成長を促す手段にもなってきています.

4 ● その他

a. 一般性（generality）

ペプロウの対人関係理論は，看護のさまざまな専門分野においても，看護師−患者関係の成立と発展段階として用いられており，看護においては一般化（あらゆる場で使われているか）されていますが，看護をこえた枠組みのなかで必ずしも一般化されているとは言いがたく，今後，他の医療従事者−患者間でも同じ発展段階なのか，患者の健康問題による違いや提供されるケアの場の違いでも用いることができるのかを明確にしていく必要があるでしょう.

b. 重要性（importance）

　看護においては，どの理論や看護目標を用いても看護師−患者関係の展開は必ず実践されるものであり，今後も看護学の発展において，より重要な概念となりうるでしょう．そして，看護師−患者関係が患者の治癒力を強化し，患者のセルフケアも生活の質を高めることができるという実証研究，事例報告・研究なども必要とされるでしょう．

E. 事例で考える ── ペプロウの実践への応用

祖母の死亡後，精神疾患で入院した女子高生Dさん

　Dさん，16歳，高校1年生，女性，母親と二人暮らし．うつ病で2回目の入院（医療保護入院，急性期治療病棟）．父親はDさんが10歳のときに仕事の最中に倒れて死亡．母親は医療の専門職として仕事をし，Dさんの面倒は祖母がみていました．経済的には父親の遺族年金とマンション経営の収入，母親の現在の仕事で生計を立てています．母親ときょうだいの仲が悪く，親戚づきあいはほとんどなし．母親にとってはDさんは小さいころから育てにくく，しつけがしにくかった印象がありました．

　高校1年生になった後，祖母が死亡．祖母の死亡後1ヵ月たち，精神症状（抑うつ，大量服薬，自傷行為）が始まり，抑うつ，行動や気分の日内変動が激しく，行動化が頻繁に起こるため，母親に連れられて入院．「うつ病」と「境界型人格障害」と診断されました．閉鎖病棟に入院するも，母親，本人とも耐えられず，1ヵ月で退院しましたが，やはり自宅で看られずに再燃．退院して2週間後に再度入院し，現在にいたります．

　これまでに身体疾患はなく，身体的には健康．T県下でもっとも優秀な高校に入学．祖母の死亡までは成績も上位．規則正しい生活をしていました．母親との仲はあまりよくなく，母親は「あなたなんか生まなきゃよかった」と毎日アルコールを飲んではDさんを罵倒していました．母親には親戚づきあいはありませんが，同じ職種の仲間はいて，電話をしたり一緒に旅行をしたりしています．Dさんには女性の親しい友人はいませんが，男性とのつきあいは多く，前回の入院時には性的逸脱行動も2〜3日ごとに起こっていました．

　現在の精神状態は，祖母の死を自分のなかで受け止められず，抑うつ，気分・行動・認識（集中力や注意力）の低下，日内変動が強く，行動化が頻繁に起こります．日常生活では食事については過食，嘔吐が激しく，身長150cm，体重47kgでしたが，この2ヵ月で体重は35kgまで減少．身だしなみや自室の整理に関心が向かず，夜間不眠，昼夜逆転，男性との距離がとれず性的逸脱行動や自傷行為を頻繁に起こし，食事や個人衛生，活動と休息のバランス，孤独と人とのつきあいのバランスが低下しています．一方，2回目の発病前は，一人でいる時間は少なかったのですが，好きな勉強や読書に2時間以上集中でき，母親とのけんかもほとんどありませんでした．

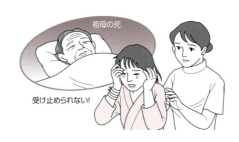

看護師はペプロウの「対人関係理論」を用いて，看護の目標，看護計画および実施について，以下のように考えました．

a．看護の目標

●患者との信頼関係づくりを通して，患者の行動化や自傷行為が減り，安定した日常生活が送れるようになる

抑うつや行動化がどのような状況で起こるのか，また行動化を起こしそうなときにどんな対処が可能なのか，母親のDさんへの期待，またDさんの母親への期待を治療チームと一緒に検討し，行動化，活動，人とのつきあいに関する調整を自分でできるようにする．さらに退院後，学校への復学をどのようなペースで実施していくのかについても，養護教諭，担任をまじえて検討していく．また，Dさんが受け持ち看護師との信頼関係をつくりながら，他者への信頼を回復させ，他者との日常生活における安定した関係性を獲得する．さらに，今後，Dさんにとっての楽しみ，安心できる人との関係，精神的な安心感を維持できるよう支援していく．

b．看護計画および実施

●看護師-患者間の信頼関係を次のケアを通してつくっていく

(1) これまでよく頑張って生活してきたことをしっかりと認め，伝える．

(2) 抑うつの程度，行動化の頻度を精神看護専門看護師とDさんで1週間に2〜3回話し合い，1日に1回は，10〜15分間受け持ち看護師と時間をとり，どのようなときに行動化が起こるのか（母親やほかの人たちに何を伝えたかったのか），またそのときの対処の方法を一緒に探し，実施してみて，一緒に行動を振り返る機会をもつ．

(3) 抑うつ・行動化のコントロール（行動化に代わる方法），活動と休息のバランス（どんな活動をしたいのか，休息をどれくらいの頻度でとるのか），孤独と人とのつきあいのバランス（一人でいる時間と人といる時間の配分，および何をして過ごすのか）に焦点を当て，1日に1回受け持ち看護師と振り返りをする．

(4) 1週間に1回，精神看護専門看護師と(2)，(3)について表をつくり内容を話し合い，1週間やってみてどうだったかを振り返り，内容の修正を行う．それまでは同じ方法で実施してみる．

(5) 主治医・受け持ち看護師・精神看護専門看護師・ソーシャルワーカー・母親・Dさんが一緒に話し合う．1週間に1回，病棟での生活の様子と母親のDさんへの期待，Dさんの母親への期待を話し合いながら，活動のしかた，人との過ごし方，行動化のコントロールの方法について共有し，Dさんが努力している過程を母親・Dさん・治療チーム間で共有し，肯定的に母親とDさんにフィードバックする．

(6) 母親に対しても，実母の喪失体験，また娘の実質的な喪失体験を表現できるよう，母親の同意を得て，専門看護師もしくは看護師が定期的に話し合い，母親自身が実母，娘を喪失したことに関する思いを受け止め，対処できるよう支援する．

(7) Dさんが祖母の喪失を受け止め，乗りこえられるよう，抑うつを強めている悲しみ，亡くなったことへの怒りをしっかり表出，表現してもらい共有する．そしてしっかり衝動を発散し衝動の奥にある欲求を探す．同時に，友人と健康的な相互作用を行いたいとのニーズが強ければ，青年期集団精神療法を導入する．

(8) Dさんの復学の過程，復学した場合の学習の場所，時間，行動化が起きた場合の対処
について養護教諭，担任教員と必要に応じて話し合う．

評価および考察

上記の計画を2ヵ月間行うなかで，Dさんは最初は看護師を試し，看護師がいる目の前
で行動化したり，看護師を「自分の気持ちをわかってくれない」と罵倒したりしていまし
た．そして「どうせ私なんか死んでしまっていいんだから，必要とされていないんだから」
と投げやりになっていました．しかし，看護師がDさんを大切に思っていること，それ
を伝えるために毎日Dさんと過ごす時間をもち，Dさんの怒りの表出と行動化のコント
ロールの方法を考える時間をもつこと，見捨てないことを繰り返し示すうちに，Dさんは
自分で行動化をコントロールしたいと思うようになってきました（方向付けの段階）．さ
らに行動化のコントロールの方法を一緒に話し，実践し，振り返りを行う時間を毎日もつ
なかで，看護師や母親のDさんへの意見，考えに耳を貸すようになり，看護師だったら
どうするのか，とたずねるようになってきました（同一化の段階）．そして，母親との関
係が原因で行動化が頻発し，気分が変動し，死にたい気持ちが強くなる場合には，看護師
に助けを求め，この状況や気持ちをどうコントロールしたらいいのか，またどんなときに
死にたくなるのか，死ぬ以外のコントロールの方法はないのかについて話し合うことがで
きるようになってきました．自分自身でコントロールできる場合と看護師の力を借りたほ
うがいい場合，友達の力でなんとかできる場合など，自分でどんな資源を活用したらいい
のかを区別できるようになっていきました(開拓利用の段階)．外泊の繰り返しによって，
母親と距離を保ちながら過ごすことで，行動化や自傷行為，抑うつがコントロールできる
ようになり，自分でも少しずつ自信をつけ，自宅で生活したいと話し始めるようになりま
した．そして看護師に別れを告げて，地域生活に帰っていくことができるようになってい
きました（問題解決の段階）．

このように，ペプロウの「看護師–患者関係」を，Dさんのこれまでの見捨てられ感，
母親との両価的な関係*，そしてそれにより形成されていたDさんの症状に対し，治療的
に用いることで，Dさんの対象関係を安定させ，自我と人格の成長を促進させることがで
きました．すなわち，Dさんが安心して自分の問題行動の根源となっている母親との関係
をみつめ，自分がどう生きていきたいのかについて考え，看護師の力を借りながら，自分
の症状，セルフケア，言動を自らコントロールできるようになっていきました．

● 文　献

Fawcett, J. (1993)/太田喜久子・筒井真優美監訳（2008）．看護理論の分析と評価 新訂版，pp. 245-255, 廣川書店.

Forchuk, C., Beaton, S., Crawford, L., et al. (1989). Incorporating Peplau's theory and case management. Journal of Psychosocial Nursing and Mental Health Services, 27(2), 35-38.

Forchuk, C. & Brown, B. (1989). Establishing a nurse-client relationship. Journal of Psychosocial Nursing and Mental Health Services, 27(2), 30-34.

George, B.G. (1990)/南　裕子他監訳（1998）．看護理論集，p.53, 日本看護協会出版会.

---

* 両価的な関係：好きな気持ちと嫌いな気持ちが行きつ戻りつあらわれ，一貫した感情をもった信頼関係ができない
こと.

Morrison, E.G. (1992). Inpatient practice: An integrated framework. Journal of Psychosocial Nursing and Mental Health Services, 30(1), 26-29.

岡谷恵子 (1995). Ns-pt 関係における信頼を測定する質問紙の開発，看護研究，28(4), 36-37.

Peplau, H.E. (1952)/稲田八重子・小林冨美栄・武山満智子他訳 (1973). ペプロウ人間関係の看護論，p.14, p.16, p.55, p.83, 医学書院.

Peplau, H.E. (1992). Interpersonal relations: A theoretical framework for application in nursing practice. Nursing Science Quarterly, 5, 13-18.

Sullivan, H.S. (1953). The Interpersonal Theory of Psychiatry, New York : Norton.

Takahashi, T. (1992). Perspectives on nursing knowledge. Nursing Science Quarterly, 5, 86-91.

Tomey, A.M. & Alligood, M.R. (2002)/都留伸子監訳 (2004). 看護理論家とその業績 (第3版)，pp. 383-404(髙﨑絹子訳)，医学書院.

5 マーサ E. ロジャーズ
（Martha E. Rogers, 1914–1994）

人間と環境の相互作用を対象にした
看護科学

筒井真優美

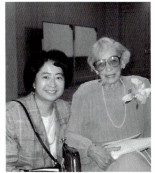

【ロジャーズ(右)と筆者(左)，1991年5月18日撮影】

A. 理論家の紹介

　マーサ E. ロジャーズ（Martha E. Rogers）は1914年5月12日に，米国南部のテキサス州で4人きょうだいの長女として出生しています（**表Ⅱ-7，付録図1**）．5月12日はナイチンゲールと同じ誕生日であり，講義や著書のなかでもナイチンゲールの著書が多く引用されています．

　1931年にテネシー大学の看護学校を卒業しています．このころは米国でも，看護の大学はまだ数少ないときでした．ロジャーズは訪問看護，公衆衛生看護を専門としてきました．看護の目的は人々の健康増進である（Rogers, 1991）と述べていた背景にはこれらの職歴が影響していると考えられます．いまでこそ，健康増進という考え方は珍しくないのですが，1930年代はむしろ疾病の回復に焦点が当たっていました．

　第二次世界大戦が終わった1945年に，ロジャーズはコロンビア大学で修士号を取得し，1952年ジョンズ・ホプキンス大学で修士号，1954年に理学博士号を取得し，同年，ニューヨーク大学の看護学部の教授および学部長に就任し，1975年まで勤めました．

　1970年に"An Introduction to the Theoretical Basis of Nursing"（邦訳：『ロジャーズ看護論』）を出版し（**付録2参照**），1975年の退職までの間に多くの後継者を育てました．ロジャーズは1979年にニューヨーク大学から名誉教授の称号を，そのほか名誉博士号を多くの大学から受けています．1991年に来日され，そのときの講演が「看護研究」に掲載されています（Rogers, 1991）．

　ロジャーズはチャレンジする勇気・柔軟性・情熱・ユーモア・温かさ・思いやり，そして無償の愛の重要性を強調するとともに，自らそれを実践した看護師でもあります．いつも未来に向かって看護する重要性を唱えています．

B. 理論の源泉

　第一にコロンビア大学の公衆衛生看護管理研究科，ジョンズ・ホプキンス大学の公衆衛生看護学で修士号を取得し，実際に地域公衆衛生看護師として勤務し，訪問看護を実践したことが看護の基盤になっています．第二にジョンズ・ホプキンス大学で理学博士号を取

第Ⅱ章　各論——看護理論21の理解と実践への応用

表Ⅱ-7　ロジャーズの略歴

年月日	略　歴
1914年5月12日	米国テキサス州のダラスで誕生，4人きょうだいの長女
1931年（17歳）	テネシー大学看護学校卒業
1937年（23歳）	テネシー州ジョージ・ピバディ大学で学士号（B.S.）
1937-1951年	「訪問看護サービス」の指導者として実務につく ミシガン州 地域公衆衛生看護（P.H.N.） コネチカット州 訪問看護の指導，教育，実践 アリゾナ州 フェニックス 訪問看護サービスを開始
1945年（31歳）	終戦．ニューヨーク州コロンビア大学ティーチャーズ・カレッジ公衆衛生看護管理研究科で修士号（M.A.）
1952年（38歳）	メリーランド州ボルティモア ジョンズ・ホプキンス大学 公衆衛生看護学で修士号（M.S.）
1954年（40歳）	メリーランド州ボルティモア ジョンズ・ホプキンス大学 理学博士号（Sc.D.）
1954-1975年	ニューヨーク大学 教授/看護学部長 "An Introduction to the Theoretical Basis of Nursing" 出版（1970年）（1979年に『ロジャーズ看護論』として翻訳）
1979年（65歳）	ニューヨーク大学 名誉教授
1991年5月（77歳）	来日　国際看護理論家会議で講演
1994年3月	逝去（享年79歳）

得していますが，天文学・物理学・数学などがもとになり，宇宙への看護という広がりをもたらしていると考えられます．とくに，unity（統一体），総次元/汎次元の世界，パターン，負のエントロピーなどの用語は物理学からの影響が大きいようです．第三にナイチンゲールの影響を受けており，人間の自然治癒力を大事にしていました．

C. 理論の概要

1 ● 理論の観点

　ロジャーズは看護理論ではなく看護科学について論じています．ロジャーズの看護科学は英語で nursing science となっていますので，看護学という訳ではなく看護科学としました．

　各学問分野には図Ⅱ-2のように理論があります．心理学であれば，認知理論，発達理論，ストレス・コーピング理論などさまざまな理論があります．認知理論は認知について論じており，ストレスには焦点を当てていません．発達理論は発達に焦点を当てています．看護学もロイ看護理論（適応看護モデル），オレム看護理論（看護のセルフケア不足理論），キング看護理論（目標達成理論）などさまざまな理論があり，それぞれ論じている観点が異なります．ロジャーズは看護科学について論じているため，看護とは何かについて述べています（Rogers, 1991）．

2 ● 前提，主要概念，命題

a. 前　提

　第一に看護科学に焦点を当てており，看護は「人間とその環境の相互作用」を対象とするとしています．第二に，人間は環境との相互作用により変化し続けていますが，決して

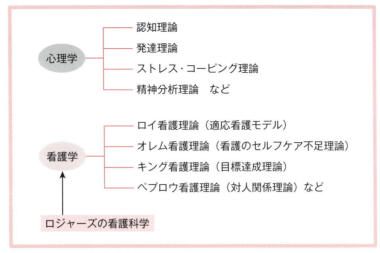

図Ⅱ-2　学問領域とその関連理論

元に戻ることがないので,「退行」という言葉は使用しません．第三に,1970年の著書では「介入」という用語を使用していましたが,看護は人間と環境の相互作用に,健康を促す立場で参加するという考えから,1980年に「看護診断」の用語とともに削除しています（Rogers, 1991）．

b. 主要概念

ロジャーズの看護科学は人間と環境を対象にした学問であり,人間と環境を4つの主要概念（表Ⅱ-8）とホメオダイナミックス（homeodynamics）の原理（表Ⅱ-9）で説明しています．

人間はエネルギーの場（energy fields）であり,どこまでも開放系（openness）,すなわち無限で,時間や空間をこえた存在,総次元/汎次元（pandimensional）です．エネルギーの場は目には見えませんが,環境と相互作用しながら刻々と変化するパターン（pattern）として見ることができます（表Ⅱ-8）．また,その人間は環境と相互作用しながら（統合性の原理）,変化し続け（共鳴性の原理）,その変化は予測不可能（らせん運動性の原理）で,決して元に戻ることがありません．ロジャーズはこれを「ホメオダイナミックス（homeodynamics）の原理（principle）」とよんでいます（表Ⅱ-9）．

ロジャーズは臨床家や研究者などからさまざまな指摘を受け,ロジャーズの看護科学を修正しています（Malinski & Barrett, 1994/1998 ; Rogers, 1991）．ロジャーズが何をどのように修正したかに関しては,「C-3-c. 用語の変遷」（p.67参照）のところで後述します．ここではロジャーズの理論について述べた最新の文献（Rogers, 1991）をもとにして述べます．

●4つの主要用語の定義（表Ⅱ-8）

(1) エネルギーの場（energy fields）

人間はエネルギーの場であると述べています．人間そのものがエネルギーの場であり,これは人間がエネルギーをもつということではありません．エネルギーは場の力動的な本質を意味しています．人間がエネルギーの場であることは,"気功"などによって明らかになっています．磁気ネックレスや磁気ブレスレットなどは,このエネルギーの場に作用しています．セラピューティック・タッチはこのエネルギーの場を感じとっているのです．

64 第Ⅱ章　各論——看護理論21の理解と実践への応用

表Ⅱ-8　主要概念と定義

エネルギーの場（energy fields）	エネルギーは場の力動的な本質を意味し，ダイナミックな活動である．人間そのものがエネルギーの場である
開放系（openness）	エネルギーの場は無限に広がり，開放されている
総次元/汎次元（pandimensional）	時間や空間にとらわれない次元である
パターン（pattern）	エネルギーの場を特徴づける波（wave）であり，直接は見ることができないが，環境と相互作用しながら刻々と変化するパターン（pattern）が表に現れたもの（manifestation）を見ることができる

〔Rogers, M.E.（1991）. ロジャーズの概念枠組み "宇宙時代における看護". 看護研究, 24(3), 267-279 を参考に作成〕

表Ⅱ-9　ホメオダイナミックス（homeodynamics）の原理

共鳴性（resonancy）の原理	人間の場と環境の場における低周波から高周波にわたる波のパターンの連続的変化
らせん運動性（helicy）の原理	人間の場と環境の場のパターンの，革新的で，予測不可能（unpredictability）な，次第に増大する多様性
統合性（integrality）の原理	人間の場と環境の場の相互のプロセス

〔Rogers, M.E.（1991）. ロジャーズの概念枠組み "宇宙時代における看護". 看護研究, 24(3), 267-279 を参考に作成〕

（2）開放系（openness）

　エネルギーの場は無限に広がります．このことに関しては下記の総次元/汎次元と併せて説明します．

（3）総次元/汎次元（pandimensional）

　人間は開放系，すなわち無限であり，時間や空間をこえた存在です．たとえば，骨折で入院しているA氏（45歳，男性）を考えてみましょう．私たちには病院のベッドで横になっているA氏しか見えませんが，彼は家に帰れば，2児の父親であり，家計を支える一家の大黒柱です．また，会社では営業部の課長という重要なポストについています．A氏が入院のため家庭や会社を不在にしていても，その存在は家族や会社で働いている人々の生活に影響を与えています．子どもたちはいつも食卓に空席があること，玄関に父親の靴がないことなど家庭における父親の存在を気にしています．会社の部下は取引先との商談に，前回のようにA氏が加わってくれれば，もう少しうまく商談が成立するかもしれないと，A氏のことを気にかけています．このようにA氏の存在は病院のベッドにとどまらず，時間や空間をこえ，無限なのです．

（4）パターン（pattern）

　人間はエネルギーの場ですが，エネルギーは目に見えません．私たちはエネルギーの場を特徴づける波が表に現れたもの，すなわちパターンを見ているのです．入院前，会社，家庭，今日，明日のA氏は環境との相互作用のなかで刻々と変化しているのです．私たちはこの刻々と変化するパターンが表に現れているもの（manifestation）を見ているのです．

●ホメオダイナミックス（homeodynamics）の原理（表Ⅱ-9）

　ホメオダイナミックスの原理は主要概念から導き出されたもので，次の3つの原理が含まれています．このホメオダイナミックスという考え方は，時代の変化とともにホメオスタシス，適応，平衡，因果関係という古い考え方が意味をなさなくなってきたことを表しています（Rogers, 1986）．

(1) 共鳴性 (resonancy) の原理

人間と環境の場における低周波から高周波にわたる波のパターンの連続的変化を指します．共鳴性は一生の間に複雑性が増していくことであり，生命の内容を豊富にしていく過程であるといえます．

たとえば，同じ時間であっても周波数が異なると時間のとらえ方が変化します．恋人といっしょにいる1時間はあっという間でしょうし，このような看護理論の本を読んでいるときは30分でも苦痛に感じ，長い時間のように思えるでしょう．

(2) らせん運動性 (helicy) の原理

人間と環境の場のパターンの進化的（革新的）で，予測不可能な，次第に増大する多様性を表します．人間は環境との相互作用のプロセスで変化し続けます．たとえば，4人部屋に入院している人はほかの3人から病気に関するさまざまな話を聞き，自分の病気への認識が入院前と変化します．

(3) 統合性 (integrality) の原理

人間と環境の場の相互のプロセスであり，人間は環境と絶えまなく相互作用しているということです．人間は孤立して生きているのではなく，環境からさまざまな影響を受けていますし，まわりの環境へも影響を与えています．たとえば，4人部屋にいた人が1人退院し，新たに性格の明るい人が入院してくると，残りの3人に対して影響を及ぼし，病室の雰囲気も変化することでしょう．

ホメオダイナミックスはホメオスタシスと異なり，元に戻ることなくダイナミックに変化することを意味します．類似性はみられてもけっして同じもの，あるいはまったく同じ繰り返しは存在しないことを意味します．ロジャーズの看護科学は総次元/汎次元，すなわち時間や空間をこえたことについて述べているので，図という二次元の世界では描けないのですが，ロジャーズの考え方を理解するために**図Ⅱ-3**を描きました．**図Ⅱ-3**のように過去から未来への連続的変化のなかで，人間と環境は相互作用し合いながら変化するので，けっして過去に，そして元に戻ることがないことをロジャーズは強調しています．

ロジャーズは「退行」という言葉をけっして使いません．たとえば，3歳の排尿が自立している子どもが入院して，排尿を周囲の人に伝えることができなくなってもロジャーズは「退行」とはいわないのです．その子どもは神経系も発達しており，自宅ではトイレに行くこともでき，排尿も教えられたわけですから，入院して排尿が伝えられなくなっても，それは元に戻ったことにはならないのです．子どもは病気になり，家と違う環境のなかで泊まり，場合によっては入院中ずっと家族全員と別れていなくてはならない．さらに痛みを伴うような処置・検査があります．すなわち入院することにより環境がかなり変化したため，子どもはその影響を受けたのであり，排尿のできなかったころに戻ったわけではないのです．

ロジャーズは変化したことが良い，悪いという価値判断をしているのではなく，前と同じではないということを説明しているのです．入院している人が環境の変化を受け，日々，刻々と変化していることを私たちに認識してほしいと思っているのです．

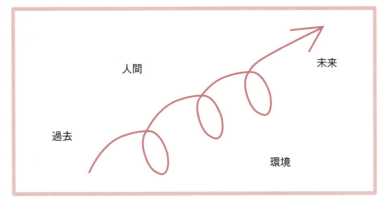

図Ⅱ-3 人間と環境に焦点を当てたロジャーズの世界観

表Ⅱ-10 ロジャーズがとらえた人間と環境（命題）

4つの主要概念によると，人間と環境は
1）エネルギーの場であり，
2）無限（開放系）で
3）時間や空間をこえています（総次元/汎次元）
4）相互作用により刻々と変化するパターンが表に現れたものを見ることができます
ホメオダイナミックスの原理
1）人間と環境は相互作用し（統合性の原理），
2）その相互作用によって連続的に変化し（共鳴性の原理），
3）その変化は予測不可能（らせん運動性の原理）です
人間と環境の相互作用は変化しつづけるため，決して元に戻ることがありません

[Rogers, M.E.(1991). ロジャーズの概念枠組み"宇宙時代における看護". 看護研究, 24(3), 267-279 を参考に作成]

c. 命題

表Ⅱ-10を参照してください．

3 ● 理論の説明

　看護科学（nursing science）は人間を対象としており，人間は環境と相互作用をしながら変化しています．人間はエネルギーの場であり，時間や空間をこえた無限の存在です（表Ⅱ-8）．人間と環境の相互作用は連続的に変化し，予測不可能で，けっして元に戻ることがありません（表Ⅱ-9）．

　たとえば，病院に入院しているA氏は，○○疾患のA氏という存在だけではなく，家庭では一家の大黒柱であり，会社では部下を大切にする課長でもあるのです．入院しているA氏は同室の方からもさまざまな影響を受け相互作用しますし，看護師の声かけやバイタルサインの測定のしかたによっても影響を受け変化しています．同室の人，看護師もA氏との相互作用によって変化します．A氏は昨日家族が面会に来たときはとても楽しそうでしたが，今日は検査があり，家族も面会に来ることができないため，昨日の表情とは異なります．

a. 主要な用語の定義

　ロジャーズは看護科学を説明するのにいくつかの定義（表Ⅱ-11）をしています（Rogers, 1991）．ロジャーズの定義は特別なものではなく，もし，ロジャーズの著書を読んで不明な用語があれば，辞書で調べてほしいと述べています．

表Ⅱ-11　主要な定義

人　間 （unitary human beings）	パターンによって識別でき，また部分の特性とは異なっていて部分の知識では予測できない特性を示す還元不可能な総次元性のエネルギーの場．人間は部分の総和以上であり，還元することはできない
環　境 （environment）	パターンによって識別でき，還元不可能な総次元のエネルギーの場である
看　護 （nursing）	看護は抽象的な知識体系であり，人間（unitary human being）とその世界（環境）についての科学（science）であり，アート（art）である．看護を科学として考えると，「看護」は「〜をする」という動詞ではなく，知識体系を意味する名詞となり，多くの理論をもつ（Rogers, 1990b）
科学（science）	科学的研究と論理的分析によって得られた抽象的な知識体系
アート（art）	想像力と創造力を駆使した知識の活用
負のエントロピー （negentropy）	パターンの異質性，差異性，多様性，複雑性の増大
健　康 （health）	定義していないが，健康は文化や個人によって定義づけられる価値だと考え，看護の目的は健康増進である

［Rogers, M.E.(1991). ロジャーズの概念枠組み "宇宙時代における看護". 看護研究, 24(3), 267-279 より筆者作成］

　ロジャーズは人間の全体性（wholeness）と部分の総和は異なると述べています．すなわち，人間の一部分をみてその人を理解することはできないということです．ロジャーズは「バイタルサインなどの数値に頼りすぎるのは危険だ」と述べています．バイタルサインはその人の部分であり，それだけでその人の状況を把握することの危険性をいっているのです．その人の全体をみることの重要性を指摘しています．数値を使いすぎるのではなく，「おや？」「いつもと違う」など，その人全体を把握するような直感が大切なのです．

　看護は抽象的な知識体系であり，人間（unitary human being）とその世界（環境）についての科学（science）であり，アート（art）です．看護を科学として考えると，「看護」は「〜をする」という動詞ではなく，知識体系を意味する名詞となり，多くの理論をもちます（Rogers, 1990b）．

b．ロジャーズの考える世界観

　ロジャーズの看護は新しい世界観をもちます（**表Ⅱ-12**）．たとえば，ロジャーズは人間と環境はたえず相互作用しており，開放系であると考えるので，原因を特定するのは難しく，因果関係の概念は成立しません．因果関係は閉鎖系の世界で成立するのです．因果関係，閉鎖システム，ホメオスタシス，三次元などは古い世界観であるとロジャーズは述べています（Rogers, 1992）．

c．用語の変遷

　ここではロジャーズの主要概念（**表Ⅱ-13**），ホメオダイナミックスの原理（**表Ⅱ-14**），その他の用語の定義（**表Ⅱ-15**）のそれぞれの変遷を説明します．

●主要概念（表Ⅱ-13）

　ロジャーズは1970年に看護科学について発表しています．このときは人間（man）の生命過程における主要概念として，①「全体性」，②「開放系」，③「一方向性」，④「パターンと秩序」，⑤「感性と思考能力」をあげています．③「一方向性」は相互作用の考え方に合わないため変更されました．「エネルギーの場」はこのときの主要概念に含まれていませんが，著書（Rogers, 1970）のなかでは重要な概念として出てきます．「秩序」，すな

第Ⅱ章　各論——看護理論21の理解と実践への応用

表Ⅱ-12　古い世界観と新しい世界観の違い

古い世界観	新しい世界観
細胞理論	場の理論
エントロピーの世界	負のエントロピーの世界
三次元的	総次元的
ホメオスタシス	ホメオダイナミックス
人間／環境：二分法的	人間／環境：総合的
因果関係：単一および複数	相互プロセス
適応	相互プロセス
閉鎖システム	開放システム
ダイナミックな均衡	革新的で多様性が増大
覚醒：人間の基本的状態	覚醒：進化的な現れ
存在（being）	生成（becoming）

［Rogers, M.E.（1992）. Nursing science and the space age. Nursing Science Quarterly, 5, 27-34 より翻訳して作成］

表Ⅱ-13　主要概念の用語の変遷

Rogers（1970）	Rogers（1980）	Rogers（1990a）	Rogers（1991）
エネルギーの場 energy fields	エネルギーの場 energy fields	エネルギーの場 energy fields	エネルギーの場 energy fields
開放系 openness	開放系 openness	開放系 openness	開放系 openness
パターンと秩序 pattern & organization	パターンと秩序 pattern & organization	パターン pattern	パターン pattern
一方向性 unidirectionality	四次元 four-dimensionality	多次元 multidimensional	総次元／汎次元 pandimensional
全体性 wholeness			
感性と思考能力 sentience & thought			

表Ⅱ-14　ホメオダイナミックスの原理の用語の変遷

Rogers（1970）	Rogers（1980）	Rogers（1986）
共鳴性（resonancy）	共鳴性（resonancy）	共鳴性（resonancy）
らせん運動性（helicy）	らせん運動性（helicy）	らせん運動性（helicy）
相互性（reciprocy）	相補性（complementarity）	統合性（integrality）
同時性（synchrony）		

表Ⅱ-15　その他の用語の変遷

Rogers（1970）	Rogers（1980）	Rogers（1983）
man	unitary man	unitary human beings
介入（intervention）	文中から消去	——
診断（diagnosis）	文中から消去	——

わち物事の正しい順序や規則立った関係のように動きのないことを意味する用語も修正されました（Malinski, 1994）.

「四次元」（Rogers, 1980）は時間や空間をこえるという定義そのものは変化していないのですが，4と数を表しており定義の意味に合わないので，1990年「多次元」に変更されました（Rogers, 1990a）. ところが，「多次元」という用語は多種多様という意味があり，次元が加わるという意味にも解釈される可能性があるため，1991年「総次元/汎次元」に修正されました（Rogers, 1991）.

● **ホメオダイナミックスの原理（表Ⅱ-14）**

1970年に発表されたホメオダイナミックスの原理は4つの原理で説明されています（Rogers, 1970）.「相互性」と「同時性」の原理は1980年には「相補性」の原理に置き換えられ，人間と環境のエネルギーの場における同時的な相互作用と定義されています（Rogers, 1980）. しかし，「相補性」の原理は他の学問分野で使用されている意味と混同されやすいとの指摘により，1986年には「統合性」という用語に修正されました（Rogers, 1986）.

● **その他の用語（表Ⅱ-15）**

日本語の「人間」という訳は変わらないのですが，英語では1970年に「man」となっていたのが，1983年「unitary human beings」に修正されています（Rogers, 1970/1979, 1983）. これは「man」という用語が男性を指すので，差別用語になるため「unitary human beings」が使用されることになったのです.

1970年に使用していた「介入（intervention）」「診断（diagnosis）」の用語は1980年には使用されていません（Rogers, 1970, 1980）. ロジャーズは看護師が人間に何かをしてあげたり，介入するのではなく，その人のプロセスに参加するのだと述べています.

また，「診断」という用語は部分をみて全体をとらえる，あるいは分析的アプローチである「看護診断」と，用語が類似しているため使用しなくなりました. ロジャーズは「診断的な領域を検討する会があり，それぞれ違った見解をもった12～13人の人が集まって，たとえばラクダを"ロバだけれども背中にこぶがある"と定義するような奇妙な結果に終わりました」（Rogers, 1991, p.289）と述べています. 部分をみて全体を把握することはできず，看護診断の分析的アプローチはロジャーズの全体性の考え方に反するのです.

D. 理論のクリティーク

1 ● 一貫性（consistency）

ロジャーズは，「自分は看護理論ではなく，看護科学（nursing science）について記述している」と明言しています. そして看護科学は人間と人間が相互作用している環境を対象としていると述べ，人間とは何かについて，4つの概念で説明しています. また，人間と環境の相互作用についてホメオダイナミックスの原理を用いて説明しています. 前提，概念，命題はこのように一貫しています.

2 ● 簡明性（simplicity）

ロジャーズが説明している看護科学は人間について4つの概念で，人間と環境の相互作用，すなわちホメオダイナミックスについて3つの原理を用いて説明しているように，概

念の数は少なく，概念間の関係も単純です．簡潔明瞭であると考えられます．

3 ● 有用性 （usefulness）

a. 実 践

ロジャーズは看護科学について述べているため抽象的だといわれています．キング（King）のように目標を設定したり，オレム（Orem）のように患者のセルフケア能力をアセスメントしたりしません．人間が環境と相互作用しながら変化し続けることを強調していますので，看護師，医師，ほかの医療スタッフ，家族，同室の人，見舞い客，部屋の配置，部屋の色などすべてが環境になり，人間はそれらと相互作用しながら変化し続けるのです．看護師の言葉かけ，しぐさなどすべてが含まれるのです．看護の有り様を論じている点で，米国の実践における影響力は大きいです．日本では，著書が難解であること，ロジャーズの講演を聞く機会が少ないため，実践での活用にまで浸透しているとはいえないでしょう．しかし，全体的に看護を考えるという意味で，看護科学は実践に重要です．私たち看護者をとりまく環境が人間に及ぼす影響をどのように考えるか，そして私たち看護者が人間にどのようにかかわればよいのかということを示唆しているのです．具体的なかかわりやケアは，各個人に任されるのです．

ロジャーズの看護科学を実践に用いることにより，ロジャーズは実践に変化が起こると述べています．看護実践の第一の特徴は，その非侵襲的な療法（Rogers, 1990a）であり，ロジャーズの看護の目的である健康増進をすることにより，病院にかかる人が少なくなります．たとえば，希望，積極的な態度，明るい気分，笑い，ユーモアなどは，薬物やワクチンに劣らず免疫力を強める効果があることは明らかになっています（Rogers, 1990b）．もっと自然に目を向けることにより，健康増進を導くこともできます．このことは日本でも"癒やし"の概念として知られています．愛する人がいる，感激する，美しいものを見る，笑うことで免疫系の機能が向上することが明らかになっています（Achterberg, 1985/1991）．

加速する変化，予測できない未来，および増大する社会的・倫理的問題が人々を脅かしていますが，そのなかにあって看護の知識をいかに使うかが実践になります（Rogers, 1990b）．睡眠できないときに薬に頼るのではなく，看護実践によって眠れるように人間を導くことが大切なのです．

看護師は何かをしてあげるのではなく，人間の変化というプロセスに参加するので，病人自身のリズムで生活できるように援助します（Rogers, 1991）．「病人自身のリズムで」という考え方が，ロジャーズの看護実践の姿勢をよく表しており，人間を中心に看護が存在すると考えていますので，看護主体の「介入」という言葉を用いません．

ロジャーズの看護科学を実践に展開したのが，クリーガー（Krieger, 1981）のセラピューティック・タッチです．セラピューティック・タッチはエネルギーの場を感じながら行われます．また，ロジャーズはケアリングを看護実践で看護の知識を使う1つの方法であると述べていますが（Rogers, 1991），ケアリングの定義や意義などについてはほとんど述べる機会がないまま，亡くなりました．

b. 研　究

　ロジャーズの看護科学は米国で多くの研究や実践に活用されています（津田, 1993）．抽象的だといわれながらも，なぜ多くの研究者や臨床家に活用されているのでしょうか．その理由を考えてみたいと思います．

　第一に，1954年から1975年までは看護学部長として，1975年以降は教授としてニューヨーク大学で教鞭をとっていたので，ロジャーズの看護科学を直接本人から学んでいる学生数が多いことです．退職後も，いつでも学生が彼女を頼れるようにしたので，ロジャーズの看護科学を理解している学生が多いのです（Barrett & Malinski, 1994）．

　第二に，ロジャーズの看護科学が，理論ではなく看護科学について論じているため，どの臨床分野でも活用できることです．ロジャーズの看護科学は地球だけでなく，宇宙にも活用できるので，ロジャーズの考え方をもとに，無重力状態における看護について研究している博士課程の学生もいました．

　第三に，1979年にロジャーズがニューヨークを離れたあとも，たびたび博士課程の学生や修了生の要請に応じてニューヨーク大学を訪れていました．また，1988年からはロジャーズの看護科学をもとにした研究や実践の発表の場として，ロジャリアン・カンファレンスが開催されています．

　第四はロジャーズのもつ魅力だと思います．ロジャーズのユーモアのセンス，飾らない態度，看護に対する情熱，ストレートな語り，学生，看護者そして看護に対する限りない愛情を，ロジャーズに接する人は感じたと思います．「理論は人なり」のように，その人柄がわかるとロジャーズの看護科学を探求してみようと思ってしまうのです．

　マリンスキー（Malinski），バレット（Barrett）の著書にはロジャーズの看護科学をもとにした研究や測定用具が掲載されています（Malinski, 1986；Barrett, 1990）．バレットのパワーの測定用具（Barrett, 1990），フェレンス（Ference）のヒューマンフィールド・モーションの測定用具（Malinski, 1986），パレッタ（Paletta）の時間体験の測定用具（Barrett, 1990）などは，ほかの研究のなかでも用いられています．

　これらの研究のなかでロジャーズの看護科学が測定されていますが，測定することに矛盾はないのかと疑問は残ります．部分から全体をみることはできないのだとすると，ロジャーズの看護科学の一部，たとえば共鳴性の原理だけを測定できるのかという疑問です．残念ながら，いまとなってはこの疑問をロジャーズにたずねることはできませんが……．

c. 教　育

　ロジャーズは1954年に博士号取得後，ニューヨーク大学に着任し，教育改革のための基盤を整え始めました．看護は病院にいる人だけでなく，すべての人々の健康に関心を寄せること，人間とは何か，人間の健康を増進するための方法は何かを学生たちに強調していました．看護学教育で重要なのは教員の質であり，教員は学問的自由をもった集団であり，看護学の理論的知識体系を学生に伝えることが大切であると述べています．そして，専門的実践に備えるための学士課程，専門職養成のための修士課程，研究・教育・実践家養成のための博士課程の教育内容について論じています（Malinski & Barrett, 1994）．ロジャーズはいつも看護への熱い情熱とパワーをもち，未来を見つめて教育していました．

　「教育は未来のためにある．明日のニードを満たすのに昨日の方法は十分ではない」

（Rogers, 1961, p.33）．

　1970年前後，ニューヨーク大学の博士課程の学生数は全米でもっとも多かったのですが，ロジャーズは20名前後の学生たちをニューヨーク大学近くの自宅によび，看護科学について話し合うことが多かったそうです（Barrett & Malinski, 1994）．ロジャーズの考え方を引き継いだ理論家たちが活躍しており，マーガレット・ニューマン（M. Newman），パースィ（Parse），フィッツパトリック（Fitzpatrick）などはロジャーズの考えをもとに独自の看護理論を展開しています．ワトソン（Watson）は，1993年に全米看護連盟（NLN）からマーサ・ロジャーズ賞を授与され，ロジャーズの看護科学を実践することに寄与しています．

4 ● その他

a．一般性（generality）

　ロジャーズの考え方は，ホメオスタシスや三次元の世界で物が考えられていた時代には受け入れられにくかったようで，1970年に米国で著書（Rogers, 1970）を出版したときにはかなりの抵抗が看護界にあったようです．しかし，日本ではどうでしょうか．人間が無限であり，時間や空間をこえるといった考え方は，悟り，禅などに通じるのではないでしょうか．紅葉を見て，はかなさを感じたり，川の流れから人生を感じたり，何も言わない石庭から何かを感じたり……．日本人は自然との相互作用，すなわち環境との相互作用のなかで育まれているのかもしれません．日本の行間を読む文化，察する文化はロジャーズの考え方に通じるものがあるように思います．

　「D-3-b．研究」のところで記述したように，ロジャーズは看護科学，すなわち人間と環境の相互作用を対象としているので，子どもから高齢者，内科，外科などさまざまな看護領域で活用できます．ロジャーズの考え方は宇宙（もちろん地球も含まれるのですが）の看護科学を目指していますので，日本だけでなくどこの国でも通用するのではないでしょうか．

b．重要性（importance）

　1988年，ロジャーズは教員や学生といっしょにSociety of Rogerian Scholars（SRS）を設立し，筆者も当時ニューヨーク大学博士課程の学生だったので参加させてもらいました．この団体だけでなく，数多くのニューヨーク大学博士課程修了者が，実践，教育，研究など看護全般における普及に努めているので，ロジャーズの影響力は大きいです．

　ロジャーズは看護が本質的な独自の知識体系をもつ自律した専門職だというメッセージを，一貫して，明瞭に伝えました．自分が役立つ場所があれば喜んで出向いて講演をし，看護師の相談にも応じました．自らがモデルとなって学生や看護者にリーダーシップのあり方を示していました．

　ロジャーズの視線はいつも地平線をこえ，宇宙に向けられていました．夢をもつように，夢を描くように，そしてユーモアをもつように話していたことが印象的です．ロジャーズがよく引用する"The Turning Point"の著者カプラ（Capra）は，時代遅れとなった世界観では現実の世界は理解できないと述べ（Capra, 1982），ロジャーズは「未来は新しいビジョン，柔軟性，好奇心，創造性，勇気，冒険心，共感，そして優れたユーモアのセンスを，我々

に要求する」(Rogers, 1988, p.102) と述べています．自らそれらを実証した偉大な看護者でもあります．

E．事例で考える —— ロジャーズの実践への応用

事例 5　点滴中で熱発しているEさんへのかかわり方

　Eさん（男性，75歳）は現在体温38.8℃で静脈内持続注射（以下，点滴と略す）中です．看護師Bが，少し早く病棟に出勤したところ，コールが鳴りEさんに水を持っていくことになりました．

　看護師BはEさんが熱発しているので，病棟にある小さなポットに冷蔵庫の氷を2～3個入れ，お盆にのせて持っていきました．Eさんに「本日この部屋担当のBです．水をどのコップに入れましょうか」とたずね，床頭台にあった湯飲みに入れることになりました．湯飲みにはお茶のようなものが残っていたので，捨ててもよいことを確認し，湯飲みをゆすぎ，床頭台をサッと拭き，湯飲みにお水を入れました．「湯飲みをどこに置きましょうか」とたずね，Eさんの点滴をされていない手が届きやすい位置に置きました．看護師Bは点滴を見て，Eさんに「トイレは大丈夫ですか」とたずねました．Eさんは「さっき行ったので大丈夫です」とにこやかに答えました．看護師Bは「今日は5時までいますので，よろしくお願いします」と言って退室しました．

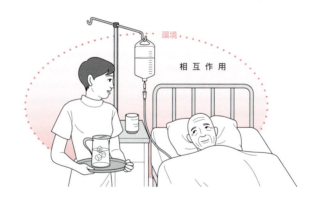

　ロジャーズは，人間がエネルギーの場であり，時間や空間をこえた無限の存在であり，環境との相互作用により刻々と変化する存在で，決して元に戻ることがないと言っています．

　水を運ぶ看護師BもEさんの環境になります．湯飲みに残っていたのはもしかしたら自宅でつくられた飲み物であったかもしれません．看護師Bは床頭台，湯飲みを置く位置，排尿など，水を要求された人としてだけでなく，時間や空間をこえた無限の存在としてとらえ，かかわっていました．これがロジャーズの看護科学です．水1杯を持っていく看護師Bのかかわり方が，Eさんにさまざまな影響を与え，Eさん，看護師Bもともに相互作用しながら変化していきます．水を運ぶにも専門職として，Eさんへのかかわりが多く含まれているということです．

　これらは，プランとして立てられるわけではありません．しかし，ロジャーズの看護科学，すなわち時間や空間をこえた無限の存在としての人間，そしてそうした人間に環境の

74　第II章　各論──看護理論21の理解と実践への応用

一部としてかかわる看護者の存在について理解することによって，私たちは看護者として人間にかかわれると考えられます．ロジャーズは看護科学について説明していますので，この考え方は多くの看護理論にも通じている点が多いと思われます．ロジャーズは発熱に関してどのような情報を収集し，アセスメントしてプランを立てるかを説明しているのではなく，どのように人間にかかわるのかを論じているのです．

　本事例と考察は，拙著（筒井真優美（2000）．マーサ E. ロジャーズ．竹尾惠子監，（超入門）事例でまなぶ看護理論，pp.217-242, 学習研究社）と一部重複するところがあることをお断りいたします．

● 文　献

Achterberg, J. (1985)/井上哲彰訳（1991）．自己治癒力，日本教文社．

Barrett, E.A.M. (Ed.) (1990)．Visions of Rogers' Science-based Nursing, New York: National League for Nursing.

Barrett, E.A.M. & Malinski, V.M. (1994)．Revolution and reveille in nursing education and research. In V.M. Malinski & E.A.M. Barrett (Eds.)，Martha E. Rogers: Her Life and Her Work, pp.37-47, Philadelphia: F.A. Davis.

Capra, F. (1982)．The Turning Point, New York: Simon and Schuster.

Fawcett, J. (1995)．Analysis and Evaluation of Conceptual Models of Nursing, Philadelphia: F.A. Davis.

Fitzpatrick, J.J. & Whall, A.L. (1983)．Conceptual Models of Nursing: Analysis and Application, Bowie: Robert J. Brady.

George, J.B. (1995)/南　裕子・野嶋佐由美・近藤房惠訳（1998）．看護理論集 増補改訂版，日本看護協会出版会．

Krieger, D. (1981)．Foundations for Holistic Health Nursing Practices: The Renaissance Nurse, pp.138-148, Philadelphia: J.B. Lippincott.

Malinski, V.M. (Ed.) (1986)．Exploration on Martha Rogers' Science of Unitary Human Beings, Norwalk: Appleton-Century-Crofts.

Malinski, V.M. (1994)．Highlights in the evolution of nursing science: Emergence of the science of unitary human beings. In V.M. Malinski & E.A.M. Barrett (Eds.), Martha E. Rogers: Her Life and Her Work, pp.197-204, Philadelphia: F.A. Davis.

Malinski, V.M. & Barrett, E.A.M. (Eds.) (1994)．Martha E. Rogers: Her Life and Her Work, Philadelphia: F.A. Davis.

Malinski, V.M. & Barrett, E.A.M. (Eds.) (1994)/手島　恵監訳（1998）．マーサ・ロジャーズの思想，医学書院．

Meleis, A.I. (1997)．Theoretial Nursing: Development and Progress (3rd Ed.)，Philadelphia: J.B. Lippincott.

Rogers, M.E. (1961)．Educational Revolution in Nursing, New York: Macmillan.

Rogers, M.E. (1970)．An Introduction to the Theoretical Basis of Nursing, Philadelphia: F.A. Davis.

Rogers, M.E. (1970)/樋口康子・中西睦子訳（1979）．ロジャーズ看護論，医学書院．

Rogers, M.E. (1980)．Nursing: A science of unitary man. In J.P. Riehl & C. Roy (Eds.)，Conceptual Models for Nursing Practice (2nd Ed.), pp.329-331，New York: Appleton-Century-Crofts.

Rogers, M.E. (1982)．A scenario for nursing in 2001 A.D. Sain Newsletter, December, pp.1-2.

Rogers, M.E. (1983)．Science of unitary human beings: A paradigm for nursing. In I.W. Clements & F.B. Roberts (Eds.)，Family Health: A Theoretical Approach to Nursing Care, New York: John Wiley & Sons.

Rogers, M.E. (1986)．Science of unitary human beings. In V.M. Malinski (Ed.)，Exploration on Martha Rogers' Science of Unitary Human Beings, pp.3-8, Norwalk: Appleton-Century-Crofts.

Rogers, M.E. (1988)．Nursing science and art: A prospective. Nursing Scince Quarterly, 1, 99-102.

Rogers, M.E. (1990a)．Nursing: Science of unitary, irreducible, human beings. Update 1990. In E.A. Barrett (Ed.)，Visions of Rogers' Science-based Nursing, pp.5-11, New York: National League for Nursing.

Rogers, M.E. (1990b)．Space-age paradigm for new frontiers in nursing. In M.E. Parker (Ed.)，Nursing Theories in Practice, pp.105-112，New York: National League for Nursing.

Rogers, M.E. (1991)．ロジャーズの概念枠組み "宇宙時代における看護"．看護研究，24(3), 267-279.

Rogers, M.E. (1991)．パネルディスカッション．看護研究，24(3), 281-294.

Rogers, M.E. (1992)．Nursing science and the space age. Nursing Science Quarterly, 5, 27-34.

Rogers, M.E.（1994）．Nursing science evolves．In M. Madrid & E.A.M. Barrett（Eds.），Rogers' Scientific Art of Nursing Practice, pp.3-9，New York: National League for Nursing.

Tomey, A.M.（1989）/都留伸子監訳（1991）．看護理論家とその業績，医学書院．

Tomey, A.M.（1994）/都留伸子監訳（1995）．看護理論家とその業績（第2版），医学書院．

Tomey, A.M. & Alligood, M.R.（2002）/都留伸子監訳（2004）．看護理論家とその業績（第3版），医学書院．

津田良成・畠山義子・市古みどり（1993）．「看護の概念モデル」の文献とその検討．看護展望，18(8), 93-103.

筒井真優美（1995）．未来の看護を見つめたマーサ・E・ロジャーズ．Quality Nursing, 1(8), 68-72.

筒井真優美（2000）．マーサ E. ロジャーズ．竹尾恵子監．（超入門）事例でまなぶ看護理論，pp.217-242，学習研究社．

特集：国際看護理論家会議（1991）．看護研究，24(3).

ドロセア E. オレム
(Dorothea E. Orem, 1914-2007)

セルフケアの観点からの
看護理論

田中真琴　数間恵子

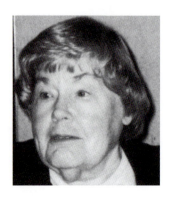

A. 理論家の紹介

　ドロセア E. オレム（Dorothea E. Orem）は，1914年に米国メリーランド州ボルティモアで，建築業者の父親，主婦の母親をもつ，2人姉妹の妹として生まれました（**表Ⅱ-16，付録図1**）．

　1930年代初頭にワシントン D.C. のプロヴィデンス病院附属看護学校で学び，看護師資格を得て，1939年にアメリカ・カトリック大学で看護学士号を，1946年には看護教育修士号を取得しました（Tomey & Alligood, 2002/2004, pp.197-219）．

　1950年代後半，オレムは看護実践の質を向上させるためのプロジェクトに従事した経験などから，看護の本質について深く考え始めます．内科や外科，小児科のスタッフナースとして働いた経験，戦傷者病棟や手術室での経験，病院附属の看護学校で看護を教えていた経験を通じて，常に看護の意味を問い続けていたオレムは，自らも加わった看護開発協議会のメンバーとの活動を基盤についに独自の理論を構築し（Cavanagh, 1991/1993），1971年に最初の著作 "Nursing：Concepts of Practice"（邦訳：『オレム看護論—看護実践における基本概念』）を発表したのです（**付録2参照**）．その後もメンバーらとともに検討を続け，その著作は6版を重ねるにいたりました．オレムの理論は，患者へのケア提供に必要な知識・技術，そして看護師の動機を系統だてて整理する手段として，現在も広く活用されています．

B. 理論の源泉

　オレム自身は，自分の仕事に直接影響を及ぼした看護リーダーは特別にはいないと述べ，主たる影響者をあげてはいません（Tomey & Alligood, 2002/2004）．自身の看護師としての実践体験から湧き上がった疑問「看護師は何をするのか？ なぜするのか？ その結果は何か？」を明確にしようとエネルギーを費やし，看護の概念を形成・表現するにいたったと考えられています．一方，ヘンダーソン（Henderson）のニード論を論理的に拡張したものであるという見解もあります（Cavanagh, 1991/1993；勝又, 2005）．

表Ⅱ-16　オレムの略歴

年	略　歴
1914 年	米国メリーランド州ボルティモアで誕生
1930 年代初頭	ワシントン D.C. のプロヴィデンス病院附属看護学校で看護を学び，看護師資格を得る
1939 年（25 歳）	アメリカ・カトリック大学で看護学士号（B.S. in Nursing Education）取得
1940-1949 年	デトロイトのプロヴィデンス病院で，看護部および看護学校において指導者として働く
1946 年（32 歳）	アメリカ・カトリック大学で看護教育修士号（M.S. in Nursing Education）取得
1949-1957 年	インディアナ州保健委員会の病院施設内サービス部門での仕事に従事
1958-1960 年	米国保健教育福祉省の教育部門で，実務看護師（practical nurse）訓練を向上させるプロジェクトに従事
1959 年（45 歳）	アメリカ・カトリック大学看護教育助教授に就任
1970 年（56 歳）	コンサルタント事務所を開所
1971 年（57 歳）	最初の著作 "Nursing：Concepts of Practice"（邦訳：『オレム看護論－看護実践における基本概念』）発表
1976 年（62 歳）	ジョージタウン大学　科学博士名誉学位（honorary degree of Doctor of Science）取得
1980 年（66 歳）	"Nursing：Concepts of Practice" 第 2 版 出版
1985 年（71 歳）	"Nursing：Concepts of Practice" 第 3 版 出版
1991 年（77 歳）	"Nursing：Concepts of Practice" 第 4 版 出版
1995 年（81 歳）	"Nursing：Concepts of Practice" 第 5 版 出版
1998 年（84 歳）	ミズーリ大学　看護学博士号取得
2001 年（87 歳）	"Nursing：Concepts of Practice" 第 6 版 出版
2007 年	逝去（享年 92 歳）

C. 理論の概要

1 ● 理論の観点

　オレムの理論は，セルフケアという観点から「看護とは何か」を説明しています．人間は自らの健康を主体的に回復・維持・増進し，疾患を予防していくという「セルフケア」を理論の中心に据えることによって，患者をより積極的な存在とし，さらに看護がいつ必要なのかを明確にしたことが評価されています．オレムは，人間をセルフケアできる存在としてとらえ，自分（たち）でセルフケアできなくなったとき，あるいはそうなることが予測されるとき，ケアするのが看護であると説明しているのです（Orem, 2001/2005）．

　さらに，患者と看護者の相互行為をシステムとみなした看護システムに関する理論も非常に重要です．

2 ● 前提，主要概念，命題

a．前　提

　オレムの理論を理解するには，まず，オレムが人間をどのようなものとして仮定しているかを把握しておく必要があります．オレム独自の言葉で理論の基礎となる，いくつかの前提をあげていますが（Orem, 2001/2005），以下のように要約できます．

- 人は社会集団のなかで生活し，成熟する．成熟した人は，生命や健康，幸福を維持していくうえで環境から受ける刺激に対して意図的に行動できる能力，すなわち行為力（agency）を有する
- 成熟した人は，さまざまな理由で自分自身のケアを行えず，社会集団のほかの人々に依存している人（依存者）に対して支援を行う役割を有する
- 行動能力は学習を通じて得られるため，個人の成熟の程度や社会集団によって異なる
- 一生の間に人は，自分自身や他者のために適切に反応するのに必要な能力の不足を経験する

以上のように人間をとらえ，オレムは理論を展開しているのです．

b. 主要概念と命題

(1) セルフケア (self-care)/依存者ケア (dependent-care)

セルフケアとは，人が生命や健康，そして幸福を維持していくうえで自分のために活動を起こし，やりとげることであると定義されています（Orem, 2001/2005）．

依存者ケアとは，自分に依存している人をケアすることであり，成熟した大人は，ケアの全部あるいは一部を行うというかたちで，幅広い依存者ケア活動に携わっています．母親が赤ちゃんのケアをする，子が老いた親をケアする，夫が半身麻痺の妻をケアするなどが依存者ケアの例です．

セルフケア/依存者ケア理論の中心的な考え方では，人は，自分自身のケア，あるいは自分に依存している人のケアに向けて，個々の行動あるいは一連の行動をとることが強調されています．これらの行動は，日常生活のなかで継続的に，そして，意図的になされています．ここで基本的な前提となるのは「セルフケア（または依存者ケア）行動の目的は，自己（依存者ケアでは他者）の日常的なケアに必要不可欠なセルフケア要件を満たす」ということです（Dennis, 1997/1999）．

(2) セルフケア要件 (self-care requisites)

オレムは，人がセルフケアとして行わなければならない具体的事柄を，セルフケア要件としてあげています．これは，セルフケアの目的であり，望ましい結果（セルフケアの目標）を表現するもので，ケアに対するニーズとそれらニーズを充足するための行動の両方を指しています．これは，オレムのモデルの主要構成要素であるばかりでなく，患者アセスメントの重要部分をも構成しています．

①**普遍的セルフケア要件**：すべての人に共通して存在する，欠かすことのできない事柄なので，ヘンダーソンの基本的欲求と非常に類似した概念と考えられるでしょう．オレムは，これらの普遍的セルフケア要件を，その人が負っている，セルフケアを要する事柄（self-care demands）とみなしています

②**発達上のセルフケア要件**：オレムは，どの発達段階の人にも不可欠な普遍的セルフケア要件に加えて，人間発達に関連して特定の状況でみられる要件を発達上のセルフケア要件としています

③**健康逸脱によるセルフケア要件**：この要件は，病的状態で医学的ケアを要する場合など健康から逸脱した状態の際に存在するものです．主要な前提となっているのは，健康状態が変化して自分のセルフケアニードをうまく満たせないときは，それをするために，適当な他人の助言や助けが必要になるということです

6. ドロセア E. オレム　**79**

表Ⅱ-17　セルフケア要件

普遍的セルフケア要件

　身体面，心理面，社会面，霊的（精神的）な面の要素を含み，セルフケアしてゆくためには必ずその管理と調整が必要になる，欠かすことのできない事柄．あらゆる人間に対して一般的に必要となるセルフケア要件として6つのものがある
　1. 空気，水分，食物を十分に取り入れていくこと
　2. 排泄の過程と排泄物に関するケアを行うこと
　3. 活動と休息のバランスを保つこと
　4. 孤独と社会的交わりのバランスを保つこと
　5. 生命や人間としての機能遂行，人間としての幸福に対する危険を防止すること
　6. 人間の潜在能力やすでに知られている人間の限界，そして正常でありたいという願望（正常希求）と調和した，社会集団内での人間としての機能を増進させ，発達を促すこと

発達上のセルフケア要件

　人間発達に関連して特定の状況でみられる要件として，大きく2つ言及している
　1. 特定の発達段階（たとえば，新生児期や乳幼児期，あるいは妊娠時）にある人が，生命過程を支え，発達を促進，維持していくことと関連するもの
　2. 人間発達を損なう可能性のある条件（たとえば，教育の機会が与えられないこと，生活条件に急激な変化が起こること，あるいは環境面の危険）の有害な影響が起こらないよう予防したり，軽減したりすることと関連するもの

健康逸脱によるセルフケア要件

　病気になったり，けがをしたり，障害をもったり，あるいは医学的ケアを要したりする場合に存在するもので，次のような疾病状態から生じるものと，その診断または治療から生じるものとが存在する
　1. 病的状態の要因となりうるような特定の物質に曝露したり，環境条件に曝露した場合，また病的状態を生じたり，その要因となることがわかっている遺伝的・生理的あるいは心理的な条件が明らかに認められる場合に，適切な医学援助を求め，入手すること
　2. 発達に及ぼす影響を含め，病的条件や病的状態が及ぼす影響とその結果を知って，注意すること
　3. 特定の病的状態の予防や，病的状態そのもののケア，人間として完全に機能するよう調整すること，欠損や異常の矯正，あるいは障害の代償を目指した診断・治療およびリハビリテーションのための医学的指示を効果的に実行すること
　4. 発達に及ぼす影響を含め，医師が処方したり行ったりした医学的処置による不快や悪影響を知って，注意したり調整したりすること
　5. 自己概念を修正して，自分が特別の健康状態にあって特定のセルフケアを必要としていることを受け入れること
　6. 自分の発達を継続させる生活様式を保って，病的条件と病的状態が及ぼす影響，そして医学的な診断・治療的処置の影響を抱えて生きることを学習すること

［Orem, D.E.(2001)/小野寺杜紀訳（2005）．オレム看護論─看護実践における基本概念（第4版），pp.45-47，医学書院を参考に作成］

　セルフケア要件には，①普遍的セルフケア要件(universal self-care requisites)，②発達上のセルフケア要件（developmental self-care requisites），③健康逸脱によるセルフケア要件(health-deviation self-care requisites)の3つがあり，それぞれ複数の項目があげられています（**表Ⅱ-17**）(Orem, 2001/2005)．

(3) 治療上セルフケアを要する事柄(therapeutic self-care demands)

　ある時点で必要なセルフケア要件すべてを総和したものが治療上セルフケアを要する事柄です．ケアに対するニーズとそれらニーズを充足するための行動の両方を指しているのがセルフケア要件ですから，ある時点において既知のセルフケア要件を満たすために必要な，一連のすべてのセルフケア行動ということになります．

(4) セルフケア行為力(self-care agency)**/依存者ケア行為力**(dependent-care agency)

　自分のセルフケアにかかわる能力が，セルフケア行為力であり，後天的に得られた複合的な能力です．セルフケア行動遂行のレベルは，行動を起こすための能力と関係していま

表Ⅱ-18 基本的看護システム

看護システム	看護の役割	患者の役割
完全代償タイプ	・セルフケアが不能なことを代償する ・患者に代わって判断し，決定する ・支持し，保護する ・現在もっている技術を育てる	
部分代償タイプ	・患者に代わってセルフケア手段をいくつか実行する ・セルフケアに限界があるものがあれば，代償する ・必要時，患者を支援する	・なんらかのセルフケア手段を実行する ・看護スタッフからの援助を受け入れる
支持的・教育的タイプ	・決定するのを手助けする ・患者が学習するのを手助けする ・定期的に情報を新しいものにする	・セルフケア要件を満たす ・引き続き学習し，セルフケア能力を身につける

［Cavanagh, S.J.（1991）/数間恵子・雄西智恵美訳（1993）．看護モデルをつかう①オレムのセルフケア・モデル, p.32, 医学書院を参考に作成］

す．また，実際にケアを行う人を行為者（agent）とよび，人が自分自身のケアを行うときには，その人がセルフケア行為者とみなされます．

依存者ケアを行う人は，依存者ケア行為者（dependent-care agent）であり，依存者ケア行動をある一定期間継続して遂行する人のことです．さらに，依存者ケア行動には他者（依存者）のセルフケア行為力を見積もることに加え，依存者のセルフケア行為力を発達させたり，セルフケア行為力の発揮を調整したりすることを含みます．これらの複合的な一連の能力を依存者ケア行為力といいます．

(5) 看護行為力 (nursing agency)

看護という意図的行為のために訓練され，習得された複合的な一連の能力が看護行為力です．看護師と称するには，この特別な能力をもっていなければならないのです．看護行為力は看護基礎教育によって培われ，看護経験および継続教育によってさらに発達していくのです．

(6) 看護システム (nursing system)

看護システムとは，看護師が熟考し，実施する組織化された一連の意図的行為の継続的なまとまりを指します．患者のセルフケア行為力などによって，提供される看護行為は変わります．オレムは，看護者の行為パターンを「基本的看護システム」とよび，①完全代償タイプ，②部分代償タイプ，③支持的・教育的タイプの3つに分類しています（**表Ⅱ-18**）（Cavanagh, 1991/1993；Orem, 2001/2005）．

3 ● 理論の説明

オレム看護論として世界的に広く受け入れられている理論は，オレム自身が一般理論であると主張する「セルフケア不足看護理論（Self-Care Deficit Nursing Theory，以下：SCDNT）」です*．これは，①セルフケアに関する理論（theory of self-care：セルフケアとは何か，その目的，成果を記述し説明．一般理論の基礎をなすもの），②セルフケア不足に

---

* オレムのセルフケア不足看護理論（SCDNT）のなかで扱われる3つの理論は，理論全体を意味するSCDNTの日本語訳と下位の理論の訳を区別するため，それぞれ，セルフケアに関する理論，セルフケア不足に関する理論，看護システムに関する理論とした．

関する理論（theory of self-care deficit：看護が必要になるのはどういうときかを記述し説明），③看護システムに関する理論（theory of nursing systems：看護師と患者がどのような形態で，どんな背景で相互にかかわり合うかを記述し説明．上記の①と②の2つを包摂する統合理論）の関連し合う3つの理論から成り立っています．

a. セルフケアに関する理論（theory of self-care）

セルフケアに関する理論は，3つの構成理論の第一にあげられるものです．主要概念として上述した「セルフケア/依存者ケア，セルフケア要件，治療上セルフケアを要する事柄，セルフケア行為力/依存者ケア行為力」に関する用語の定義がなされています．これらの用語の定義は，セルフケア不足に関する理論と看護システムに関する理論の論考を進めるうえで基礎となるため，非常に重要です．

b. セルフケア不足に関する理論（theory of self-care deficit）

セルフケア不足に関する理論では，治療上セルフケアを要する事柄とセルフケア行為力との関係に焦点を当てています．人はセルフケアを要する事柄を，自分がもつ能力や他者（親など）の能力を使って，能動的に満たさなければなりません．この必要な事柄と能力とが「均衡」を保っているときには，看護は必要ありません．治療上セルフケアを要する事柄が能力（セルフケア行為力）を上まわる場合（**図Ⅱ-4**）がセルフケア不足であり，その際に看護ケアが必要となるとオレムは説明しています（Orem, 2001/2005）．

依存者ケアに関しても同様に説明され，依存者の治療上セルフケアを要する事柄が依存者と依存者ケア行為者との行為力を上まわり，依存者ケア不足となると，看護ケアが必要となるのです（**図Ⅱ-5**）．

「セルフケア不足」という概念を使うことで，看護はいつ患者を援助すべきかがよりはっきり見えてきたのです．看護行為の境界を明確にしようとしたオレムの業績は，高く評価されています（Cavanagh, 1991/1993；勝又, 2005）．

c. 看護システムに関する理論（theory of nursing systems）

先に説明したセルフケアに関する理論，セルフケア不足に関する理論を包含した統合理論が看護システムに関する理論です．ここでは，主要概念として上述した看護行為力と看護システムの概念を取り入れ，看護実践の本質を説明しています．

システム理論というと，ジョンソン（Johnson），ロイ（Roy），ベティ・ニューマン（B. Neuman），キング（King）といった理論家がまず思い浮かぶでしょうが，オレムは，人間あるいは患者の行動をシステムとみなすとともに，患者と看護者の相互行為についてもシステムとみなし，患者のセルフケア能力に応じて，看護者のかかわり方のパターン（**表Ⅱ-18**）が変わる看護システム理論を展開しています．

D. 理論のクリティーク

1 ● 一貫性（consistency）

オレムが用いている用語は複雑で難解であるものの，独自に用語の定義づけを行い，全体を通して首尾一貫した用語を使っているようにみえます．相互に関連する概念や理論は，一貫した用語で説明されているので，理論の構造を理解するには困難は少ないと思います．また，理論の前提として，オレムは人間の本質を，セルフケアできる存在であり，

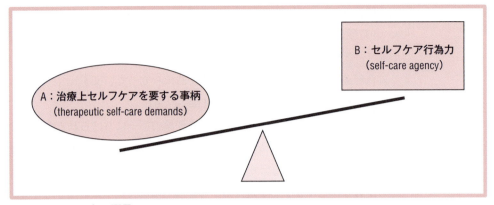

図Ⅱ-4　セルフケア不足
A＞Bの場合，セルフケア不足が生じる．

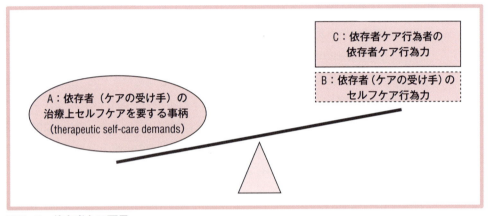

図Ⅱ-5　依存者ケア不足
A＞(B＋C)の場合，依存者ケア不足が生じる．

かつ自分自身のケアを行えず他人に依存している人に対して支援を行う役割があるととらえ，それらを重要な前提としています．そのような考えから導き出されたセルフケア不足看護理論（SCDNT）には，理論の基盤となる前提，概念，理論として表明されていることの間に矛盾は感じられません．

　しかし，概念の定義に明確性の欠ける部分があるとの指摘もあり（Cavanagh, 1991/1993），それが1つひとつの概念，ひいては理論全体を理解するのが困難な原因であると考えられます．その一例として，最初にこの理論（Orem, 1971/1979）を発表してから何回も版を重ねたものの，セルフケア不足に関する理論では，単にその人自身のセルフケアだけでなく，その人に依存している人のケア（依存者ケア）の両方の不足が含まれ説明されてきました．これに対し，セルフケアの定義では「自分のために」「自分自身で」行うこととしているのに対し，論理的整合性が欠けるとの指摘がありました（Cavanagh, 1991/1993）．そのことは第五次版（Orem, 1995）で，「依存者ケア不足」という命題を打ち出したことによって，セルフケア不足に関する理論は理解しやすくなりましたが，依存者ケアシステムのもつ複雑さに十分な洞察を与えていない点が依然として指摘されています（Dennis, 1997/1999）．

　以上のような批評はあるものの，一貫してセルフケアという概念を中心に理論を組み立

てて看護の本質を説いており，それは妥当であり，論理的に適切であると思われます．

2 ● 簡明性（simplicity）

オレムの理論が，どれほど簡明か（簡単で理解しやすいか）を考えたときに，第一に問題となるのは，独特で，理解するのに努力を要する用語の使い方でしょう．これは，オレムに限ったことではなく，ほかの多くの理論家に共通していえることであると考えられますが，この点をクリアすれば，概念，概念間の構造などは理解しやすく，簡明であると考えられます．

3 ● 有用性（usefulness）

どのような理論にも，理論の基礎となる人間や健康，社会などをどのようにとらえているかといった前提があります．それぞれの理論を，実践や研究，教育に取り入れる際には，その理論家の考え方が自分のものとどのくらい一致するかがもっとも考慮すべき点だといえるでしょう．

オレムは，人間をセルフケア（セルフケア要件を自身で満たすこと）ができる存在であり，かつ自身のケアを他人に依存している人のセルフケア要件を満たす役割をもつ（依存者ケアを行う）存在であるという前提で，それらが不足したときに看護が必要になるとしています．不足の補い方に関しては，看護師と対象者の関係をシステムとしてとらえ，対象者の行為力の相違によってどのように補うかが異なってくるという看護システムの理論を発展させています．

また，健康を形態面および機能面で健全であり，全体として欠けていないことと定義しており，これは，徴候と症状の有無に基づく医学モデルにおおいに準拠していると考えられています（Cavanagh, 1991/1993）．

これらによってオレムの理論は，看護実践や研究，教育に広く受け入れられています．

a. 実 践

セルフケア要件の概念は，ケア実践のもととなる患者のアセスメントにおいて非常に重要な部分を占めています．普遍的セルフケア要件，発達上のセルフケア要件，そして健康逸脱によるセルフケア要件を，患者のアセスメントの際にはそれぞれ考慮しなければならないのですが，オレムはどのようなデータをどの普遍的セルフケア要件と関連づけるかなどは明確にしていません．オレムは，看護の実践や教育そして管理をどのようにとらえるかという枠組みを提供しているだけであり，理論を使って実践をやりやすくすることは看護師の責任であると考えているのです．枠組みの使い方は，個々の看護師にゆだねられているために，スタッフがそれぞれ違ったとらえ方をした場合，ケアの継続性が失われてしまうという懸念があります（Cavanagh, 1991/1993）．

また，アセスメントの枠組みにおいて重要な点としては，包括的かどうかという問題がありますが，これについても，痛み・不安といった必ず考慮すべきだと考えられる重要な側面が，具体的にどの要件に関連するデータなのか明確ではありません（Cavanagh, 1991/1993）．収集したあらゆるデータを振り分けられる枠組みが提供されていると感じられるか否かは，使う側のとらえ方によって異なるかもしれません．

看護システムはケアの不足を補うに際して重要な視点ですが，患者に必要とされるセルフケアの内容，維持されている機能，患者のセルフケアを補う家族の行為力といった要素が関与し，状況によって複雑に変化するため，3つの基本的看護システム（完全代償，部分代償，支持・教育）のどれかは，単純には適用しにくいと感じられるかもしれません．

しかし，このような欠点がありうるとしても，患者に関する情報を収集し，そこにある問題を明確にし，看護師が行うべき行為を知って，それをどのように提供すべきかを知るうえでオレムの理論が役に立つことは，現在までにこれほど広く取り入れられていることが示しているといえるでしょう．

b. 研 究

研究においては，初期には理論の概念を測定するための測定用具開発が数多く試みられています（Kearney & Fleischer, 1972；McBride, 1987, 1991；Geden & Taylor, 1991）．オレムの用いている概念は，ただちに計量化できるように定義されていないため，測定用具の開発は大きな困難を伴う作業であったと思われます．しかし，これらの測定用具を用いた研究やオレムの理論を用いたセルフケアの研究は，継続され，現在でも多くなされています．わが国においてもそれらの研究が複数行われています．

c. 教 育

オレムの健康についての定義は，先述のように徴候と症状の有無に基づく医学モデルにおおいに準拠していると考えられています．このことは看護教育が医学モデルに基づいて行われてきたという伝統的側面からも，看護教育においてオレムの理論は受け入れやすく，広く行きわたった要因と考えられるでしょう．そして，カリキュラム開発の基盤となったり，看護過程の展開の中に織り込まれたりして，人々のセルフケアを支援するという看護の基本的姿勢を育む考え方として広く浸透しています．

4 ● その他

a. 一般性（generality）

オレムは，健康な人はセルフケアができ，自分に援助が必要なときがわかり，実際に情報を探すことができて，それを入手できれば内容を理解することができ，それに基づいて進んで行動することができると仮定しています（Orem, 2001/2005）．

発達段階からみて自分自身の意思でセルフケアニードを満たすことのできない幼児や小児などの看護に関しては，オレムの理論は，限界があるかもしれません．依存者ケアという概念で説明していますが，小児の看護ケアは，看護師–患者関係はあまり議論されず，看護師–依存者ケア行為者関係が中心になり，依存者のセルフケア行為力不足と依存者ケア行為者の行為力不足との複雑な相互関係には十分な言及がされていません．オレムの理論は，依存者をケアしている家族全体を考慮しているということが強みであるという肯定的な見方もできますが，理論の適用には注意を要する点があると思われます．

また，オレムの理論は価値判断と合理的意思決定に焦点が当たっているため，精神看護分野において，人間の行動の無意識の面と不合理な面の役割を無視している（Moscovitz, 1984）という見方もあり，取り入れるには概念的な難しさがあると考えられています（Cavanagh, 1991/1993）．精神科看護の実践に適用できるように理論の修正・操作化をはかったのがアン

ダーウッド（Underwood）で，これをオレム/アンダーウッド理論といい，わが国にも紹介されています．

b. 重要性（importance）

オレムの理論は，看護の実践，教育，管理，そして研究に非常に大きな影響を及ぼしてきました．患者のケアの提供に必要な知識・技術，そして看護師の動機を系統立てて整理する手段として，世界的に受け入れられています．この理由として，とくに実践においては，ケアについての医学志向から健康志向の考えへという動きのなかで，看護師は自分たちの実践において「必要性」と「利便性」を追求し，その両者をオレムの理論が備えていたことがあげられています（Meleis, 1985）．

また，セルフケア不足に関する理論は，看護の本質と境界を明らかにするうえでの貢献がとくに重要で，高く評価されています．オレムの理論の重要性は，現在までこれほど広く教育・実践に取り入れられ続けていることが示していると考えられます．

E. 事例で考える──オレムの実践への応用

Fさんにとって本当に必要な援助は何か

Fさん（75歳，女性）は，肺炎のために入院しています．脳梗塞の既往があり，日常生活には援助が必要なことも多いのですが，入院前は一人暮らしをしていました．夫を10年前に亡くし，娘は遠方住まいのため，Fさんは看護師とヘルパーの訪問を週3回ずつ受け，自宅で生活していました．

看護学実習で学生Bが，Fさんを受け持たせてもらうことになりました．Fさんは"私の看護師さん"と学生Bが来るのを非常に楽しみにしており，実習早々によい関係が築かれたようにみえたのですが，「あれをとって」「それはここに置いて」「お水をくんできて」など多くのことを学生に言いつけました．Fさんは，左の上・下肢に麻痺があります．杖をついて歩行は可能ですが，肺炎で入院となってから，病室内トイレまでの移動以外，ほとんどの時間をベッドで過ごしています．肺炎は治療により改善してきています．このような状況から，学生Bは自分のかかわり方について悩み始めました．

学生Bは非常にまじめにFさんのケアについて考えていました．最初は，Fさんに言われたとおりに頼まれたことをしていましたが，本当に必要な援助なのか，実習カンファレンスで助言を求めました．

学生Bは，実習当初のFさんの目標を「安全・安楽に入院生活を送ることができ，早期に肺炎徴候がよくなる」としていましたが，新たに「セルフケア能力のレベルに合った動作ができ，退院に向け体力を回復できる」を設定しました．

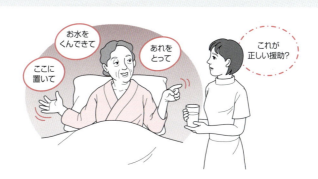

オレムは，人間をセルフケアすることができる存在と考えています．病気になったり，けがをしたりしたために自分自身のケアをできなくなったとき，看護が必要になるというのがオレムの理論です．そして，オレムの看護システムは，患者のセルフケア能力に応じて，全面的，部分的に援助する，あるいは直接的な援助ではなく教育するといったかかわり方のパターンをとることを説明しています．

患者であるFさんは，自分自身の健康上のニードをうまく処理するのに必要な情報や技術を獲得したり，ほかの人から援助や助言を求めたりする責任を負っています．学生Bは，患者の求めることすべてを行うことがニーズを満たすことではなく，Fさんのセルフケア能力に合わせて，セルフケア能力を維持・向上できるように支援する必要性に気がついたのです．

● 文　献

Alligood, M.R. (2014). Nursing Theorists and Their Work (8th Ed.), pp.240-257, St. Louis: Elsevier.

Cavanagh, S.J. (1991)/数間恵子・雄西智恵美訳(1993). 看護モデルをつかう① オレムのセルフケア・モデル，医学書院.

Dennis, C.E. (1997)/小野寺杜紀監訳(1999). オレム看護論入門—セルフケア不足理論へのアプローチ，医学書院.

Geden, E. & Taylor, S. (1991). Construct and empirical validity of the self-as-carer inventory. Nursing Research, 40(1), 47-50.

数間恵子・田中真琴(2015). ドロセア E. オレム：セルフケア不足看護理論. 筒井真優美(編)，看護理論家の業績と理論評価，pp.253-267，医学書院.

勝又正直(2005). はじめての看護理論（第2版），医学書院.

Kearney, B. & Fleischer, B.J. (1972). Development of an instrument to measure exercise of self-care agency. Research in Nursing and Health, 2, 25-34.

松木光子編(1990). 看護理論とその実践への展開(看護 MOOK No.35)，金原出版.

McBride, S. (1987).Validation of an instrument to measure exercise of self-care agency. Research in Nursing and Health, 10, 311-316.

McBride, S. (1991). Comparative analysis of three instruments designed to measure self-care agency. Nursing Research, 40(1), 12-16.

Meleis, A.I. (1985). Theoretical Nursing: Development and Progress, New York: J.B. Lippincott.

Moscovitz, A.O. (1984). Orem's theory as applied to psychiatric nursing. Perspectives in Psychiatric Care, 22, 36-38.

Orem, D.E. (1971)/小野寺杜紀訳 (1979). オレム看護論—看護実践における基本概念，医学書院.

Orem, D.E. (1980). Nursing: Concepts of Practice (2nd Ed.), New York: McGraw-Hill.

Orem, D.E. (1985)/小野寺杜紀訳 (1988). オレム看護論—看護実践における基本概念（第2版），医学書院.

Orem, D.E. (1988). The form of nursing science. Nursing Science Quarterly, 1(2), 75-79.

Orem, D.E. (1991)/小野寺杜紀訳 (1995). オレム看護論—看護実践における基本概念（第3版），医学書院.

Orem, D.E. (1995). Nursing: Concepts of Practice (5th Ed.), St.Louis: Mosby.

Orem, D.E. (1997). Views of human beings specific to nursing. Nursing Science Quarterly, 10(1), 26-31.

Orem, D.E. (2001)/小野寺杜紀訳 (2005). オレム看護論—看護実践における基本概念（第4版），医学書院.

Tomey, A.M. (1994)/都留伸子監訳(1995). 看護理論家とその業績(第2版)，医学書院.

Tomey, A.M. & Alligood, M.R. (2002)/都留伸子監訳(2004). 看護理論家とその業績(第3版)，pp.197-219（小野寺杜紀訳），医学書院.

7 ドロシー E. ジョンソン
(Dorothy E. Johnson, 1919−1999)

人間の行動に着目した行動モデル：
ジョンソン行動システムモデル

兼松百合子

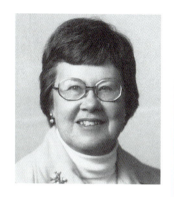

A. 理論家の紹介

　ドロシー E. ジョンソン（Dorothy E. Johnson）は，1919年8月21日に，米国ジョージア州のサヴァナで生まれました（**表Ⅱ-19**，**付録図1**）．1938年にサヴァナのアームストロング短期大学卒業，1942年テネシー州ナッシュビルのヴァンデビルト大学看護学部卒業（看護学士），翌1943年から同大学で看護学講師，1944～1948年小児看護学講師，1948～1949年小児看護学助教授．この間，1948年にボストンのハーバード大学で公衆衛生学修士を取得しました．看護スタッフとしては1943年から1944年にかけてチャタン・サヴァナ保健協会で働いたということです．

　当時の看護師教育は，その多くが現場で実地訓練の形で行われており，卒業時には臨床能力は十分とされていたようです．また，看護学校や病院で働きながら勉強し，次第に上位の資格や学位を取得できるようになっており，このシステムは現在わが国でも取り入れられています．

　ジョンソンは1949年カリフォルニア大学ロサンゼルス校（UCLA）の看護学部開設にあたり，母校ヴァンデビルト大学の先輩であるルル・ハッセンプラグ(Lulu W. Hassenplug)学部長に招かれて同大学に着任，1977年に退任するまで小児看護学担当の助教授，准教授，教授を務めました．その間，理論の創出とともに，看護独自の新しいカリキュラム構築に尽力し（兼松，1962），1950年代から60年代にかけてUCLAが米国全国のもっとも先進的な看護教育機関として認められるにいたったことに，多大な貢献を果たしたことは周知の事実です．

　教員として小児看護学領域の授業科目の担当と同時に「看護実践のための概念枠組」（conceptual models for nursing practice）という大学院修士課程の授業を開講し，看護理論や看護モデルの体系を講じ，学生各自の看護モデルの構築を奨励しました．当時の門下生から，リール（Riehl），ロイ（Roy），ベティ・ニューマン（B. Neuman）などの著名なシステム論の看護理論家や，ホラディ（Holaday）などの研究・教育の指導者が多数誕生したことは注目すべきことで，『看護モデル―その解説と応用』にその内容をみることができます（Riehl & Roy, 1980/1985）．

表Ⅱ-19　ジョンソンの略歴

年月日	略　　歴
1919 年 8 月 21 日	米国ジョージア州サヴァナで誕生
1938 年（19 歳）	サヴァナのアームストロング短期大学卒業
1942 年（23 歳）	テネシー州ナッシュビルのヴァンデビルト大学看護学部卒業（看護学士）後，同大学で看護学講師
1944-1948 年	同大学小児看護学講師
1948-1949 年	同大学小児看護学助教授．この間，ボストンのハーバード大学で公衆衛生学修士を取得
1949-1977 年	カリフォルニア大学ロサンゼルス校（UCLA）の看護学部開設にあたり，同大学に着任．小児看護学担当の助教授，准教授，教授を務め，新しいカリキュラム構築に貢献
1959 年（40 歳）	2 つの論文「看護の哲学」「看護の科学」が注目される
1961 年（42 歳）	「看護ケアの意義」により，看護実践における考えが具体的に理解され，高く評価される
1968 年（49 歳）	"One conceptual model of nursing"（邦訳：『看護の一概念モデル』）を発表
1980 年（61 歳）	"The Behavioral System Model for Nursing"（邦訳：『看護のための行動システムモデル』）を執筆・出版
1999 年	逝去（享年 80 歳）

　　1955〜1956年には，インドのクリスチャン医科大学看護学部で小児看護学のアドバイザーとして働き，異文化の看護，看護教育を体験しています．以後，大学院にインドからの留学生を迎え，インドの指導者の養成に，また，患者の行動システムの要因に文化の視点が加えられたことは想像にかたくありません．留学生への配慮が厚く，多くの留学生の救いとなっていたこと，教育者として厳格な反面，謙虚で学生の意思を尊重し自由を与え，包容力の豊かな人として知られ，尊敬されました．

　　ジョンソンは膨大な文献の緻密な分析と創造的思考に基づき，看護の独自性を示す「行動システムモデル」を創出した理論家です．1959年に出版した2つの論文「看護の哲学」「看護の科学」により注目され（**付録2**参照），続いて1961年に「看護ケアの意義」により，看護実践における彼女の考えが具体的に理解され，より高く評価されるところとなりました．そして，UCLAでの講義やカンファレンスに看護の概念モデルの1つとして行動システムモデルの説明を重ね，1968年に，ヴァンデビルト大学の同窓会において，"One conceptual model of nursing"『看護の一概念モデル』を発表しましたが，出版にはいたりませんでした．残念なことに，彼女がUCLAに在職した約30年間の後半は心疾患との闘いとなり，1977年，定年を待たずに退任され，フロリダで静養を続けるなかで，1980年に "The Behavioral System Model for Nursing"（邦訳：『看護のための行動システムモデル』）を執筆・出版，1988年フォーセット（Fawcett）らにより作成された看護理論家のビデオシリーズにも収められています．晩年には持病の心疾患に加えて，がんを発症，1999年80歳で他界しました．

B. 理論の源泉

　　UCLAにおいて看護独自のカリキュラムを追究するなかで，看護の哲学や看護の科学の核となるものを明らかにする努力を続けました．それはナイチンゲールの，「科学とし

ての，そしてアートとしての看護」，また，「看護は人間としての個人が疾患や外傷から回復する，あるいはそれらを予防するのを助ける」という伝統的な考え方と，パーソンズ（Parsons），チン（Chin）ほか，多くの社会学者や心理学者，人類学者によるシステム論や，行動科学に基づくものでした．専門職としての看護は，医学に依存するものではない，異なった要素をもち，医学やほかの保健医療職が果たしえない部分を補完することにより，医療・福祉に貢献するものであり，概念枠組みは十分発展していないと考えていました．その概念枠組みとして，他分野の文献研究と自らの行動観察により，行動システムとしての人間についての理論を構築しました．

C. 理論の概要

1 ● 理論の観点

看護は，人間を「多数の行動の集合体からなる行動システム」とみて，効果的な行動機能が維持されるように理論的に患者を観察し，援助する専門的な機能です．これは医師が患者を生物学的システムとして理論的にみていくのに相当する考え方です．

行動システムは環境の変化に反応しながらダイナミックな動きをしてバランスを保とうとしています．看護は，さまざまなストレスや疾患により行動システムのバランスが崩れるのを防ぐ，あるいは，バランスを取り戻し，さらによい安定の状態が得られるように援助する力であるとされています．つまり，「行動システムのバランス維持」ということを中心においた理論です．

2 ● 前提，主要概念，命題

a. 前 提

（1）看護の目標について

看護は医師やほかの保健医療職とともに医療・福祉の目標に向けて行う補完的な仕事であるとし，看護職独自の貢献としてジョンソンは次のように述べています（Johnson, 1980）．

①その人の行動が，社会的に許容され，機能するように援助する
②生物学的必要が保たれるように，行動を修正できるように援助する
③病気になったときは，医師の知識と技術の恩恵を最大限に受けることができるように援助する
④病気による衝撃が，不必要にその人の行動に表れないように援助する

（2）行動システムとしての人間について

ジョンソンは人間を行動システムととらえ，以下のように述べています．

①行動とは，人が外部および内部の刺激に反応して表す観察可能な顔貌や行為，言語的および非言語的行動を意味する
②システムとは，部分の相互依存性の力によって，全体として機能する統一体である（Rapoport, 1968）
③システムを構成する部分の要素をサブシステムとし，それらは組織化，相互作用統合性をもつ

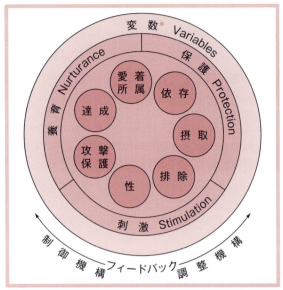

図Ⅱ-6 ジョンソン行動システムモデルにおける人間の行動システム：7つの行動サブシステム，機能維持に必要な3つの要素（機能的要素），6つの変数*

*変数：生物学的・病理学的要因，発達上の要因，心理・社会的要因，文化的要因，家族，環境（気候・住居）要因
[Grubbs J.(1980). An interpretation of the Johnson behavioral system model for nursing practice. In J.P. Riel & C. Roy(Eds.), Conceptual models for nursing practice(2nd Ed.), New York: Appleton-Century-Crofts. より一部改変]

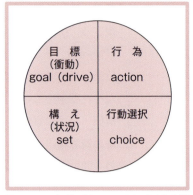

図Ⅱ-7 各サブシステムにおける構成要素
[Grubbs J.(1980). An interpretation of the Johnson behavioral system model for nursing practice. In J.P. Riel & C. Roy(Eds.), Conceptual models for nursing practice(2nd Ed.), New York: Appleton-Century-Crofts. より一部改変]

> ④システムは，内部の，あるいは外部からのさまざまな力との間にバランス（平衡）を保とうとする（Chin, 1961）
> ⑤人間が直面するバランス調整には，自然に降りかかる刺激への適応と，新しい体験を求めることへの適応がある
> ⑥人間の行動システムは，ある程度の規則性と恒常性を有し，人間にとって不可欠である．行動システムバランスは，良好な調節と適応を反映していると考えられる
> ⑦多くの個人は，外的な影響への適応力と一般的な変動へのストレス耐性を備えている
> ⑧各人の生き方を特徴づける行動の型，繰り返し，意図などの行動様式（行動のしかた）は，その人の行動システムからなり，その人の環境内で対象，出来事，状況との関係をつくりあげている．各人の行動のしかたには，秩序，目的があり，予測できるものである
> ⑨行動システムの各サブシステムは，それぞれ特殊な作用または機能をもつが，相互につながり，影響を及ぼす

b. 主要概念と命題

　前述したように，ジョンソンは人間を行動システムとしてとらえています．看護は人間が環境の変化に反応しながら行動システムのバランスを保持する外的調節力であると定義されています．

　主要概念は，「7つの行動サブシステム」（図Ⅱ-6，表Ⅱ-20），各サブシステムにおける「4つの構成要素」（図Ⅱ-7，表Ⅱ-21），介入のモードとなる「3つの機能的要素」（図Ⅱ-6，表Ⅱ-22），そして，「6つの変数」（図Ⅱ-6）です．

7. ドロシー E. ジョンソン　**91**

表Ⅱ-20　7つの行動サブシステム

行動サブシステム	内　容
1. 愛着（attachment）/所属（affiliative）サブシステム	発達上最初に現れる，社会的存在の基礎．乳児の接近行動・愛着行動（Ainsworth, 1964）
2. 依存（dependency）サブシステム	養育応答を呼び起こし，結果として是認，注目，承認，身体的援助が得られる．他者への完全依存から自己依存へ発達する．社会集団の存続には相互依存が存在する（Heathers, 1955；Gerwirtz, 1972；Rosenthal, 1967）
3. 摂取（ingestive）サブシステム 4. 排除（eliminative）サブシステム	いつ，何を，どれだけ，どのように，食べるか，排泄するか．生物学的ニーズに支配される部分が大きいが，行動は社会心理学的要因の影響がさらに大きい（Walike, Jordan & Stellar, 1969；Mead, 1953；Sears, Maccoby & Levin, 1954）
5. 性（sexual）サブシステム	性役割の認識の発達，生殖と満足の二重の機能をもつ行動で，生物学的要素とともに，社会心理学的要素が大きい（Kagan, 1964；Resnik, 1972）
6. 攻撃/保護（aggressive/protective）サブシステム	自己防衛と保存を目的とし，他者を攻撃する行動．社会的には自己防衛行動の規範を設け，個人および集団を保護している（Lorenz, 1966；Feshbach, 1970）
7. 達成（achievement）サブシステム	乳児期の探索行動に始まり，自己または環境のある面をコントロールし支配することを目標とする．知的学習/活動，身体的活動，創造的活動，社会的活動などの領域における知識・技術の習得，また，家族による身体ケアを含む世話の技術の習得も含まれる（Atkinson & Feather, 1966；Crandal, 1963）

表Ⅱ-21　各サブシステムの4つの構成要素

1. **目標/衝動**（goal/drive）：動機の強さ，目標達成の価値づけ．行為の結果により刺激され，目標の追求が予測される
2. **構え/状況**（set）：ある方法で行為する人間の傾向，状況因子．動機づけや行動選択に影響を及ぼす
3. **行動選択**（choice）：その人がもっとも好む行動，選択肢．広い行動選択により，適応が可能になる
4. **行為**（action）：目標達成に向けて有益，有効な具体的行為

表Ⅱ-22　3つの機能的要素：介入モード

1. **保護**（protection）：危険や脅威から守る
2. **養育**（nurturance）：賞賛，共感，気づきを促すなど，サポーティブなかかわり
3. **刺激**（stimulation）：説明，実演など，新たな行動を促進する

（1）7つの行動サブシステム（図Ⅱ-6）

7つの行動サブシステムは，文化の差異，民族の差異をこえて普遍的なものです．各行動システムの説明は**表Ⅱ-20**を参照してください．

（2）各サブシステムにおける4つの構成要素（図Ⅱ-7）

各サブシステムにおける構成要素の説明は**表Ⅱ-21**を参照してください．

（3）介入モードとなる3つの機能的要素（図Ⅱ-6）

各サブシステムとシステム全体が機能するために必要なことは，①保護（protection）：有害な影響（危険や脅威）から守る，②養育（nurturance）：環境からのサポーティブな要素の供給，③刺激（stimulation）：新たな知識や技術による行動の促進の3つです（**表Ⅱ-22**）．

(4) 6つの変数（variables）（図Ⅱ-6）

その人の，その時の行動を規定する要因として，各個人に特有の変数（variables）があげられています．生物学的・病理学的要因（変数），発達上の要因，心理・社会的要因，文化的要因，家族，環境（気候・住居）要因です．

3 ● 理論の説明

ジョンソン行動システムモデルでは，看護は，個人の身体的・心理的・社会的健康が脅かされたり，疾病が見出され，行動システムのバランスが崩れた状況において，患者の行動を至適レベルに組織づけ，統合するようにはたらく外的な調整力です．行動システムを構成するサブシステムや，サブシステムの構造は前項で説明しましたが，さらに理解を深め，活用を容易にするためにジュディ・グラブズ（Grubbs, 1980）は，ジョンソンの7つのサブシステムに加えて，回復（restorative）サブシステム（休息や睡眠行動）を含めています．ジョンソン自身は，睡眠は生物学のシステムであるとして，行動のサブシステムとしていません．

ジョンソンは「看護ケアの意義」（Johnson, 1961）において，看護業務の三大要素として，①患者に安楽を与え，個人のニーズを満たすための看護ケア（日常生活援助・基本的看護ケア）と，②医師の医療ケアへの協力（診療に関する看護），③健康増進や健康維持を目的とする予防保健ケアをあげています．

看護師はこれらの仕事により患者とかかわるなかで，「患者の行動と身体的な状態について，注意を必要とする事項」をとりあげます．「安楽が保たれない」「不安が強い」「基本的欲求が満たされない」「治療方針に沿えない」「医療者とのコミュニケーションがうまくいかない」などは，よく気づかれることですが，それらはジョンソン行動システムのサブシステムにおける非機能的行動（バランスが崩れた行動）です．年齢や疾患の特徴により，注目すべきサブシステムもあります．たとえば，小児では愛着，依存，達成のサブシステムが，糖尿病では摂取や達成サブシステムが注目されます．

バランスが崩れ回復を要する行動について，目標/動機，状況（きっかけ），行動選択，行為を把握し，6つの変数についてその行動との関係を検討します．そして，見出された事項に沿って，保護（危険や脅威から守る），養育（賞賛，共感，気づきを促すなど），刺激（説明，実演など）の要素による対策を立て，実施し，その過程と成果について評価します．

具体的には事例7（p.96参照）を参照してください．

D. 理論のクリティーク

1 ● 一貫性（consistency）

ジョンソンは，1950年代に，看護独自の機能を説明するために，患者の安楽や基本的ニーズを満たすための直接ケアというもっとも基本的な部分を「看護ケア」と名づけ，理論構築に取り組みました．そして，のちに行動システムモデルとして発展させました．看護の定義には医学との関係や社会的意義が強調され，その妥当性が示されています．そして看護を行動システムのバランスの調整，回復のための外力と定義し，7つの行動サブシ

ステムを，社会学者・心理学者・発達学者などの行動の記述を確認のうえ，定義しています．さらに，サブシステムの4つの要素，影響を及ぼす要因，看護援助方法につながる行動サブシステムの機能を維持する要素（保護，養育，刺激）を定義しています．

このように人間の行動システムの構造と看護につながる要素を示しており，看護過程展開の基盤としてのモデルとして一貫したものと考えられます．当初は，システムのバランスが崩れた病人を主たる対象としており，予防や，健康増進に関する部分がほとんどないこと，また，個人を対象とするものであり，家族等の集団への適用ができないことなどが指摘されました（Laveland-Cherry & Wilkerson, 1989, pp.147-163）．しかし，間もなく，予防面や集団への適用を含むものとなったことが示されています（Tomey & Alligood, 2002/2004, pp.257-275）．

筆者は，近年の生活習慣病予防対策においては，日常生活行動改善のための行動変容が要求され，ジョンソンの行動サブシステムの4要素に従った分析や，介入のモードとなる3つの機能的要素が役に立つと考えています．また，それぞれモデルには，開発者の意図により強調する部分があり，その部分を活用者が自分の考えにより使用し，その活用方法が開発者の意図と異なることも避けられないと思われます．ジョンソンは，グラブズの解釈（Grubbs, 1980）も，ホラディの活用（Holaday, 1980）も，自身の考えと違うところがあるけれども容認しています．筆者が1989年に彼女を訪問したときに，"それぞれの人の解釈"として示すという方法で，看護の発展のために活用してほしいと話されました．筆者は，『看護モデル―その解説と応用』の巻末に，「看護モデルを活用するために」という解説を書き，目的に沿ってモデルや理論を使うこと，部分的にいくつかの理論を組み合わせて使うことの有用性を述べました．小児糖尿病患者の看護における成長発達の視点（兼松，1994）において，小児糖尿病患者の看護の枠組みを示し，援助方法の部分にジョンソンモデルの機能的要素を取り入れています．

2 ● 簡明性（simplicity）

ジョンソンの行動システムモデルが発表された当初は，看護の観察項目としての行動サブシステムの命名が聞きなれないものであったことや，sustenal imperatives（機能維持に必要なもの）のような難しい言葉があり，簡明で理解しやすいとは受け取られていませんでしたが，グラブズの詳細な解釈やアセスメント用具の作成（1974），またホラディの活用（1974）により，理解しやすいものとなりました．わが国でも，日本語への翻訳が難しく，全体としてわかりにくいという印象はまぬがれませんが，患者の「行動」を観察するということは，看護実践者には理解しやすく，魅力的です．また，介入の焦点（focus）とモード（mode）が3つの機能的要素として示されていることも有用であると思われます．

近年の理論分析学者によれば，用いられている概念の数は比較的少なく，明快であるとされています．主要概念は7つの行動サブシステム，サブシステムの4つの構成要素，介入のモードとなる3つの機能的要素で，看護は行動システムのバランスを保持する外的調節力であると定義されており，簡明性の評価は高くなっています．

3 ● 有用性（usefulness）

有用性については，前述の一貫性や簡明性においても述べたところですが，多様な活用法が論文として発表され，実践，教育，研究の基盤としての有用性が拡大してきていることがうかがわれます．その根底には活用者の意図とそれを継続して目標を達成し，看護の発展を願う情熱が存在すると考えられます．

a. 実　践

看護実践者は，医療の現場で，患者，家族，医療者を支え医療の発展に寄与する努力を続けており，科学的知識と技術の発達と社会の要請のなかで，よりよい看護の実践に心を砕いています．多くの看護理論は，このような実践者のニーズに合致する要素を備えていると思われます．ジョンソンの行動システムモデルは，看護師が常に見ている，あるいは聞いている患者や家族の行動・言動をとりあげることで，身近に感じられ，はっきり問題視されている行動をとりあげ，その構造を分析してみることで，患者本人の何が足りないのか，周囲の何が支障になっているのか，選択肢があるのかなど，介入方法を導くことができます．

欧米では1970年代，80年代に，病院単位で，ある特定の看護理論を採用し，看護過程の展開，記録を遂行する試みがなされ，ジョンソンの行動システムモデルが，UCLAの精神・神経研究所附属病院で12年間の長きにわたり実践の基盤として用いられたことが報告されています（Reynolds & Cormack, 1994）．しかし，看護診断・介入・評価という多くの理論を結集した実践の指針が出されてから，多くの理論により実践を補強していくことが主流になっていると思われます．

わが国ではジョンソンの行動システムモデルは，1951年初版の『看護の定義と概念』（林滋子編）により，ナイチンゲール（Nightingale），ブラウン（Brown），ペプロウ（Peplau），ヘンダーソン（Henderson），アブデラ（Abdellah），ウィーデンバック（Wiedenbach）らとともに紹介されました．そして理論そのものの学習が進められましたが，活用は，実践をかえりみるために，理論を使って実践を分析し，考察するという方法で行われました．兼松（1980）は，ダウン症児とその母親への2年間のかかわりをジョンソンの行動システムモデルを用いて分析し，かかわりのなかに，養育の要素が不足していたことを見出しました．

理論を実践の枠組みとして用いた実践として，ホラディ（Holaday, 1980）は，12歳の髄膜瘤による排尿障害をもつ子どもの，依存，愛着/所属，排除のサブシステムをとりあげ，エリクソン（Erikson）の発達理論を併用して発達段階をアセスメントし，12歳の患児と家族，看護師とのコミュニケーションを円滑にする援助を行い，その評価から，理論の適用により効果的な看護が可能となることを示しました．箱石（2006, 2010）は，糖尿病患者への運動の指導にジョンソンの行動システムモデルに基づく介入を行い，本人の気づきを促し，自ら目標を設定し，実施方法の選択肢を示し，実施過程における気づきや工夫を褒めるというサブシステムの要素や，援助のモードを活用した援助方法の有用性を示しました．

さらに，看護管理の分野において，NANDAによる看護診断とジョンソンの行動システムモデルによるアセスメント結果の比較（Randell, 1991）や，地域看護領域における

目標達成についての論文（Brown, 2002）もあります.

b. 研　究

　看護は実践であり，実践に関する研究が重視されています．実践を充実させるために理論やモデルを用い，適切なアセスメントを，そして効果的な援助方法ができるようにかかわり，その結果を評価し，報告します．それは，実践であり，同時に実践研究であるといえます．このことは，モデルの側からみると，活用からみた妥当性の検証といえるでしょう．実践に有用であるということが，モデルの妥当性を示すと考えられます.

　一方，クリティークとしていわれている，生物学的システムと行動システムとの関係，サブシステム間の相互関係，サブシステムを構成する行動群や構造について，年齢や健康問題に着目した研究データを蓄積することにより，このモデルによる介入の成果がより確実なものとなると思われます.

　看護研究の概念枠組みとして既存の理論やモデルが活用されますが，理論・モデルの開発，検証のための研究も必要で，今後，研究者に期待されるところです.

c. 教　育

　一般に看護教育カリキュラムを構成する教育内容は，人間・環境・健康・看護の4つの柱により構成されるといわれています．看護の部分の知識体系として，ジョンソンは医学に依存しない独自のものを追究し，行動システムモデルを開発しました．人間の行動システムを理解するためには，生物科学，心理学，社会学，行動学など広範囲の学習を必要とし，これらを盛り込んだカリキュラムは，看護師の教育に有用であると考えられ，そのようなカリキュラムを実施した成果も報告されています.

　わが国では，過密化する看護教育カリキュラムのなかで，多くの看護基礎教育課程では，看護理論の時間あるいは授業科目を設け，ナイチンゲール，ヘンダーソン，オレムなどの看護論を教えており，現在，ジョンソンの行動システムモデルを教えているところは少ないかもしれません．しかし，看護が人間の何をみるのかを教えるときに，「行動」をみるということは初学者にも容易に理解されますので，その点を教育内容に含めるとよいのではないでしょうか.

　多くの看護理論は，講義のみでは理解されにくく，卒業後の実践のなかで看護についての疑問に直面した場合などにひもとかれ，多くの経験を重ねて次第に理解が深まり，自然な活用ができるようになると思われます．その時点では，多くの理論から各自の選択により，とくに価値を感じた部分をとりあげ，あるいは組み合わせて活用していると思われます.

　筆者は，看護の独自性を求めていたときにジョンソン行動システムモデルに出合い，主として実践のなかで活用してきました．教育においては，小児看護概論として，小児の成長発達を教えるときに，小児科学や発達学では，精神・運動機能の発達，生活習慣の発達としている部分を，「日常生活行動の発達」とし，行動獲得の過程として，行動サブシステムの要素や発達促進のための養育的刺激や保護などをとりあげることにより，看護としての教え方に自信をもつことができました．行動に着目した観察視点や援助方法を取り入れることにより，効果的な教育ができると思われます.

E. 事例で考える——ジョンソン行動システムモデルの実践への応用

乳がんの手術を受けるある高齢者の不安

　間もなく70歳代を終えるKさんは，地域の長寿健診のときに乳がん検診を受け，担当の乳がん専門医の触診により，右乳房にしこりがあることがわかりました．ただちに専門病院で細胞診などの検査を2回受け，約1ヵ月後に10 mm程度のがんがあることがわかりました．さらに約1ヵ月後に手術日が設定され，4日間の予定で入院してきました．これまでに手術の経験はなく，治療中の病気はありません．日常生活にも支障はありませんでした．夫と二人暮らし，長女，長男は近県に住んでいます．

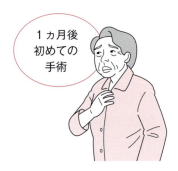

　この事例をジョンソンの行動システムモデルで考えてみましょう．乳がんの手術のために入院した患者の入院から退院までのスケジュールは，パンフレットが入院前に渡されており，それに従って，前日に行われる検査や，執刀医の説明，手術室看護師の説明，麻酔医の説明が行われました．身体症状はとくになく，バイタルサイン測定や食事について，通常の看護ケアが行われました．

　［注意を必要とする行動/気になる行動］患者が強く表現したことは，全身麻酔の不安（攻撃/保護サブシステム）と，無事手術を終わりたい（達成サブシステム）ということでした．

　［変数］健康で入院経験は幼少のころ以外は，2回の出産のときのみ．約50年前，夫の弟が30歳ごろ，急性膵炎に続発した腸閉塞の手術を受け，全身麻酔のまま死亡しました．そのためか，手術より全身麻酔を恐れています．元公務員．夫と二人暮らし．2人の子どもは他県に住んでいますが交流はよい．実母は92歳で死亡，70歳ごろ乳がんで乳房を全摘出，娘は10年前に乳がんを発症し，部分切除，放射線治療，ホルモン療法を受け，フォローされています．身長152 cm，体重41 kg．

　［サブシステムの構造］
　　目標/衝動：全身麻酔への恐怖をわかってもらう．不安・苦痛なく，無事手術を終わりたい．
　　状況：初めての全身麻酔による手術，身内の死．術前訪問の看護師の説明で知りたいことがわからない．
　　行動選択：麻酔医や術前訪問看護師に不安・恐怖の理由を話す．専門家を信じ我慢する．

行為：気持ちを表現し，聞いてもらう．

［機能的要素（介入モード）］

　保護：心身の状態の観察により危険を予知する．患者の気持ちを尊重し傷つけないようにする．

　養育：患者の気持ちに理解を示し，不安への配慮・身体状態の観察を密に行い，患者に伝える．

　刺激：患者が知りたいことについて詳細に説明し，理解を確かめる．とくに，麻酔導入後に患者になされること，呼吸・循環管理，覚醒後の症状，可能な姿勢・体動について説明する．

　［評価］術前は手術や全身麻酔の不安がストレッサーとなり，行動システムバランスが崩れていましたが，患者がよく疑問や気持ちを表現できたので，攻撃/保護サブシステムと，達成サブシステムの目標/衝動に近づくことができたと思われます．保護，養育，刺激（機能的要素）の供給が適切であり，効果的であったと思われます．

● 文　献

Ainsworth, M. (1964). Patterns of attachment bahavior shown by the infant in interaction with mother. Merrill-Palmer Quart, 10 (1), 51-58.

Atkinson, J.W. & Feather N.T. (1966). A Theory of Achievement Maturation, New York: Wiley.

Brown, V.M. (2002). Dorothy E. Johnson: Behavioral system model. In A.M. Tomey & M.R. Alligood (2002)/都留伸子監訳 (2004)．看護理論家とその業績（第3版），pp.257-275（兼松百合子訳），医学書院．

Chin, R. (1961). The utility of system models and developmental models for practitioners. In K. Benne, W. Bennis & R. Chin (Eds.), The Planning of Change, New York: Holt.

Crandal, V. (1963). Achivement. In H.W. Stevenson (Ed.), Child Psychology, Chicago: University of Chicago Press.

Feshbach, S. (1970). Aggression. In P. Mussen (Ed.), Carmichael's Manual of Child Psychology (3rd Ed. Vol. 2), New York: Wiley.

Gerwirtz, J. (Ed.) (1972). Attachment and Dependency, Englewood Cliffs: Prentice-Hall.

Grubbs J. (1980). An interpretation of the Johnson behavioral system model for nursing practice. In J.P. Riel & C. Roy (Eds.), Conceptual models for nursing practice (2nd Ed.), New York: Appleton-Century-Crofts.

Grubbs, J. (1980)/兼松百合子・小島操子監 (1985)．看護モデル その解説と応用．pp.298-348，日本看護協会出版会．

箱石恵子 (2006)．糖尿病患者の運動療法が生活習慣として定着するための援助方法の有用性の検討—Johnson 行動システムモデルに基づく介入．北日本看護学会誌，9(1)，25-35.

箱石恵子 (2010)．糖尿病患者の運動療法のモチベーションを高める看護援助の試み．岩手看護学会誌，4(2)，21-28.

林　滋子編 (1976)．看護の定義と概念，日本看護協会出版会．

Heathers, G. (1955). Acquiring dependence and independence: a theoretical orientation. The Journal of Genetic Psychology, 87, 277-291.

Holaday B. (1980). Implementing the Johnson model for nursing practice. In J.P. Riehl & C. Roy (Eds.), Conceptual models for nursing practice (2nd Ed.), New York: Appleton-Century-Crofts.

Holaday, B. (1980)/兼松百合子・小島操子監 (1985)．看護モデル その解説と応用．pp.349-360，日本看護協会出版会．

Johnson, D.E. (1959). A philosophy of nursing. Nursing Outlook, 7, 198-200.

Johnson, D.E. (1959)/稲田八重子訳 (1967)．看護の哲学．看護学翻訳論文集 I：看護の本質，pp.40-50，現代社．

Johnson, D.E. (1959). The nature of a science of nursing. Nursing Outlook, 7, 291-294.

Johnson, D.E. (1959)/外口玉子訳 (1967)．看護の科学．看護学翻訳論文集 I：看護の本質，pp.51-62，現代社．

Johnson, D.E. (1961). The significance of nursing care. American Journal of Nursing, 61, 63-66.

Johnson, D.E. (1961)/兼松百合子訳 (1967)．看護ケアの意義．看護学翻訳論文集 I：看護の本質，pp.63-71，現代社．

Johnson D.E. (1980). The behavioral system model for nursing. In J.P. Riel & C. Roy (Eds.), Conceptual models for nursing practice (2nd Ed.), New York: Appleton-Century-Crofts.

Johnson, D.E. (1980)/兼松百合子・小島操子訳 (1985). 看護モデル その解説と応用. pp.284-297, 医学書院.

Kagan, J. (1964). Acquisition and significance of sex typing and sex role identity. In M.L. Hoffman & L.W. Hoffman (Eds.), Review of Child Development Research, New York: Russell Sage Foundation.

兼松 (今泉) 百合子 (1962). 進歩的なカリキュラムの編成―カリフォルニア大学に学んで. 看護, 14(1), 22-29.

兼松百合子 (1980). ジョンソン行動システム看護モデルによる事例の分析：あるダウン症児への援助. 千葉大学看護学部紀要, 2, 23-30.

兼松百合子 (1989). ドロシー E ジョンソン. 増補版 現代看護の探求者たち―人と思想, pp.65-84, 日本看護協会出版会.

兼松百合子 (1994). 糖尿病児の看護における成長発達の視点. 日本看護科学会誌, 14(1), 1-10.

Laveland-Cherry, C.J. & Wilkerson, S.A. (1989). Dorothy Johnson's Behavioral System Model. In J.J. Fitzpatrick & A.L. Whall (Eds.), Conceptual Models of Nursing- Analysis and Application, pp.147-163, New York: Appleton & Lange.

Lorenz, K. (1966). On Aggression, New York: Harcourt.

Mead, M. (1953). Cultural Patterns and Technical Change. World Federation for Mental Health, UNESCO.

Parson, T. (1951). The social system, Glencoe: Free Press.

Randell, B.P. (1991). NANDA versus the Johnson behavioral system model: Is there a diagnostic difference ? In MR Carroll-Johnson (Ed.), Classification of nursing diagnosis: Proceedings of the ninth conference, Philadelphia: Lippincott.

Rapoport, A. (1968). Foreword. In W. Buckley, (Ed.), Modern Systems Research for the Behavioral Scientist, Chicago: Aldine.

Resnik, H.L.P. (1972). Sexual Behaviors, Boston: Little Brown.

Reynolds, W. & Cormack, D.F.S. (1994). An Evaluation of the Johnson Behavioral System Model of Nursing. In Smith J.P. (Ed.), Models, Theories and Concepts, pp.159-175, Cambridge: Blackwell Scientific Publications.

Riehl, J.P. & Roy, C. (1980)/兼松百合子・小島操子監 (1985). 看護モデル その解説と応用, 日本看護協会出版会.

Rosenthal, M. (1967). Generalization of dependency from mother to a stranger. Journal of Child Psychologyand psychiatry, and allied discipline, 8, 177-183.

Sears, R., Maccoby, E., & Levin, H. (1954). Patterns of Child Rearing, White Plains: Row, Peterson, 1954.

Tomey, A.M. & Alligood, M.R. (2002)/ 都留伸子監訳 (2004). 看護理論家とその業績 (第 3 版), pp.257-275 (兼松百合子訳), 医学書院.

Walike, B., Jordan, H.A., & Stellar, E. (1969). Studies of eating behavior. Nursing Research, 18, 108-113.

8 マイラ E. レヴァイン
（Myra E. Levine, 1920-1996）

人間と環境との相互作用による
適応を目指す保存モデル

宮脇美保子

A. 理論家の紹介

　マイラ E. レヴァイン（Myra E. Levine）は，1920年に3人きょうだいの長女として米国イリノイ州シカゴで生まれました（**表Ⅱ-23**，**付録図1**）．成長するなかで，父親の病気をきっかけとして看護の道を志すようになり，1944年にクック郡看護学校を卒業後には看護師の資格を，1949年にシカゴ大学で学士号（B.S.）を取得しました．さらに，1962年にはデトロイトのウェイン州立大学で看護学修士号（M.S.N.）を取得しました．

　レヴァインは，看護師の資格を取得したのちに，付き添い看護師（private duty nurse），米軍属看護師，外科領域のスーパーバイザー，看護部長，看護学校や看護大学での教員等，さまざまな分野で活躍しただけでなく，看護学を医学とは異なる分野として確立することを目指して，看護行為における原理を説明しようとしました．その成果を，1969年に初版 "Introduction to Clinical Nursing"（邦訳：『臨床看護入門』）として著し，1973年にはその第2版が出版されました（**付録2**参照）．レヴァインは，このほかに最新の研究成果として1989年 "Conceptual Model for Nursing Practice"（邦訳：『看護実践の概念モデル』）を発表しました．

　レヴァインは，優秀な教育者に贈られるシグマ・シータ・タウ・エリザベス・ラッセル・ベルフォード賞（Sigma Theta Tau's Elizabeth Russell Belford Award）の最初の受賞，ロヨラ大学からの名誉博士号の授与など，看護界に数多くの功績を残して，1996年75歳で亡くなりました．ほぼ同じ時代を生きた理論家にロジャーズ（Rogers, 1914-1994）がいます（Alligood, 2014；George, 1995/1998）．

B. 理論の源泉

　レヴァインの保存モデルの源泉は，大学院時代の看護教員であったベランド（Beland）との出会いから始まったともいえるでしょう．ベランドは，疾患に対する人々のとらえ方が時代とともにどのように変化してきたのかということや，患者中心の看護の重要性について教授していました（Abdellah, Beland, Martin, et al., 1960/1963）．また，レヴァインは，デュボス（Dubos）の適応概念，セリエ（Selye）のストレス理論，エリクソン（Erikson）の発達理論，ギブ

第Ⅱ章　各論——看護理論21の理解と実践への応用

表Ⅱ-23　レヴァインの略歴

年	略　歴
1920 年	米国イリノイ州シカゴで 3 人きょうだいの長女として誕生
1944-1945 年	クック郡看護学校を卒業後，付き添い看護師（private duty nurse）を経験したのち，米軍属の看護師となる
1947-1950 年	クック郡看護学校で自然科学の講師を経験
1949 年（29 歳）	シカゴ大学で学士号（B.S.）を取得
1950-1951 年	シカゴのドレクセルホーム（Drexel Home）で看護部長となる
1951-1952 年	シカゴ大学のクリニックの外科看護のスーパーバイザーとなる
1956-1962 年	デトロイトのヘンリーフォード病院のスーパーバイザーを経験
1962 年（42 歳）	ウェイン州立大学で看護学修士号（M.S.N.）を取得 その後 1 年間，シカゴ大学で大学院終了後のコース（postgraduate courses）を履修．大学院生時代の指導者であったベランド（Beland）の存在によって，自身の思考に影響を及ぼすことになった多くの著者に関心を寄せるようになる
1962-1963 年	イリノイ大学の看護教員として勤務
1963-1967 年	クック郡看護学校で臨床看護領域の長となる
1966 年（46 歳）	「適応と評価：看護介入の原理」（Adaptation and assessment：A rationale for nursing intervention）として，American Journal of Nursing に初めて自分のモデルを発表
1967-1973 年	ロヨラ大学の看護教員となる 1969 年に，"Introduction to Clinical Nursing"（邦訳：『臨床看護入門』）を出版．その後 73 年，78 年とモデルを発展させた
1974-1977 年	ラッシュ大学の看護大学院で腫瘍学をコーディネートする．この間エバンストン病院における継続教育部門の長やコンサルタントも経験
1977-1987 年	再びイリノイ大学に戻り，1981 年には人文科学の非常勤の准教授（adjunct associate professor），1987 年には内科・外科看護の名誉教授となる
1989 年（69 歳）	最新の研究成果として "Conceptual Model for Nursing Practice"（邦訳：『看護実践の概念モデル』）を発表
1996 年	逝去（享年 75 歳）

ソン（Gibson）の知覚理論といった数多くの研究者の考えを参考にして，理論や概念を引き出しています（Levine, 1989,1990,1991）．さらに，ナイチンゲール（Nightingale），アブデラ（Abdellah），ロジャーズをはじめとする看護理論家からも影響を受けています．

C. 理論の概要

1 ● 理論の観点

　レヴァインの理論は「適応」という概念に焦点を当てています．ロイ（Roy）やベティ・ニューマン（B. Neuman）らとともに，看護の視点に立った適応と健康の考え方を開発することに大きく貢献しました．

2 ● 前提，主要概念，命題

a. 前　提

　レヴァインの理論は，看護を必要とする人間の全体性，独自性に価値をおいています．人間は全体的（holistic）存在であり，環境は人間が生活を営む場で，そこでは能動的な参加者であるとしています．また，健康はそれ自体が存在しているのではなく，むしろ個人が属している集団の特性や信念によって定義されると述べています（Levine, 1969b；

表Ⅱ-24　レヴァインの保存モデルにおける有機的反応*

1. 戦闘あるいは逃避反応 response to fear （fight or flight） [Cannon,1963]	突然の出来事あるいは認識された脅威に対する原始的な反応ともいえる副腎皮質反応と交感神経反応. それは, とどまってその脅威と闘うか, 脅威から逃げるかのいずれかの方法で, 自分の安全性や安寧を確保しようとする
2. 炎症反応 （inflammatory 　response）	敵対的な環境から自身を守るための機構. この反応は, 身体の構造的統合性の維持や癒やしに依拠している
3. ストレスへの反応 （response to stress） [Selye,1956]	常に起こっているもので明確に現れない身体反応であり, 過去の経験から影響を受けている
4. 感覚反応 （perceptual systems） [Gibson,1966]	自己を防衛するために, 環境から情報を積極的に収集する反応であり, 人の認識と感覚器官がかかわっている ・基本的方向定位システム：環境に対する一般的な方向定位感をもたらすもので, 他の知覚システムの機能にも役立つ ・視覚システム：人間に見ることができるようにさせる ・聴覚システム：音を聞き, 音の方向を識別させる ・触覚システム：皮膚, 関節, 筋肉を通して感覚を受け取り, 触れることに反応する ・味覚-嗅覚システム：科学的刺激物に関する情報を収集し, 安全な食物を摂取できるように働く 人間は, 環境から情報を選択する能力を備えており, 能動的に環境へ参加することができる

*有機的反応：個人が環境条件に適応する能力であり, 4つのレベルがある.

Alligood, 2014）.

b. 主要概念

　レヴァインの保存モデル（conservation model）には, 適応, 保存, 全体性・統合性という概念があります.

（1）適応（adaptation）

　適応は人間と環境との相互作用の結果ですが（Levine, 1989）, それは全（できる）か無（できない）かということではなく, レベル（程度）の問題です. 人間は, 適応するためにさまざまなレベルで反応しようとしていますが, うまくいく場合もあればそうではない場合もあります. 結果としてうまくいかなかったとしてもそれはレベルの問題であって, 不適応と表現するのは適切ではありません.

　人間は, 環境に適応するために, 戦闘あるいは逃避反応, 炎症反応, ストレスへの反応, 感覚反応といった4つの有機的反応（organismic response）を用います（**表Ⅱ-24**）. ある状況における適応状態は, それまでの適応がどのようなものであったかに強く影響されます. たとえば, 真夏の蒸し暑い甲子園で野球をする高校生について考えてみましょう. 沖縄や九州のように暖かいところから来た高校生と, 涼しい東北や北海道から来た高校生では, 後者のほうが暑さに適応するのにエネルギーを要すると考えられます. しかし, すべての人が同じ反応をするわけではありません. 反応には個別性がありますから, 予測することはできても, 結果が予測どおりにならないことも多いのです. 人はそれぞれ自分に適合した方法で環境に適応するのです.

（2）保存（conservation）

　保存は, 適応の結果として起こります. この保存によって, 人は障害や困難といった厳

102 第II章 各論——看護理論21の理解と実践への応用

表Ⅱ-25 レヴァインの保存モデルにおける保存原理（Levine, 1967, 1973）

エネルギーの保存 (conservation of energy)	・人間が生命活動を維持していくためには，エネルギーのインプットとアウトプットのバランスをとることが必要で，エネルギーを生み出す栄養摂取は，アウトプットを考慮して調整する ・疾病にかかると生理学的機能の変化により必要とされるエネルギーは増加する．この付加的エネルギーの要求のために，病気になると疲労を経験することがある ・看護介入は，患者のエネルギーの保存に基づくものである ・過度の疲労を経験しなくてすむように，エネルギーのインプットとアウトプットのバランスをみるために，血圧・体温・脈拍・酸素飽和度といった値を測定したり，患者の活動耐性を観察したりする ・エネルギーの供給が必要と判断した場合は，休息・睡眠や栄養が維持できるように介入する
構造的統合性の保存 (conservation of structural integrity)	・身体の構造と機能の全体性を保つこと ・病態生理学的な過程は，構造的統合性を脅かすものとして作用し，治癒過程はその修復を意味する ・疾病によって，組織障害がどの程度起こっているかを判断する ・患者の機能的変化を早期に認知し看護介入するために，適切な体位の保持，清潔援助，移動・活動の援助を行う
個人統合性の保存 (conservation of personal integrity)	・患者はプライバシーが侵害されたり，疾病や入院による不安によって傷つきやすくなっている ・患者のそれまでの生活過程を大切にする ・患者の尊厳を守り，自己決定を尊重して，その人の自己統合性が脅かされないようにかかわる
社会的統合性の保存 (conservation of social integrity)	・人間は，社会的な存在として他者と相互作用するなかで意味を獲得し，全体性を維持する ・人間の全体性の認識は他者との関係性によって判断する ・ストレスを受けているときは，他者との相互作用がより重要な意味をもつ ・患者の家族は患者の病気による変化から強い影響を受ける ・健康は社会的に決定されるため，社会的統合性を保つことが重要であることを認識して看護介入する必要がある ・患者の社会的ニーズを把握するとともに，家族や友人などの患者とかかわる人々への配慮が求められる

しい状況に陥ったときにも，それに対して立ち向かい，適切に対応できる能力や自分らしさを維持することができます（Levine, 1990）．保存の第一の焦点は，個人の全体性をいっしょに保つこと（keep together）です（Levine, 1973）．

　レヴァインの保存モデルにおいては，各個人が苦難を経験しているときに用いる独自の個別的な資源をいっしょに保つことを意図する看護の相互作用を強調しています．

　保存モデルの目標は，「エネルギーの保存」「構造的統合性の保存」「個人統合性の保存」「社会的統合性の保存」という4つの保存原理による介入によって達成されます（**表Ⅱ-25**）．

　レヴァインの保存モデルにおける4つの保存原理は，ロイモデルの4つの適応様式（生理的ニーズ，自己概念，役割機能，相互依存）に対応しているようにも思います[*]（Roy, Andrew, 1991）．「エネルギーの保存」と「構造的統合性の保存」はロイの生理的ニーズに，「個人統合性の保存」は自己概念に，「社会的統合性の保存」は役割機能と相互依存に対応しているようにみえます．しかし，レヴァインは，この4つの原理を看護介入の方法とし

---

[*] 近年のロイの適応モデルでは，人間の行動は，「生理的-物理的様式」「自己概念-集団アイデンティティ様式」「役割機能様式」「相互依存様式」に分類されているが，ここでは，レヴァインの理論と対応するため，同時代に用いられていた行動分類名を使用した．

ていますが，ロイは人間を理解するうえでの行動様式として提唱しているところが，2人の違いではないでしょうか．

(3) 全体性 (wholeness/holism)・統合性 (integrity)

レヴァインが主張する人間の全体性は，人を開放システムととらえたエリクソンの次のような考えをもとにしています．

> 全体性は，1つの統合的なまとまりのなかのさまざまな機能や部分が健全で，組織的，かつ発展的で相互関係にあり，それらの機能や部分の境界は開放され流動的である (Erikson, 1964/1972)．

また，統合性はこの「全体性」と同義語として考えられています．これは，人が自分の人生をコントロールし，選択し，自己決定ができる自由があることを意味しています (Levine, 1990)．

c. 命 題

レヴァインの保存モデルは，人間・健康・環境・看護という4つの概念で結びついています (Levine, 1973)．人間を理解するうえでは，環境から切り離して考えることはできず，人間と環境は互いに影響を及ぼしています．看護師は，それぞれの患者の環境にも積極的に参加することができます．患者が病気の苦難と闘っているとき，看護師が実施する行為が患者の適応を促進することになります．健康は適応あるいは変化の1つのパターンであるとみなされています．

3 ● 理論の説明

保存モデルの中心概念は「人間」です．人間は，全体としての個人または開放系のシステムであり，有機的組織体として環境と常に相互作用しつつ，統合性を維持しようとする存在です．すなわち，人間は環境と切り離して語ることはできないと考えています．

また，患者はエネルギーをもち，構造的，人格的，あるいは社会的な統合性を維持するうえで，援助を必要とする全体としての人間です．看護師は，看護実践の場で患者の全体性・統合性を維持するために保存の原理を用いたケアを行います．

a. 主要な用語の定義

レヴァインは，保存モデルを説明するために必要な用語を定義（**表Ⅱ-26**）しています (Levine, 1973, 1989)．レヴァインは，看護学が医学とは異なる領域であることを説明しようとしていますので，科学的判断に基づいた看護ケアをすることの必要性を強調していますが，「看護診断」という用語を使うことには抵抗があったようです．それは，レヴァインが，看護診断を「看護師によってなされる疾病の診断」と解釈しており，この用語は意味のうえでも法的にも問題があると考えていたからだと思われます．そこで，レヴァインは，看護診断に代わるものとして，トロフィコグノーシス (trophicognosis) という用語を用いていました．これは「科学的看護判断」という意味です (Levine, 1966a)．

b. レヴァインの考える世界観

レヴァインの保存モデルは，有機体的世界観に基づいています．レヴァインは，人間を全体性・統合性を維持しようとする全体的存在ととらえており，環境と相互作用する積極

104 第Ⅱ章　各論——看護理論21の理解と実践への応用

表Ⅱ-26　レヴァインの保存モデルにおける主要な用語の定義

人　間	人間を全体としての個人または開放系のシステムであるととらえている．人間は，有機的組織体として環境と常に相互作用しつつ，統合性を維持しようとする．人間は，環境に適応するために，戦闘あるいは逃避反応，炎症反応，ストレスへの反応，感覚反応といった4つの有機的反応を用いる
患　者	患者はエネルギーをもち，構造的，人格的，あるいは社会的な統合性を維持するうえで援助を必要とする全体としての人間である
環　境	人間が持続的・能動的にかかわる場であるととらえている．環境には，内的環境（internal environment）と外的環境（external environment）がある．内的環境は，人間の内部，身体反応などで，外的環境には次の3種類がある <外的環境> ・知覚的環境（perceptual environment）：視覚・聴覚・嗅覚・味覚・触覚といった感覚を使って反応する環境 ・作用的環境（operational environment）：汚染物質や放射能のように人間が身体的に反応する環境 ・概念的環境（conceptual environment）：伝統，信念，価値観，過去の経験や将来についての考えも含んで反応する環境 人間を環境と切り離して語ることはできないと述べている
適　応	環境の現実に対応し，自己の統合性や全体性を保持することを可能にする変化の過程である
健　康	健康とは適応あるいは変化の1つのパターンであり，連続体とみなされている．健康は，それ自体が存在しているのではなく，その個人が属している集団の特性や信念によって決定されると考えている
看　護	他者との関係性に基盤をおく学問分野であり，他者に依存することを必要とする患者の完全性を高め，患者が健康に向けて適応を促進するために必要な援助を提供することを目的にしている．すなわち，看護は人間の相互作用で，看護実践においては，保存の原理を用いて患者と看護師がともに患者のケアに参加することを前提としている
トロフィコグノーシス （trophicognosis）	看護過程のなかの看護診断に代わる用語としてレヴァインが用いた言葉で，「科学的看護判断」という意味である

的参加者であるとみなしています．看護ケアは，人間および環境との関係の複雑性に焦点を当てており，すべての環境刺激に対する反応は，有機体としての人間がもつ統合性によって生じると考えています．レヴァインは，機械論的な見解は人間が自分自身のなかにある全体性を回復するうえでは役に立たないと考えており，機械論を明確に拒否しています（Levine, 1971）．

　また，レヴァインのモデルは，ホメオスタシス（homeostasis）と保存を強調する持続的世界観も反映しています．ホメオスタシスは内的・外的環境の変化にかかわらず生体の状態が一定に保たれることであり，保存は人間行動の型や規則性を維持・促進するものです．

D. 理論のクリティーク

1 ● 一貫性（consistency）

　レヴァインの保存モデルは，人間の全体性・統合性と環境との相互作用について述べています．また，人間は自己の全体性を保つために，内的・外的環境に適応しようとするものであり，看護師は患者とともに保存することにかかわります．このように，レヴァインの保存モデルは一貫しています．

2 ● 簡明性（simplicity）

　レヴァインが示している4つの保存原理には，複数の下位概念と変数が含まれていますが，比較的簡明なモデルであるといえるでしょう．

3 ● 有用性（usefulness）

a. 実　践

　レヴァインの保存原理，統合のレベルといった諸概念は，米国では病院看護だけでなく地域を含めたさまざまな状況において活用されており，看護実践への有用性として次のように述べられています（Fawcett, 1989/1990, pp.135-171）．

　第一に，看護ケアの焦点は，患者の全体性に向けられています．第二に，看護は，患者だけでなく健康な人も必要としています．第三に，看護過程は保存原理によって導き出されています．実際，レヴァインの保存モデルは，認知障害のある患者，心臓疾患をもつ患者，手術を受ける患者など，臨床のさまざまな状況において用いられています．また，人間の知覚システムは，病棟組織の基盤として機能することで，看護管理においても有用であるとされています．さらには，病院だけでなく，健康増進や疾病の予防にも用いられています．

b. 研　究

　イリノイ大学では，博士論文にレヴァインの保存モデルが用いられています．たとえば，妊娠と不安，時間の認識についての研究（Cox, 1987），出産後に会陰部の状態が異なる女性を比較した研究（Fleming, 1987），高齢患者の錯乱状態の進行についての研究（Foreman, 1987），活動体制の確認のために看護師が行う指示に関する研究（MacLean, 1987）などがあります．また，Newportは，出生直後に母親に抱かれている新生児および保育器の中にいる新生児の体温（熱エネルギー）と社会的統合性の保存に関する研究に用いています（Newport, 1984）．

　Mefford & Alligoodは，レヴァインの保存モデルを用いた看護要員配置と新生児集中治療室のアウトカム評価（Mefford & Alligood, 2011a），保存モデルに基づく早産児のヘルスプロモーション理論の検証（Mefford & Alligood, 2011b）を行っています．

　さらに，近年は，敗血症ケアを提供する事例（Chang, Lai, Liu, et al., 2013），女性に対する暴力とその結果（Netto, Moura, Queiroz, et al., 2014），高齢者看護実践のためのフレームワーク（Abumaria, Tolsma & Sakraida, 2015）の研究にレヴァインの保存モデルが用いられています．

　わが国では渡辺・野島の研究があります（渡辺・野島, 2005）．それは，レヴァインの"The four conservation principles of nursing"のサブストラクションを行い，「静かなお産」を検証していくための研究課題の同定につながる中範囲理論の1つを構成した研究です．その結果，中範囲理論を構成することができたのは，「エネルギーの保存」「構造的統合性の保存」「個人統合性の保存」「社会的統合性の保存」のうち「社会的統合性の保存」についてだけであったと述べています．

　このように，レヴァインの保存モデルは，もっとも初期の看護モデルの1つであり，看護の全般的な知識の発展に貢献していますが，概念の抽象度が高いためか具体的な研究に用いられている数はそれほど多くありません．今後研究を重ねてデータを蓄積していくこ

とが必要です．

c. 教育

レヴァインは看護学生に内科・外科看護を教えるためのテキストとして『臨床看護入門』を著し，それまでにはなかった新しい内容をカリキュラムに導入しました．このテキストの長所は，科学的原理を強調している点ですが，学生が使うには広範に知識を必要とすることから，テキストというよりサブテキストとして用いるほうが適切だとする評価もあります．レヴァインの保存モデルは，学部の教員，とくにシカゴ地区では人気があるといわれています（Riehl, 1980）．最近では，レヴァインの保存モデルはカリキュラムモデルとして導入されたり，大学院生によって活用されたりしています．

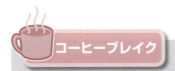

　1986年，日本からシカゴのイリノイ大学に留学していた知人（大学教員）は，大学院生向けに開講されていたレヴァインの講義を聴講する機会があったそうですが，保存モデルについて熱く語る姿が印象的だったと話してくれました．また，一度帰国したのちにクラスに参加したときウトウトしていたら，クラスが終わったあとにレヴァインによばれて，その理由をたずねられたそうです．時差のためにどうしても起きていられなかった事情を説明するとあっさり「OK」と言ってくれたというエピソードを話してくれました．

4 ● その他

a. 一般性（generality）

4つの保存原理は，看護のあらゆる場（状況）において活用することができると思われますが，概念の抽象度が高いためにそのまま用いるのは難しいかもしれません．今後，このモデルをもとにした中範囲理論が構成されていくことにより，さらにモデルとしての有用性が高くなり，広く受け入れられるようになるのではないかと思います．

b. 重要性（importance）

レヴァインがモデル構築に取り組んだ背景には，急速に発展する医学的技術のために，急性期の看護実践がより機械的になっていくことに対する警告的意味合いがあると考えられます．すべての人間が独自性・統合性を維持できるよう援助しつつ，人間のもつ多様性を認め，価値づけることが看護の責務であると述べています（Levine, 1966b）．

レヴァインのモデルは，看護活動にある科学的な概念を解明することに意義を見出すことができます（Levine, 1969a）．レヴァインは，看護介入における決定は患者の個別的な行動に基づくものでなければならず，そこに科学的原則を用いることが看護師の責務であると考えています．また，患者を看護実践におけるパートナーあるいは参加者であるととらえています．

1960年代は，米国においても，看護師は何をする人なのか，といった看護独自の機能や役割についての関心が高まっていた時期であり，この時代にレヴァインが保存モデルを提唱したことは看護界にとっても大きな貢献であったと思います．

E. 事例で考える——レヴァインの実践への応用

事例 8 仕事が多忙なときに入院し，狭心症の不安を感じるHさん

　48歳，男性のHさんは，IT会社で部長としてバリバリ仕事をしていましたが，仕事が忙しく十分な休養がとれない状態が続いていたところに，胸が圧迫される感じや痛みがあり入院しました．血液検査や心電図などの検査結果から，狭心症が疑われています．個室で安静にしているHさんはとても不安を感じているようにみえました．Hさんには，妻と2人の息子がいます．

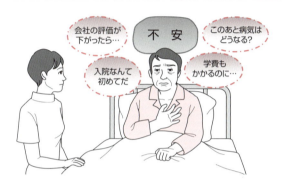

　レヴァインの保存モデルでは，看護師はHさんに対して狭心症の看護ではなく，狭心症を経験している一人の人間としての全体性に焦点を当てた個別的なケアをすることが重視されます．そのために，保存原理を用いてそれぞれについてHさんの強みと不足しているところを判断します．

看護師の判断と看護介入

a. エネルギーの保存：睡眠，休息，栄養

（1）判　断

　狭心症は，心筋に酸素を供給している冠動脈の異常による一過性の心筋虚血のために，胸痛・胸部圧迫感などの症状があります．Hさんは，労作時に必要な血液を骨格筋などに送るために心筋の仕事量が増加して心筋における酸素の需要が高まるものの，冠動脈の異常（狭窄）によって血液が十分に流れず，そのため心筋への酸素の供給が需要に追いつかなくなり，心筋の酸素不足が生じたために胸痛や胸部圧迫感を感じていると考えられます．

（2）看護介入

　看護師は，Hさんのベッド上安静を保持することによって各臓器に酸素の多い血液を送れるようにし，食事のメニューや調理も考慮しました．また，その経過を観察するためにバイタルサインの測定，心電図のモニタリング，睡眠状態，自覚症状を観察しました．

b. 構造的統合性の保存：狭心症による循環器系の生理的機能など

（1）判　断

　Hさんは，運動機能の障害はありませんが，自分で活動して生活行動を整えることは，心臓への負担になると考えられ，バランスが崩れたエネルギーを回復するためには休息を

保つことが必要です.

(2) 看護介入

看護師は，心臓への負担を軽減するために医師が処方した薬剤や酸素に対する反応を観察し，清潔や移動などの生活援助を行い，エネルギーを保存しました.

c. 個人統合性の保存：自己概念，知覚された健康状態など

(1) 判　断

個室で安静にしているHさんはとても不安を感じているようにみえたので，その理由をたずねてみる必要があると考えました.

(2) 看護介入

次の「d. 社会的統合性の保存」と併せて実施しました.

d. 社会的統合性の保存：IT会社の部長としての役割，家族としての役割，会社や家庭における他者との関係など

(1) 判　断

現時点でわかっているHさんの年齢，職業，家族構成についての情報から，病気になったこと，入院したことによりさまざまな不安や問題が起こりうることが推測できました.

(2) 看護介入

「c. 個人統合性の保存」と併せて次のように介入しました.

個室でプライバシーは守られる環境だったので，看護師はベッドサイドにある椅子に座り，静かにHさんの現在の思いを聞いてみることにしました.「気にかかっていることや不安に思っていることはありませんか.話したくないことは無理して話されなくてもよろしいですが，何かお役に立てることがあるかもしれませんがいかがですか？」.すると，Hさんは，初めてでしかも急な入院であること，自分の病気が今後どうなっていくのかという不安や，忙しさの原因ともなった大きな仕事のプロジェクトリーダーの役割が果たせないことで自分に対する会社の評価が下がるのではないかということを心配していることがわかりました.また，高校生と大学生の子どもが2人いて学費がかかるため，このままいまの仕事を継続できないことになったら経済的に心配だということを話しました.

看護師はHさんが安心して入院生活が送れるような援助をする必要があると判断し，Hさんに「いっしょに問題を解決していきましょう」と話しました.具体的な看護介入として，医師から入院期間や検査内容などを説明してもらう，家族にHさんとのコミュニケーションがとれるよう協力を依頼する，患者の自尊心を尊重しつつ聞き役となる，会社の人とのかかわり方についての希望を聞く，必要に応じて社会保障制度を紹介することを看護計画にあげました.

● 文　献

Abdellah, F.G., Beland, I.L., Martin, A., & Matheney, R.V.(1960)/千野静香訳(1963). 患者中心の看護, pp.15-176, 医学書院.

Abumaria, I.M., Tolsma, M.H. & Sakraida, T.J.(2015). Levine's Conservation Model: A Framework for Advanced Gerontology Nursing Practice. Nursing Forum, 50(3), 179-188.

Alligood, M.R. (2014). Nursing Theorist and Their Work (8th Ed.), St.Louis: Elsevier.

Cannon, W.B. (1963). The Wisdom of the Body, New York: Norton.

Chang, N.Y., Lai, T.Y., Liu, Y.J., et al.(2013). A nursing case experience using Levine's conservation model to provide sepsis care. 護理雑誌, 60(2), 103-110.

Cox, B.(1987). Pregnancy, anxiety, and time perception. Doctoral Dissertation, Chicago: University of Illinois at Chicago.

Erikson, E.H. (1964)/鑪幹八郎訳(1972). 洞察と責任―精神分析の臨床と倫理, 誠信書房.

Fawcett, J.(1989)/小島操子訳(1990). 看護モデルの理解―分析と評価, 医学書院.

Fleming, N. (1987). Comparison of women with different perineal conditions after childbirth. Doctoral Dissertation, Chicago: University of Illinois at Chicago.

Foreman, E. (1987). The development of confusion in the hospitalized elderly. Doctoral Dissertation, Chicago: University of Illinois at Chicago.

George, J.B. (Ed.)(1985). Nursing Theories(2nd Ed.), Englewood Cliffts: Prentice-Hall.

George, J.B. (1995)/南　裕子・野嶋佐由美・近藤房江訳(1998). 看護理論集(増補改訂版), 日本看護協会出版会.

Gibson, J.J. (1966). The Senses Considered as Perceptual Systems, Boston: Houghton Mufflin.

LindBerg, J.B., Hunter, M.L., & Kruszewski, A.Z. (1994). Introduction to Nursing-Concept, Issue and Opportunities, Philadelphia: J.B. Lippincott Company.

Levine, M.E. (1966a). Trophicognosis: An alternative to nursing diagnosis. American Nurses' Association Regional Clinical Conference, pp.55-75, New York: American Nurses' Association.

Levine, M.E. (1966b). Adaptation and assessment: A rational for nursing intervention. American Journal of Nursing, 66, 2450-2453.

Levine, M.E. (1967). The four conservation principles of nursing. Nursing Forum, 6.

Levine, M.E. (1969a). Introduction to Clinical Nursing, Philadelphia: F.A. Davis.

Levine, M.E. (1969b). The pursuit of wholeness. American Journal of Nursing, 69, 93-98.

Levine, M.E. (1971). Holistic nursing. Nursing Clinics of North America, 6, 253-264.

Levine, M.E. (1973). Introduction to Clinical Nursing (2nd Ed.), Philadelphia: F.A. Davis.

Levine M.E. (1989). The four conservation principles: Twenty years later. In J. Riehl-Sisca (Ed.), Conceptual Models for Nursing Practice (3rd Ed.), pp. 325-337, Norwalk: Appleton & Lange.

Levine, M.E. (1990). Conservation and Integrity, In M. Parker (Ed.), Nursing Theories in Practice, New York: National League for Nursing.

Levine, M.E. (1991). The conservation principles: A model for health. In K.M. Schaefer & J.B. Pond (Eds.), Levine's Conservation Model: A Framework for Nursing Practice, pp. 1-11, Philadelphia: F.A. Davis.

MacLean, S. (1987). Description of cues nurses use for diagnosing activity intolerance. Doctoral Dissertation, Chicago: University of Illinois at Chicago.

Mefford, L.C. & Alligood, M.R. (2011a). Evaluating nurse staffing patterns and neonatal intensive care unit outcomes using Levine's conservation model of nursing. Journal of Nursing Management, 19, 998-1011.

Mefford, L.C. & Alligood, M.R. (2011b). Testing a Theory of Health Promotion for Preterm Infants Based on Levine's Conservation Model of Nursing. The Journal of Theory Construction & Testing, 15(4), 41-47.

Netto, L.A., Moura, M.A.V., Queiroz, A.B.A., et al. (2014). Violence against women and its Consequences. Acta Paul Enferm, 27(5), 458-464.

Newport, M.A.(1984). Conserving thermal energy and social integrity in the newborn. Western Journal of Nursing Research, 6, 175-190.

Riehl, J.P. (1980). Nursing models in current use. In J.P. Riehl & C. Roy (Eds.), Conceptual Models for Nursing Practice (2nd Ed.), pp. 393-398, New York: Appleton-Century Crofts.

Roy, Sr. C., Andrews, H.A.(1991). The Roy Adaptation Model: The Definitive Statement, Norwalk: Appleton & Lange.

Selye, H. (1956)/杉靖三郎・田多井吉之介・藤井尚治・竹宮隆訳(1974). 現代生活とストレス, 法政大学出版局.

Tomey, A.M. & Alligood, M.R. (2002). Nursing Theorists and Their Work (5th Ed.), St.Louis: C.V. Mosby.

Tomey, A.M. & Alligood, M.R. (2002)/都留伸子監訳(2004). 看護理論家とその業績(第3版), 医学書院.

Wesley, R.L. (1994)/小田正枝監訳(1995). 看護理論とモデル(第2版), へるす出版.

渡辺恭子・野島良子 (2005). サブストラクションを用いた中範囲理論の構成「静かなお産」の概念を素材として. 九州大学医学部保健学科紀要, 5, 41-54.

9 フェイ G. アブデラ
(Faye Glenn Abdellah, 1919–2017)

「患者中心の看護」をするために
「21 の看護問題」を解決する

矢野正子

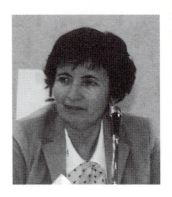

A. 理論家の紹介

　フェイ G. アブデラ（Faye Glenn Abdellah）は，1949年から1989年にいたる40年間を米国公衆衛生局（U.S. Public Health Service：USPHS）において行政官として活躍した優れた看護師でした（**表Ⅱ-27**）．その間，1970年から1989年までの19年間は主任看護官（chief nursing officer）として，また，1981年から1989年に退官するまでの8年間は女性として初めて副医務長官（deputy surgeon general）を務め，まさに米国公衆衛生局における看護そして保健を代表する存在でした．アブデラはこのように有能な行政官として健康政策および公共政策の分野や，朝鮮戦争（1950-1953）での看護師部隊（U.S. Cadet Nurse Corps）派遣による実績などから二つ星海軍少将（Two-star Real Admiral）の位を受けています．12の名誉学位，90以上に及ぶ専門的学術的業績に対する栄誉を受け，その中には老化に関するパイオニア研究へのAllied Signal Award も含まれています（1989）．

　生まれは米国ニューヨーク市で（**付録図1**），1937年ニュージャージー州で着陸寸前に爆発炎上した飛行船ヒンデンブルグ号の事故と人命救助を目の前に見て，将来は人を助ける仕事をしたいと思い，1942年ニュージャージー州のネプチューンにあるアン・メイ看護学校を卒業した後，コロンビア大学ティーチャーズ・カレッジで1945年に理学学士号（B.S.），1947年に文学修士号（M.A.），1955年に教育学博士号（Ed.D.）を取得しました．公衆衛生局を去る前の1988年11月には130以上の著作（1952-1988）を国立医学図書館（National Library of Medicine：NLM）に寄贈しています．退官後は，1993年に米軍保健科学大学看護大学院を開設，2002年まで学部長を務め，2017年，97歳の生涯を閉じました．

　看護理論のパイオニアであり，またPPC（progressive patient care），CCU（coronary care unit）の概念を確立した研究のパイオニアとしても知られています．看護や公衆衛生，環境や健康に関する論文を生涯にわたり152以上発表しました．エール大学，ワシントン大学（シアトル），コロラド大学，ミネソタ大学，サウスカロライナ大学の非常勤の教授として看護教育の発展に貢献しました．

●WHO主催看護サミットに米国代表で来日

　1986年4月，WHO主催による世界看護指導者会議が東京で開催されたとき，30ヵ国

表Ⅱ-27　アブデラの略歴

年月日	略歴
1919 年 3 月 13 日	米国ニューヨーク市で誕生
1942 年（23 歳）	ニュージャージー州アン・メイ看護学校卒業
1945 年（26 歳）	コロンビア大学ティーチャーズ・カレッジで理学学士号（B.S.）を取得
1947 年（28 歳）	同校で文学修士号（M.A.）を取得
1949-1989 年（30-70 歳）	米国公衆衛生局において看護行政官として活躍 　　1970-1989 年（51-70 歳）主任看護官 　　1981-1989 年（62-70 歳）副医務長官
1955 年（36 歳）	コロンビア大学ティーチャーズ・カレッジで教育学博士号（Ed.D.）を取得
1960 年（41 歳）	"Patient-Centered Approaches to Nursing" 発刊（1963 年に『患者中心の看護』として千野静香翻訳）
1974 年（55 歳）	主任看護行政官として「二つ星海軍少将」の位を受ける
1986 年（67 歳）	WHO 主催世界看護指導者会議に米国代表として来日
1988 年（69 歳）	130 以上の著作（1952-1988）を国立医学図書館（National Library of Medicine：NLM）に寄贈
1993-2002 年（74-83 歳）	米軍保健科学大学看護大学院初代学部長
1994 年（75 歳）	AAN（American Academy of Nursing）から Living Legend を受ける/コロンビア大学 Hall of Fame に選ばれる
2000 年（81 歳）	全米女性 Hall of Fame に選ばれる
2006 年（87 歳）	STT（Sigma Theta Tau）Lifetime Award を受ける
2012 年（93 歳）	ANA 米国看護師協会 Hall of Fame に選ばれる
2017 年 2 月 24 日	逝去（享年 97 歳）

の看護政策担当者が集まり，そのなかの 1 人としてアブデラが米国代表として出席していたのです．この会議では，世界中のすべての人々の健康（Health For All：HFA，アルマ・アタ宣言，1978）の実現のために，看護者はこの健康への変革に向けて人々を導く責任があり，さらに政府が看護指導者を政策や意思決定レベルで発言できる地位にすえ，それを促進することを決議しました．アブデラは，米国公衆衛生局の主任看護官として出席し，各国政府の看護政策のトップを前にして，看護職はもっとも精力的な政策立案推進者であると，世界の看護指導者に対して "confidence in the world" と語りかけ，強いアピールを送ったのでした．筆者は，アブデラの，政策者として全世界の保健・医療・看護の改善・促進に対する熱意と，研究者としての冷静な態度に多大な尊敬の念をもったことを覚えています．

　当時のアブデラの米国政府内での立場は，主任看護官として，米国における看護や保健，エイズなどの次々と生じる課題に対して政策，教育，研究において多くの仕事を手がけ，やりとげつつある時期でした．同時に，副医務長官としても政策に対する統括的な責任を負っていたころでした．

　アブデラは，看護が専門職としての地位と自立性を十分に獲得するためには，確固とした知識基盤が不可欠であると考えました．また彼女は，看護は医師の支配から脱却して，包括的な患者中心のケアという理念を追求する必要があるとして，同僚たちとともに 21 の看護問題をまとめ，学生の教育と評価に用いました．これが "Patient-Centered Approaches to Nursing"（邦訳：『患者中心の看護』）として 1960 年に出版され，全米の看護教育者に大きな衝撃を与え，米国におけるさまざまな看護理論の形成に深い影響を及ぼしました（**付録 2 参照**）．

112　第Ⅱ章　各論——看護理論21の理解と実践への応用

また，アブデラが手がけた政策の領域は，看護，長期ケア政策，知的障害（精神遅滞），発達障害，在宅ケア，高齢化問題，ホスピス，エイズなど多岐にわたり，全米国民のヘルスケア向上に力を注ぎました．そして，アブデラが学術的業績と専門職への貢献に対して受けた賞は90以上に及びます．また国際的にも多方面で活躍したのでした．

B．理論の源泉

アブデラは1949年から米国公衆衛生局で働き始めています．米国公衆衛生局に就職後の早期に行った1954年の「小規模病院における臨床資源の評価」の研究において，アブデラは，1,700名以上の患者の医学的診断に基づき，基本的な看護問題として58のカテゴリーを抽出しました．

58の看護問題のカテゴリーは，1955年には，全米看護連盟（National League for Nursing：NLN）認定の看護大学40校の教員によって検討され，21の看護問題に集約されました．これらの成果をまとめたものが，『患者中心の看護』として1960年に発表されたものです．

その後，看護学生のための臨床資料の整備，すなわち看護教育では患者について何をどのように教えるかを検討するための関連資料を，臨床の患者の診断や治療から調査することによって整備するための小委員会が設けられ，これが，アブデラによる研究グループとして発展することになりました．

小委員会は，委員会の目的達成のためには，3つの障害があるとしました．それは，
①看護の定義がこれまではっきりしていないこと
②看護教育原理についての新しい考え方は芽生えているが，実践には移されていないこと
③看護教育に関する現行の教育課程は，患者中心でないこと
などです．このため，この障害を打ち破る努力が，臨床からの基礎資料の提供や看護大学の教員による調査活動などにより続けられました．

このように，アブデラの「21の看護問題」は，患者中心の看護をするために，看護（とくに看護教育）はどうあったらよいのかの課題探求から生まれたものであったのです．

C．理論の概要

1 ● 理論の観点

アブデラの理論は，米国の看護教育が大学化の歩みを強化していた1950〜1960年代にかけての時期にアブデラが看護行政官の立場にあったため，看護の存在理由を問う問題志向に基づき，専門職看護師*への転換を目指す看護改革の根幹をなす理論です．

アブデラの看護の定義は，看護の概念を看護の構成要素を示して要素間の関係を理論づけるなどの研究によるものではなく，看護はサービスであり，サービスとして行う看護業務を援助である，として明示したものです．そして，看護師が援助可能なものとして，21の看護問題が定義されています．

---

* 米国における専門職看護師とは，大学卒の学位（Bachelor of Science Degree in Nursing：BSN）をもつ看護師を意味し，看護師の養成には他に2年制短期大学卒の準学士（Associate Degree：AD），3年制看護学校卒のディプローマ（Diploma：D）のコースがあります．

看護実践の基本的要素である看護上の問題は，健康から逸脱している徴候や症状を観察し，整理し，解釈したものです．そして，それらの看護上の問題に対して問題解決法を用いて看護問題を解決するのです．

2 ● 前提，主要概念，命題

a．前　提

アブデラの考え方の根底にある思想は，「“患者中心の看護をするために”21の看護問題を解決しなければならない．また，“患者中心の看護をするために”21の看護問題を解決できるように看護師を養成しなければならない」であったということができるでしょう．

いうなれば，専門職看護師の養成を視野に入れた看護教育改革の提言でもあったのです．

b．主要概念・命題

（1）看　護

アブデラは，看護を次のように定義しました（Abdellah, Beland, Martin, et al., 1960/1963, p.35）．

「看護とは，個人と家族に対するサービスであり，ひいては，社会に対するサービスである．看護とは，個々の看護師の態度や知的能力，看護技術に基づき，病気の有無を問わず，人々が健康上のニードに対処できるよう援助したいと願う気持ち（desire）と，援助に必要な能力を形成するアートとサイエンスのうえに築かれたものである．また看護は，一般的な，あるいは特定の医学的方針に沿って行われる場合もある．

この『看護とは』の定義は，これからの看護があるべき専門職看護師の行う看護として，すなわち，それが看護の定義となっているのである．まず，看護とは実践的な看護サービスである．または，専門職看護師の資質の上に築かれるアートとサイエンスを踏まえた創造的（creative）なものである．そして医療方針に沿うものである」

つまり，要点は以下の3つです．

> ①看護は，個人から社会にいたるまでのサービスである
> ②看護は，看護師の態度，知的能力，技術の個々の看護能力に基づき，援助への願望（desire）と援助能力であるアート（art）とサイエンス（science）のうえに築かれる
> ③看護は，一般的な，または特定の医療方針の下で実施される場合も含む

この定義の特徴は，看護というものを，その前提としてサービスととらえていることです．サービスであるということは，看護というものを業務としてとらえていることです．「看護業務は，このようにしてなされなければいけないのですよ」というかたちで提示されています．

これらは，筆者が1960年代，卒業直後に直面した臨床の看護業務に対して，「看護はこれでいいはずはない」と悩んだことに対し，1つの明快な答えを与えてくれるものでした．②のような検討をもっと日常の業務のなかで実施できるようにしたい．しかし，当時は看護における援助の重要性がポイントになっておらず，人手も時間も看護体制も十分ではなく，その日の指示とルーティンの仕事をこなすことがまず先，という時期でした．

114 第Ⅱ章 各論——看護理論21の理解と実践への応用

表Ⅱ-28 アブデラの「21の看護問題」

1. 清潔と身体的安楽を保つ	13. 情動と器質疾患の相互関連性を明確化して受け入れる
2. 最適な活動を促進する：運動，休息，睡眠	14. 効果的な言語的・非言語的コミュニケーションの維持を図る
3. 事故や傷害，外傷などの予防および，感染の予防により，安全を確保する	15. 生産的な対人関係の発展を図る
4. ボディ・メカニクスを適切に保ち，変形を予防・矯正する	16. 個人の霊的目標の達成に向けて，前進を促す
5. 身体の細胞組織への酸素供給の維持を図る	17. 治療的環境を創造する．そして/またはそれを維持する
6. 身体の細胞組織への栄養供給の維持を図る	18. さまざまな身体的・情緒的・発達的ニードをもつ個人としての自己という認識を促す
7. 排泄機能の維持を図る	
8. 体液と電解質のバランス維持を図る	19. 身体的，情緒的な制約のなかで，最大限可能な目標を受け入れる
9. 疾病に対する身体の生理学的反応を理解する：病理的，生理的，代償的	20. 疾病から生じるさまざまな問題を解決する助けとして，コミュニティの資源を活用する
10. 身体調整のメカニズムと機能の維持を図る	
11. 感覚機能の維持を図る	21. さまざまな社会問題が疾病の発生に影響を及ぼすことを理解する
12. 肯定的・否定的な表現，感情，反応を明確化して受け入れる	

[Abdellah, F.G., Beland, I.L., Martin, A., et al.(1960). Patient-centered Approach to Nursing. New York: Macmillan./ 千野静香訳（1963），患者中心の看護．医学書院より引用]

(2) 21の看護問題（表Ⅱ-28）

　看護問題の分類にあたり，アブデラは分類法（typology：類型学，事象や物事を分類するための方法）を用いています．

　問題については，次のように分類する必要があるとして，以下の3つをあげています（Abdellah, Beland, Martin, et al., 1960/1963, p.11）．

> ①患者の身体的，社会的，精神的ニード
> ②患者と看護師間の対人関係のタイプ
> ③患者看護の一般的要素

　さらに看護問題の細分化とともに，このような作業は看護業務の要となるものであり，看護のユニークな知識の母体を構成するものである，という仮説に立つとして，3つの研究を実施しました．

●3つの研究

①第一の研究

　1953年に，付属の看護学校をもつ，または，もたない30の一般病院において，患者のタイプの分類と，患者によって提出される一般的な看護問題の分類が整理されました．これは，患者によって提出される看護問題と，それによって生じる看護処置についての細分化をはかるものであり，本研究で看護問題は細分化されて58のカテゴリーに要約されました．看護処置は58のカテゴリーごとにそれぞれ示されました．アブデラらはこの研究結果に基づき，看護学校の教員に対して学生の臨床指導法を検討してほしいと要望しています．

②第二の研究

　1953〜1955年の間に行われていたもので，もし看護師が看護問題を正確につかめな

9. フェイ G. アブデラ　**115**

表Ⅱ-29　看護技術のリスト

1．健康状態の観察 　健全な人間について 　身体的健康問題をもつ患者について 　精神的健康問題をもつ患者について **2．コミュニケーションの技術** 　ことばを通じて 　ことばに表さないで 　文書を通じて **3．知識の応用** 　生理学 　生物学 　社会科学 　看護科学 　その他の一般教養 **4．患者および家族の教育** 　任意の教育 　計画された個人指導 　任意のグループ教育 　計画されたグループ教育 **5．仕事の計画と組織化** 　個々の患者の世話 　患者のグループの世話 　非常，緊急の状態 　看護チームのメンバーの一員として 　保健チームのメンバーの一員として	**6．基礎資料の活用** 　病院記録 　医療記録 　参考資料 　図書室 **7．人的資源の活用** 　患者，家族および友人 　医療職員 　食事従業員 　技術職員 　社会事業家 　職業指導員 　物理療法士 　病院管理者 　社会機関の職員 　牧師 　他の専門職看護婦 　看護の補助者 **8．問題の解決** 　看護計画の作成 　実施された看護の評価	**9．他人に対する仕事の指示** 　計画 　割当 　教育 　監督 　評価 **10．自己を治療に利用すること** 　自分自身の感情の認識 　自分自身の要求の認識 　自分自身の目標を確立する： 　　個人的/看護的/職業的 　目標に対する自己の接近度の査定： 　　職業的看護と両立する道徳的・倫理 　　的価値の使用 **11．看護手順** 　点滴注入 　食物摂取 　注射 　吸入 　摘除 　貼付 　診断手順 　慰安と扶助 　安全

(National League for Nursing)

[矢野正子 (2015)．フェイ・グレン・アブデラ：21 の看護問題．看護理論家の業績と理論評価 (筒井真優美編)，p.155，医学書院より引用]

ければ，看護問題・看護処置の細分化は無意味なものになるとして，看護問題を把握する場合に，もっとも多く用いられる方法について，10の各段階をまとめたものでした．この研究の主要部分は，看護問題の顕在・潜在両面をどのようにして規定するか，その方法を発展させることを追究するものでした．これは，アブデラのコロンビア大学における教育学博士論文となっています．

③第三の研究

1955 ～ 1958年の間に，NLNと協力して行われたもので，1953年に58カテゴリーとなった看護問題の分類法 (typology) をさらに集約して21の看護問題カテゴリーにまとめ，さらに看護技術のリストが付け加えられました．この両表の作成には米国の看護基礎教育課程をもつ40の大学の教員が参加し，看護師養成学校，2年課程短期大学，大学で利用されることになりました．看護問題の項目作成に使用された患者提出のリストは21，看護処置の分類法の作成に使用された看護技術のリストは11項目 (**表Ⅱ-29**) となりました．

(3) 問題解決

1950年代においては，テクノロジーの進歩とともに産業や社会のしくみや活動のなかにはP.D.S. (plan・do・see) という手法，すなわち，ものごとにおける生産性の向上や組織や業務管理の効率をはかるうえで，plan・do・seeの考え方が開発されていました．それが，問題解決法 (problem solving method) として社会的に関心が高まったのです．1970年代はじめには，ウイード (Weed) による問題志向型システム (problem oriented

116　第Ⅱ章　各論——看護理論21の理解と実践への応用

system：POS）の開発，そして看護界においては，それが1970年代において「看護過程」という手法が「看護診断」と結びついて発展し，今日にいたっています．その意味で，看護界において，「看護は問題解決である」ということを提唱したことはアブデラの研究による大きな成果であり，看護職の教育・業務の方向を明示したことにおいて画期的な出来事であったといえるでしょう．

3 ● 理論の説明

　アブデラは，看護が専門職としての地位を獲得することをはばんでいる最大の要因の1つは，看護独自の科学的知識体系の欠如にあるとし，従来の業務中心，医療中心，施設のニードを満たすだけのための看護に対応するだけであった看護教育や看護実践を大改革する必要性と対峙していました．

　「看護はサービスである」という信念から，看護問題をいかに解決するかについて，テクノロジー社会における新しい思想，すなわち，plan・do・seeという概念を看護に導入したのです．これは当然ながら，患者との関係における看護行為のあり方をいかに考え教えるか，という看護教育のカリキュラム開発にかかわる課題であり，看護学生や看護師はただ実務を経験すればよいという教育や臨床であってはならない，と考えました．あくまでも，看護が主体的に確立されていなければならないという発想が先行したのでしょう．看護問題を解決するために看護過程を進める，看護による患者への介入効果を継続的に評価する，という方法で，看護問題とは何なのかをまず明らかにする必要があるとアブデラは考えたのでしょう．

　アブデラは患者中心の看護を追究するにあたり，次のような看護サービス状況のアセスメントを行いました．

①病気や治療中心の看護では不十分 → 病気や治療中心でない看護が必要（看護サービスのあり方）
②継続的な看護を保障する責任体制の遅れ → 継続的看護を保障する責任体制をとる（看護体制のあり方）
③看護技術の熟達が不十分 → 看護技術の熟達が必要（看護技術の熟練性）
④看護師の養成に包括性が欠ける → 包括的な看護サービスができるように看護師を養成する（看護師養成のあり方）

　「患者中心の看護」をするために，看護教育，看護体制，看護技術，看護サービスはどうあるべきかを説明しており，どのような看護問題があるのかを追究しています．あくまでも追究する目的は看護のあり方であったのです．「看護の側面からどのような問題をとらえるべきか」が21の看護問題なのです．その1つの手段として，潜在的問題をいかにうまく引き出せるかに関心をもちました．その研究の結果，潜在的問題を見つけるには，フリーなインタビューが有効であることを証明しました．このことから，「患者中心の看護」とは，「患者中心の看護をするための看護のあり方」を問うものとなっています．

D. 理論のクリティーク

1 ● 一貫性（consistency）

　看護については，個々のニードが満たされている場合や，障害が実在しない，もしくは予測されない場合に，現状より高いレベルの健康を目指すという点には言及していない，と批判されています．

　人間については，患者は看護の存在を正当化する唯一のものとしていますが，すでに記述したように，アブデラの論述の焦点は患者自体についてではありません．

　援助については，個々の問題を解決すれば，人々は健康状態あるいは自力で対処できる状態に回復すると暗に示されていますが，この点で，全体論（holism）の考えが欠けており，全体（患者）は部分（個々の問題）の総和としか考えられていません．自助能力と学習能力はすべての人々に備わっているとされていますが，昏睡状態の患者や身寄りのない幼児に対して，このような能力を期待するのは無理です．

　健康については，健康の定義が明確にされていなかった時代ではありますが，今日においては，健康−病気という連続性を構成するものとしての健康の状態をより重視し，さらに，患者中心の看護における全体論的アプローチ，健康要因のさらなる注視について，全面的に認めています．

　環境については，ほとんど議論されていない概念です．

　また，理論上の主張としては，上述の看護のパラダイムの中心概念を関係づけての論述は展開していません．

2 ● 簡明性（simplicity）

　「21の看護問題」は簡明で，さまざまな患者に共通すると考えられる看護上の諸問題を記述しています．看護，21の看護問題，問題解決という諸概念が中心であり，明確に定義されています（Tomey & Alligood, 2002/2004, p.131）．

3 ● 有用性（usefulness）

a. 実　践

　アブデラは，「看護はサービスである」と定義しています．「専門職看護師は，すべての直接的患者看護を捨ててしまったのか」と訴え，多くの問題点を指摘しました．

　「病院の目的は，机上の理論では患者のニードを満たすことであるが，現実には病院管理の目的は，患者のニードに答える医者のために貢献することであると考えられている」としました（Abdellah, Beland, Martin, et al., 1960/1963, p.41）．

　そして，アブデラは「これは，本来の病院の目的と矛盾する．急性期・短期疾患患者の世話が優先され，長期疾患患者のニードやリハビリテーションのニードはしりぞけられ，患者の最も身近にいる者がこのことに気づいていない．病院の機能の効率化の研究が多くされているが，その中心は患者のニードの満足になっていない．患者のニードを満たすか否かとは関係のない形式主義の看護の継続，職階が上がると看護師を患者から引き離していくような体制，看護のリーダーシップが効果的に発揮されるためには，患者のニードに

合った看護の実践が必要である」（Abdellah, Beland, Martin, et al., 1960/1963, pp.41-43）として，多くのジレンマに看護は直面しているとしたのです．

すなわち，「患者中心の看護業務を無視し，またその患者看護におよぼす効果を基礎にして看護の評価をしなかったら，専門職業としての看護の位置は失われてしまう，患者こそが看護師のかけがえのない存在理由であることを認めないなら，看護の職業を正当化する何物もない」（Abdellah, Beland, Martin, et al., 1960/1963, p.43）としています．

そこで，看護師の機能の研究が始まったのです．1944年頃から公衆衛生局看護資料部は，全米の病院について機能調査を実施してきました．米国看護師協会でも多くの研究を行っていましたが，いずれも時間調査（タイムスタディ）でした．多くの調査結果は，看護師と患者との接触時間（ある研究例では，わずか18分としている）についてのものであり，アブデラは「これらの機能研究は，単に看護師が何をやっていたかを示すだけで，その理由は語らない」として，看護師のジレンマを認めました．

そこで，患者からの距離の広がりを止める研究を提案しなければならないとして，患者中心の対策こそがこのジレンマから逃れる一方法になるということから着手したのが，PPC（progressive patient care, 段階別看護提供方式）における看護配置の研究，すなわち患者の医療および看護に対するニードに基づき看護配置を作成するための理論的基礎であったのです．

b. 研　究

わが国では，アブデラについては教育においても研究においてもあまり十分に紹介されていません．筆者は大学卒業後の臨床経験を経て，大学の基礎看護学教室に戻るころ（1963年頃）から，臨床における看護業務調査を行うことになり，その際に初めてアブデラの行った看護業務分類や患者満足度調査などについて知ることができました．

その調査時の看護業務分類は，アブデラの「21の看護問題」の3分類に従って，①患者の身体的・社会的・情緒的ニード＝患者の基本的看護事項，②患者と看護師の人間関係＝人間関係，③患者ケアの共通要素＝診療の補助，として，それぞれに細項目を構成し，さらにそれに質的に1レベル，2レベル，3レベルの3分類を行い，看護師を増員することで看護の質的変化がどのように生じるかを測定しました．その当時の看護業務実態と看護要員配置基準が妥当なものかどうかを検証するための調査であり，当時，ヘンダーソン（Henderson）をはじめとして米国の文献が導入されつつあるなかで，初めてアブデラの21の看護問題の21項目を利用した実態調査でもありました（金子・木下・林・矢野，1968, pp.80-95）．

c. 教　育

アブデラは，「看護教育の分野では，患者によって提出された看護問題の顕在的・潜在的両面を区別したうえで看護の診断を下すように看護師を教育しなければならない」と考えました（Abdellah, Beland, Martin, et al., 1960/1963, pp.8-9）．

筆者が医師による指示の処置業務に明け暮れ，勤務が終わったらケースを掘り下げてみたいという願望にかられ，「看護はこれでよいはずはない」と感じていたころ（1961年頃）と，アブデラが研究や『患者中心の看護』を発表していたころが一致するのも不思議なものです．もっとも日米の差はありますが，看護に対する共通性を感じざるをえません．

アブデラは，1947年時の看護の教科書では，「体温，脈拍，呼吸の測定は，患者の状態や機能について貴重な資料を提供することになるので，患者の全入院期間を通じて規則的に行われるものである」と教えられてきたとして，「諸徴候についての相互の関連性を考慮することなく機械的に観察・報告するという看護教育が行われてきた」と述べています（Abdellah, Beland, Martin, et al., 1960/1963, p.4）.

「看護の技術的能力は必要であるが，看護の能力というものは，そのようなものではない」として，「看護師は意図的・寄与的役割を果たすようには教育はなされていない」としています（Abdellah, Beland, Martin, et al., 1960/1963, p.4）.

このような従前の教育をされた看護師に対して，今後は専門職看護師の教育をしなければならないとして，アブデラはこれを専門職看護師（professional nurse）とよび，看護師（nurse）と区別しています.

米国の看護教育史では，ゴールドマークレポート（1923）を受けて促進されたより深い勉学とより進んだ教育を発展させるため，臨床から家庭や保健機関における一般看護教育の拡大の方向性が示されました．また，ブラウンレポート（1948）は，看護業務・看護教育を社会のためにもっと有益なものとするため，包括的看護を目標として，体系的知識の開発を目指すべく，看護教育に生理学，心理学，社会科学が導入されました．そして，それに続いて，アブデラが『患者中心の看護』を発表した1960年頃は，看護業務や看護教育の改善が経験的なものから科学的な基礎へと急速に移行しつつあった時期でした.

そこでアブデラは「専門職看護師の能力とは，問題分析の能力，必要資料の収集，論理的帰結による決定，原理または論理を理解する能力など，各種の能力を絶えず向上させるための基礎である」としています.

アブデラは，専門職看護を発展させるためには，看護師が看護の問題を顕在的・潜在的な両面にわたって理解し，解決する実行力をもつことが必須であると考え，それを証明する研究を専門学校，短期大学，大学で手がけ，看護教育における患者中心のカリキュラムが再編成されたのでした（Abdellah, Beland, Martin, et al., 1960/1963, pp. 177-178）.

4 ● その他

a. 一般性（generality）

「21の看護問題」という分類は有用ですが，各項目間の関係やその一般性については，同等性に欠けるとされているとのことから，看護教育や実践のための科学的基盤の提供，学生の教育経験を質的に評価する方法論の提供が期待されます.

b. 重要性（importance）

上記に述べてきたようにいろいろな批判がありますが，看護論の先鞭をつけた考え方として，その実証的な研究とともに，患者中心の看護改革を目指した知識の集成に努めた結果であることには，画期的な意味があると考えられます.

E. 事例で考える――アブデラの実践への応用

事例では，患者にどんな看護問題があるかを規定し，看護問題は「21の看護問題」のなかから選びます.

「21の看護問題」は，看護師が看護するうえでの課題であり，目標であると考えてよいでしょう．ここでは，「21の看護問題」（**表Ⅱ-28**）に相当する内容を（♯数字）で示しました．

> **事例 ⑨** 訴えの多いⅠさん
>
> 　Ⅰさん，43歳，男性，会社員．重症筋無力症と診断され入院しました．入院期間中にクリーゼを何回も起こし（♯5），かつその期間が長く続きました．
>
> 　Ⅰさんは，入院後，全身倦怠感，複視，嚥下困難気味で，食事に時間がかかっています．喀痰は喀出しにくく，とくに夜間に大きな咳が聞こえ，不眠になりがちです．各種の治療にもかかわらず，症状の改善はまったくみられず，訴えが多くなっていきました（♯13）．
>
> 　医師-看護師でカンファレンスをもち，訴えが多いのは，病気に対する不安の強さの現れであろうということを確認しました（♯13）．
>
> 　また，現在行っているものとは異なったケアや処置は必ず拒否すること，常に誰かに「こんな状態ではもうだめだ」と言い続けることなどは，患者の不安が強く，しかも積極性に乏しい気持ちになっているからであろうということが確認されました（♯13）．看護師は，このような患者の気持ちを受け止めつつ，徐々に積極性を引き出していけるようにはたらきかけました（♯14）．
>
> 　常にほかの患者には新しいケアを勧めるのに対し，この患者の場合には「ごく少しずつ新しいケアを進める」という一貫した計画を立てました．たとえば，安静について，徐々に起坐時間を増加させるという看護計画を立てていましたが，次第に患者は，自分から起立したい，歩行したいと希望し，積極的に行動するようになってきました（♯15）．また，「握力が増加しましたね」という看護師の言葉に，「いや，元気なときは，もっとあったのに」と返事をする姿勢に対し，発病する以前を回復の目標にするのではなく，発病後のベストの状態をみていくように勧めました（♯18）．
>
> 　その後，とくに強い苦痛の訴えはなくなり，大部屋に移ることもでき，ほかの患者の面倒をみたりするようになりました．常食を摂取できるようになり，体重も49kgから60kgに増加しました．正月に外泊後，軽度の複視を訴えたほかは，苦痛の訴えもみられなくなりました．

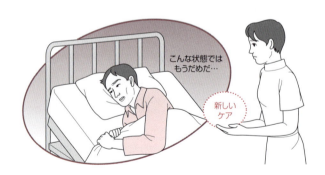

　事例9では，神経・筋組織の適切な機能が不十分なために，♯5「身体の細胞組織への酸素供給の維持を図る」という看護問題が基本的にあります．それによる大きな影響として，♯13「情動と器質疾患の相互関連性を明確化して受け入れる」という看護問題が中心となっています．

　この♯13を問題解決にいたらしめるために，♯14「効果的な言語的・非言語的コミュ

ニケーションの維持を図る」，＃15「生産的な対人関係の発展を図る」，＃18「さまざまな身体的・情緒的・発達的ニードをもつ個人としての自己という認識を促す」に向かわせるべく，医療チーム内での努力が問われます．

● 文　献

Abdellah, F.G. & Levine, E. (1954). Appraising the Clinical Resources in Small Hospitals, U.S. Public Health Service. Pub. No. 389, Washington, D.C.: Government Printing Office.

Abdellah, F.G. (1955). Methods of determining covert aspects of nursing problems as basis for improved clinical teaching. Unpublished doctoral dissertation, New York：Columbia University, New York Teachers College.

Abdellah, F.G., Beland, I.L., Martin, A., et al. (1960)/千野静香訳(1963). 患者中心の看護，医学書院.

Abdellah, F. G. & Levine, E. (1986)/矢野正子監訳(1993). Better Patient Care Through Nursing Research (3rd Ed.), アブデラの看護研究－よりよい患者ケアのために（第3版），メヂカルフレンド社.

Brown, E.L. (1948). Nursing for the future. A Report Prepared for the National Nursing Council, New York：Russell Sage Foundation.

Division of Nursing Resources(1954). How to study nursing activities in a patient Unit, Public Health Service. Pub. No. 370. Superintendent of Documents,Washington, D.C.：U.S. Government Printing Office.

George, J.B. 編(1995)/南　裕子・野嶋佐由美・近藤房恵訳(1998). 看護理論集―より高度な看護実践のために, pp. 150-153, 日本看護協会出版会.

Goldmark, J. (1923). Nursing and Nursing Education in the United States, New York: Macmillan.

Johnson, M.M. & Davis, M.L.C. (1975)/矢野正子・朝来野律子・後原栄子他訳(1979). 看護アセスメントと問題解決, メヂカルフレンド社.

金子　光・木下安子・林　滋子他 (1968). 大学病院における看護業務の特殊性, 看護研究, 1(1), 80−95.

新田静江・小林敦子・池田伸子他 (1974). 重症筋無力症患者の看護―クリーゼを経過し, 依存心の強かった1症例を中心に. 看護技術, 20(10), 75−89.

Public Health Service (1959). Elements of Progressive Patient Care(tentative draft), p.87, Washington D.C.: Department of Health, Education, and Welfare.

Tomey, A.M. & Alligood, M.R. (2002)/都留伸子監訳(2004). 看護理論家とその業績（第3版），pp.123-140（輪湖史子訳），医学書院.

Wald, F.S. & Leonard, R.C. (1964)/矢野正子訳(1970). 看護実践理論の開発をめざして, 看護研究, 3(3), 333−339.

矢野正子(1963). 看護職に対する私の自負, 看護技術, 9(3), 28−31.

矢野正子(1987). 世界看護指導者会議をうけて我々のなすべきこと, 看護展望, 12(2), 10-16.

矢野正子(2015). フェイ・グレン・アブデラ：21の看護問題. 看護理論家の業績と理論評価（筒井真優美編），pp.150-178, 医学書院.

矢野正子 (2017). 半世紀以上にわたる看護・健康政策への奉仕者, フェイ・グレン・アブデラ（Faye Glenn Abdellah）博士が逝く（1919.3.13 ～ 2017.2.24, 享年97歳）, 看護展望, 42(8), 34-36.

湯槇ます・金子　光・木下安子他 (1967). 入院看護サービスの質的向上に関する実験的研究―看護要員構成による変化, 病院, 26(4), 65-72.

10 アイモジン M. キング
(Imogene M. King, 1923-2007)

看護師と患者の相互行為に
着眼した目標達成理論

舟島なをみ

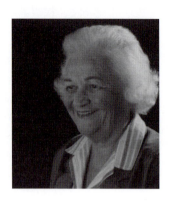

A. 理論家の紹介

　アイモジン M. キング（Imogene M. King）は，1923年米国アイオワ州に生まれ（**付録図1**），1981年，南フロリダ大学教授在任中，目標達成理論を著書 "A Theory for Nursing: Systems, Concepts, Process" として出版し，以来，この理論は世界各国に普及しました．

　ここにいたる過程は次に示すとおりです．1945年ミズーリ州セントルイスのセントジョン病院附属看護学校を卒業し，看護師となりました．1948年セントルイス大学卒業，1957年同大学大学院修士課程修了，1961年コロンビア大学ティーチャーズ・カレッジ大学院を修了し，教育学博士を取得しました．また，1980年には，南イリノイ大学より名誉博士を授与されました．この間，看護実践，看護学教育，看護行政等，多様な職業経験を累積しました（**表Ⅱ-30**）．1990年に南フロリダ大学を退職し，名誉教授の称号を授与され，自由な立場で理論の発展に情熱を注いでいましたが，2007年12月24日にその生涯を閉じました．

　キングは，これまで多数の論文とともに多数の著書（**表Ⅱ-31**）を出していて，そのうちの2冊は邦訳されています．その第一は "Toward a Theory for Nursing：General Concepts of Human Behavior" であり，1971年に出版され（**付録2**参照），1973年に American Journal of Nursing のブック・オブ・ザ・イヤーを受賞しました．また，この著書は，1976年『看護の理論化』として邦訳，出版されました．第二は "A Theory for Nursing: Systems, Concepts, Process" であり，1981年に刊行されました．この著書は，1985年に『キング看護理論』として邦訳，出版されています．

　キングは，Sigma Theta Tau International Delta Beta Chapter に所属し，熱心に学会活動を継続し，この活動を通して，日本の研究者とも活発に交流していました．また，米国看護師協会は，2004年に長年にわたる後世に残る看護界への貢献を称え，その殿堂にキングの名を刻みました．

B. 理論の源泉

　キングは，目標達成理論の開発に先立ち，1971年『看護の理論化』（King, 1971/1976）を出版しました．この著書は，看護のための概念枠組みを提示しています．1991年，国

10. アイモジン M. キング　**123**

表Ⅱ-30　キングの略歴

年月日	略　　歴
1923 年	米国アイオワ州ウエストポイントで誕生
1945 年 (22 歳)	ミズーリ州セントルイスのセントジョン病院附属看護学校卒業
1947-1958 年	セントジョン病院附属看護学校の教員，副校長
1948 年 (25 歳)	セントルイス大学，看護学士号取得
1957 年 (34 歳)	セントルイス大学，看護学修士号取得
1961 年 (38 歳)	コロンビア大学ティーチャーズ・カレッジ，教育学博士号取得
1961-1966 年	ロヨラ大学看護学部の准教授
1966-1968 年	米国保健教育福祉省看護局研究助成金部門の副主任
1968-1972 年	オハイオ州立大学の看護学部長
1972-1980 年	ロヨラ大学大学院の教授 1972-1975 年：米国国防省の女性兵士に関する国防諸問委員会メンバー 1975-1979 年：イリノイ州ウッドテールの2つの選挙区の市議会議員 1978-1980 年：ロヨラメディカルセンター看護部臨床看護研究コーディネーター
1980-1990 年	南フロリダ大学教授
1990 年 (67 歳)	南フロリダ大学を退職，名誉教授に
2007 年 12 月 24 日	逝去 (享年 84 歳)

表Ⅱ-31　キングの著書

タイトル	発行年	出版社	備　考
Toward a Theory for Nursing：General Concepts of Human Behavior	1971 年	Wiley	邦訳：『看護の理論化』(杉森みど里訳)，医学書院，1976 年
A Process for Developing Concepts for Nursing through Research	1975 年	Little Brown	Nursing research Ⅰ (Verhonick, P.J., Ed.), pp.25-43 に収録
The Health Care System：Nursing Intervention Subsystem	1976 年	Springer	Health Research：The Systems Approach (Werley, H., et al., Eds.), pp.51-60 に収録
A Theory for Nursing：Systems, Concepts, Process	1981 年	Wiley	邦訳：『キング看護理論』(杉森みど里訳)，医学書院，1985 年
King's Theory of Nursing	1983 年	Wiley	Family Health：A Theoretical Approach to Nursing Care (Clements, I.W., et al., Eds.), pp.177-188 に収録
The Family Coping with a Medical Illness Analysis and Application of King's Theory of Goal Attainment	1983 年	Wiley	Family Health：A Theoretical Approach to Nursing Care (Clements, I.W., et al., Eds.), pp.383-385 に収録
The Family with an Elderly Member.Analysis and Application of King's Theory of Goal Attainment	1983 年	Wiley	Family Health：A Theoretical Approach to Nursing Care (Clements, I.W., et al., Eds.), pp.341-345 に収録
Curriculum and Instruction in Nursing: Concepts and Process	1986 年	Appleton Century Crofts	
King's Theory of Goal Attainment	1986 年	NLN	Case Studies in Nursing Theory (Winstead-Fry, P., Ed.), pp.197-213 に収録
King's Theory of Goal Attainment	1987 年	W.B. Saunders	Nursing Science. Major Paradigms, Theories, and Critiques (Parse, R.R., Ed.), pp.107-113 に収録
King's General Systems Framework and Theory	1989 年	Appleton & Lange	Conceptual Models for Nursing Practice (Riehl-Sisca, J.P., Ed.), 3rd Ed., pp.149-158 に収録
King's Systems Framework for Nursing Administration	1989 年	Blackwell	Dimensions of Nursing Administration：Theory, Research, Education, and Practice (Henry, B., et al., Eds.), pp.35-45 に収録

(つづく)

表Ⅱ-31 キングの著書（つづき）

タイトル	発行年	出版社	備考
King's Conceptual Framework and Theory of Goal Attainment	1990年	NLN	Nursing Theories in Practice（Parker, M.E., Ed.）, pp.73-84 に収録
A Systems Framework for Nursing	1995年	Sage	Advancing King's Systems Framework and Theory of Nursing（Frey, M.A., et al., Eds.）, pp.14-22 に収録
The Theory of Goal Attainment	1995年	Sage	Advancing King's Systems Framework and Theory of Nursing（Frey, M.A., et al., Eds.）, pp.23-32 に収録
Knowledge Development for Nursing: A Process	1997年	Sigma Theta Tau International Center Nursing Press	The Language of Nursing Theory and Metatheory（King, I.M., et al., Eds.）, pp.19-25 に収録
Imogene M. King: Theory of Goal Attainment	2001年	F.A. Davis	Nursing Theories and Nursing Practice（Parker, M.E., Ed.）, pp.275-286 に収録
King's Structure, Process, and Outcome in the 21st Century	2007年	Springer	Middle Range Theory Development Using King's Conceptual System（Sieloff, C.L., et al., Eds.）, pp.3-11 に収録

際看護理論家会議に参加するために来日したキングは，千葉大学看護学部3年生を対象とし，90分の授業を提供してくださり，その折に，次のように話されました．「看護理論の授業をしているとき，大学院生から『看護の理論化』はすでに理論として成立しているにもかかわらず，なぜ，理論にしないのかという指摘を受け，その10年後，理論としての完成度を高めた目標達成理論を刊行できました」．

また，キングは看護における理論の有用性を4項目に整理しています（King, 1971/1976）．そのうち3項目は，適切な理論が適切な看護実践を導き，理論を活用することを通して，新しい状況下における看護実践に修正を加えることができ，また，優れた看護実践が理論に立脚していたとき，それは維持存続する，という内容により構成されています．これらは，キングが勘やコツに依存することなく，根拠が明瞭な，しかも質の高い看護を患者に提供したいと熱望しており，その根拠を看護理論に求めていることを示しています．これらが，直面したであろうさまざまな困難を乗りこえ，目標達成理論の開発にいたった源泉となっていると思います．

また，理論の知的な源泉は，キングが「力動的相互行為システム」とよぶ，個人システム・個人間システム・社会システムからなる開放システム（**図Ⅱ-8**）にあります（King, 1971/1976；King, 1981/1985）．キングは，この開放システムのうち，個人間システムに着眼し，目標達成理論へと発展させました．さらに，キングは18世紀のドイツの哲学者カント（Kant）の人間観に強い影響を受けていることをその著書から読みとることができます．これらが，理論の源泉となったと思われます．

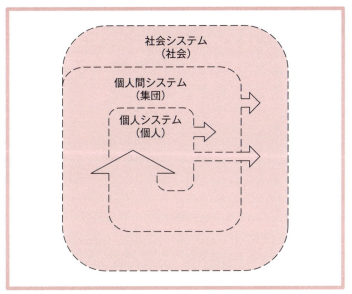

図Ⅱ-8 看護の概念的枠組み――力動的相互行為システム
[King, I.M. (1971). Toward a Theory for Nursing, New York: John Wiley & Sons, p.20 より；King, I.M. (1981)/杉森みど里訳（1985）．キング看護理論, p.14, 医学書院より引用]

C. 理論の概要

1 理論の観点

　キングが開発した理論は，「目標達成理論」（a theory of goal attainment）と命名されています．目標達成理論は，看護を「看護師とクライエントの人間的な相互行為のプロセスであり，そのプロセスを通して看護師はクライエントを，クライエントは看護師を，そしてそれぞれがどのような状況におかれているのかを知覚し，コミュニケーションを通じて目標を設定し，手段を探求し，目標達成の手段に合意することである」（King, 1981/1985, p.179）と定義しています．また，看護の目標を「健康への到達，保持，回復のために個人並びに集団を援助すること，これが不可能な場合には，個々人を人間としての尊厳を保ちつつ，死に臨むことができるように援助することである」（King, 1981/1985, p.17）としています．これらが示すように目標達成理論の観点は，看護の目標達成，看護師と患者の相互行為にあります．

2 前提，主要概念，命題

a. 前提

　目標達成理論は，「看護の焦点が人間にある」という前提に立脚し，人間を社会的存在，感情をもつ存在，理性をもつ存在，対応する存在，知覚する存在，自律的存在，目的をもった存在，行為志向的な存在，時間志向的な存在と仮定しています（King, 1981/1985, p.178）．また，目標達成理論は，看護師と患者の相互行為について次のような前提に立脚しています（King, 1981/1985, p.178）．

①看護師と患者の知覚は，相互行為のプロセスに影響を及ぼす

②看護師と患者の目標，欲求，価値観は，相互行為のプロセスに影響を及ぼす

③人間は，自分自身に関することを知る権利がある

④人間は，その生活と健康および社会事業に影響を及ぼす決定に参加する権利がある

⑤保健専門職には，個々人が自分のヘルスケアについて意思決定を行えるような情報を提供する責任がある

⑥個々人にはヘルスケアの受諾と拒否の権利がある

⑦保健専門職の目標とヘルスケアの受け手の目標は重ならないこともある

b．主要概念

目標達成理論は次に示す9つを主要概念として位置づけています（King, 1981/1985）．これらは，①相互行為（interaction），②知覚（perception），③コミュニケーション（communication），④相互浸透行為（transaction），⑤自己（self），⑥役割（role），⑦ストレス（stress），⑧成長と発達（growth and development），⑨時間（time）と空間（space）（**表Ⅱ-32**）です．9つの主要概念は，すべて先行研究の綿密な検討により明瞭に定義されています．しかし，キングはこのうち「役割」の概念をさらに発展する必要があると考えています．2005年米国インディアナポリスで開催された Sigma Theta Tau International

表Ⅱ-32　目標達成理論の主要9概念

概　念	定　義
相互行為	相互行為とは，人間と環境，人間と人間の間の知覚とコミュニケーションのプロセスであり，目標を目指す言語的，非言語的行動により示される．相互行為を展開する人間は，それぞれ異なる知識・欲求・目標・過去の経験・知覚をもち，それらが相互行為に影響を及ぼす
知　覚	知覚とは，個人が実在をその心のなかに組み立てることであり，それは，人間，対象，出来事を認識することを意味する
コミュニケーション	コミュニケーションとは，情報が人間から人間へと伝達されていく過程である．また，コミュニケーションは，相互行為の情報的要素であり，情報は相互行為の手段である
相互浸透行為	相互浸透行為とは，人間と環境の間で相互に展開される観察可能な行動であり，その相互行為が人間的な相互行為として成立しているか否かに関する価値判断の要素である．相互行為を展開する看護師と患者間に相互浸透行為が行われるとき，目標は達成される
自　己	自己とは，自分の個人的な存在についての自覚，すなわち自分とは誰なのか，また自分とは何なのかという概念を構成する思考と感情の複合体である．自己とは，彼が彼自身のものをよぶことのできるすべてのものの総計である．自己は，とりわけ観念，態度，価値およびかかわりあいのシステムである．したがって自己は，個人の完全な主観的環境である．自己は，経験とその意味を判別する中心である．自己は，すべての人と物からなる外界から区別された個人の内的世界を構成している．自己とは，自分を個別的な存在として知っている個体のことであり，われわれが主体的自己というときにはこれを指している
役　割	役割とは，社会システムにおいて，ある立場を占める人間に期待される行動であり，ある立場に付随する権利と義務の規範を表す
ストレス	ストレスとは，成長・発達・役割遂行の調和を保つために，人間が外界と相互に作用し合う力動的な状態である．相互行為を展開する看護師と患者の両者は，それぞれ異なるストレッサーに直面し，看護師のストレッサーの1つは，勤務時間帯の変更，患者のそれは，感覚の遮断と過負荷である
成長と発達	成長と発達は，分子レベル，細胞レベル，行動レベルにおける人間活動の継続的な変化である
時間と空間	時間とは，将来に向かって進んでいく出来事の連鎖であり，人間の諸機能の律動性に関係する空間とはあらゆる方向に向けての存在であり，空間利用は，文化圏により異なるメッセージを伝達する

［King, I.M.（1981）/杉森みど里訳（1985）．キング看護理論，p.32, pp.180-185, 医学書院をもとに作成］

表Ⅱ-33 目標達成理論の8命題

1. 知覚の正確さが看護師−患者間の相互行為のなかから得られるならば，そこに相互浸透行為が生れる
2. 看護師と患者の相互浸透行為が起こるならば，目標は達成される
3. 目標が達成されるならば，両者の間に満足感が得られる
4. 目標が達成されるならば，効果的な看護ケアが行われる
5. 看護師−患者間の相互行為が相互浸透行為に深まれば，成長と発達の質も高まる
6. 看護師と患者によって知覚された役割期待と役割遂行が一致したならば，相互浸透行為が生じる
7. 看護師と患者，あるいはその両者によって役割葛藤が経験されるならば，看護師−患者間の相互行為にストレスが生じる
8. 専門的な知識と技術をもった看護師が患者に適切な情報を伝達するならば，共同の目標設定と目標達成がなされる

［King, I.M.(1981)/杉森みど里訳（1985）．キング看護理論, pp.185-186, 医学書院をもとに作成］

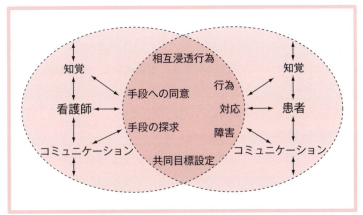

図Ⅱ-9 目標達成理論の図式
［King, I.M.(1981)/杉森みど里訳（1985）．キング看護理論, p.194, 医学書院より引用］

の2年ごとの大会に出席し，お目にかかった際，日本の研究者である筆者らは，「役割」概念のさらなる発展を要請されました．

c. 命題

目標達成理論は，刊行時点に8命題（**表Ⅱ-33**）を提示しています（King, 1981/1985）．それらは，プロセスに関する命題とその結果に関する命題から構成されています．

3 ● 理論の説明

目標達成理論が看護の目標達成と看護師−患者間の相互行為に着眼していることはすでに述べたとおりです．目標達成理論は，この2者間の相互行為に次の6要素が存在したときに相互浸透行為，すなわち，目標を達成できることを示しています（**図Ⅱ-9**）．6要素とは，①行為，②障害，③対応，④共同目標の設定，⑤手段の探求，⑥手段への同意です．

また，看護師と患者の相互行為は両者の知覚とコミュニケーションに影響を受け，知覚の正確さ，コミュニケーションの適切さが目標達成に向け重要であることを強調しています（King, 1981/1985, p.195）．

目標達成理論は，看護師と患者を同じ大きさ，同じ形の楕円を使用し描写します（King, 1981/1985）．これは，目標達成理論が看護師と患者を役割の異なる対等な人間として位置づけているとともに，両者を社会的存在，感情をもつ存在，理性をもつ存在，対

応する存在，知覚する存在，自律的存在，目的をもった存在，行為志向的な存在，時間志向的な存在ととらえる必然性を示しています．著書にこれに関する記載はありませんが，筆者はキング博士との長年に及ぶ交流を通してそれを実感しています．

目標達成理論を適用し，目標達成場面，未達成場面の相違を解明した複数の先行研究（永野・舟島，1996；横山・舟島，1997；Kameoka & Sugimori, 1992）は，目標達成場面の多くが6要素すべてを含んでいる一方，未達成場面が6要素のうち，④共同目標の設定，⑤手段の探求，⑥手段への同意の3要素を含んでいないことを明らかにしました．また，複数の未達成場面において，看護師と患者の両者，もしくはいずれかの知覚が不正確であったことを明らかにしています．これらは，看護の目標達成に向けて，看護師は患者を十分理解すること，患者も自身の状況や患者にかかわる医療従事者に関し理解できるよう支援することが重要であることを示しています．また，患者と相互行為を展開する際，看護師が患者とともに共同目標を設定し，目標達成に向けた手段を探求し，手段に同意し，目標達成に向かって活動を開始することを通して，目標達成が実現することを示しています．

D. 理論のクリティーク

1 ● 一貫性（consistency）

キングは理論を「様々な変数間に内在する関連を評定することにより，ある研究分野の不可欠要素に対し，体系的な視点を提示する相互に関係のある一連の概念，定義，命題によって構成されるもの」（King, 1981/1985, p.179）と定義しています．また，この定義に基づき，目標達成理論は9つの主要概念と定義，8命題を提示し，概念間の関係を明示しています．これらは，目標達成理論が高い一貫性を確保していることを示しています．

2 ● 簡明性（simplicity）

目標達成理論には9つの主要概念があります．そのため，過去にこの理論が複雑であるとの指摘（Tomey & Alligood, 2002/2004）もありました．しかし，個々の概念は見事に整理しつくされており，容易に理解可能です．

一方，目標達成理論は次の点に簡明性を阻害する問題があります．キングは目標達成理論を個人間システム（**図Ⅱ-10**）から導いたと述べています（King, 1981/1985, p.177）．また，看護師と患者の相互行為のプロセスのうち，すべてが観察できるわけではなく，相互行為は直接観察可能であるとしています（King, 1981/1985, p.181）．この看護師と患者の相互行為のプロセスを「知覚」「判断」「行為」「対応」「相互行為」「相互浸透行為」と描写しています．しかし，この過程を構成する「行為」「対応」という用語は，目標達成理論の図式（**図Ⅱ-9**）に表現された相互行為を相互浸透行為に導く6要素の用語「行為」「対応」と重複しています．すなわち，**図Ⅱ-10**の「行為」「対応」と**図Ⅱ-9**の「行為」「対応」の関係が明瞭ではありません．

ただし，この点に関しては，**図Ⅱ-9**の看護師と患者を表す楕円の重複部分が**図Ⅱ-10**の相互行為，相互浸透行為に該当すると理解すると，この疑問は解決します．**図Ⅱ-10**の「行為」「対応」は，両者が相互行為を開始する前の行動であると理解することが妥当でしょう．

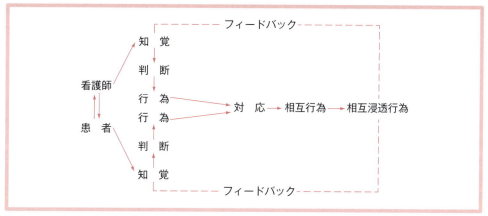

図Ⅱ-10　人間の相互行為のプロセス
[King, I.M. (1971). Toward a Theory for Nursing, New York: John Wiley & Sons, p.92 より；King, I.M. (1981)／杉森みど里訳（1985）．キング看護理論，p.181, 医学書院より引用]

3 有用性（usefulness）

a. 実　践

　目標達成理論が8命題を包含していることはすでに述べたとおりです．2000年，日本の看護師が博士論文として目標達成理論を検証する研究に取り組みました．理論検証のための方法には，経験的検証，個人的体験の記述に基づく検証，実践への活用に基づく検証，批判的推論に基づく検証があります．このうち，前述の検証研究は，経験的検証を採用し，病院に就業する看護師を対象として量的・演繹的に検証しました（亀岡・舟島・杉森，1997；Kameoka, Funashima & Sugimori, 2007）．

　検証した命題は，8命題のうち2命題，「3.看護師－クライエント間相互行為において目標が達成されるならば，両者の間に満足感が得られる」「7.看護師とクライエント，あるいはその両者によって，役割葛藤が経験されるならば，看護師－クライエント間の相互行為にストレスが生じる」です．検証のための理論的枠組みを文献学的方法により構築（亀岡・定廣・舟島，2000）した完成度の高い研究であり，博士論文として高い評価を得ました．

　目標達成理論は米国の看護師が米国の状況を視野に入れて開発した理論ですが，それが日本において検証されたことは，文化的背景や看護師養成教育，看護師がおかれている状況の異なる日本においても有用であることを示しています．

　目標達成理論の観点は，看護の目標達成，目標達成に向けた看護師と患者の相互行為にあることは先述したとおりです．このように，観点が明確であるため，看護実践に明瞭な方向性を提供します．すべての看護師は看護の目標達成に向かっており，その目標達成を導くために現状に何が不足していて，何が充足しているのかを目標達成理論を用いて考えることにより明瞭になります．

　これを裏づけるように目標達成理論をその枠組みとして用い，看護師と患者の相互行為における問題を解明したという報告（永野，1998；横山，1998）を複数検索することができます．

　海外の実践報告も多数存在し，カナダのある病院の看護部が目標達成理論を導入し，看

護実践を展開していることも報告されています（Fawcett, Vaillancout & Watson, 1995）.

b. 研 究

目標達成理論を理論的枠組みにすえた研究も多数実施されています.

たとえば，米国の看護師は，思春期にある女性に経口避妊薬の使用を習慣化するための準実験研究の枠組みとして目標達成理論を活用したことを報告（Hanna, 1993）しています. 結果は，経口避妊薬の使用の習慣化という目標を達成するために6つの要素を加味した相互行為を展開したことが，相互浸透行為，すなわち目標の達成につながったことを示しています.

また，米国のほかの看護師は，目標達成理論の知覚の概念を前提とし，測定用具開発を進めたことを報告しています（Rawlins, Rawlins & Horner, 1990）. この研究は，看護師と患者の知覚の一致が看護の目標達成に不可欠であることに着目し，慢性疾患の児をもつ家族が知覚するニードをアセスメントするための測定用具を開発しました.

さらに，スウェーデンの看護師は，看護理論が看護現象の理解に有用であることを実証するためにアクション・リサーチを行った際，目標達成理論を活用したことを報告しています（Rooke & Norberg, 1988）. アクション・リサーチに参加した看護師たちは，日々の看護実践において問題と感じたり，意味があったと感じたりした状況を記録し，目標達成理論を枠組みとして分析しました. その結果は，目標達成理論が看護現象の理解に有用であることを示しています.

また，キングの看護のための概念枠組みと目標達成理論を基盤に，老年看護学や家族看護学など，さまざまな領域の看護学に関する新たな中範囲理論を開発する研究も進められています. 2007年に出版された"Middle Range Theory Development Using King's Conceptual System"（Sieloff & Frey, 2007）は，米国，カナダ，日本の研究者によるそのような研究を15件紹介しています.

c. 教 育

キングは1986年に著書"Curriculum and Instruction in Nursing"（King, 1986a）を出版しました. この本は，看護学教育カリキュラムの構築と展開に必要な基本的知識や原理を概説するとともに，その一例として，目標達成理論とそれを導き出した概念枠組みをカリキュラムの基盤に，実際にどのようにカリキュラムを構築し，展開するかを紹介しています. これは，キングの理論が，看護基礎教育の基盤として活用可能であることを示しています.

また，米国の看護師は，理論に基づく看護実践の推進に向け，院内教育に目標達成理論を活用したことを報告しています（Messmer, 1995）. 都市部のある大規模病院に勤務する全看護師を対象に，目標達成理論の理解と活用を推進するためのプログラムを実施し，その成果を患者の満足度調査によって評価しました. 結果は，このような院内教育の実施が，看護師の理論に基づく看護実践を推進し，患者の満足度を高めたことを明らかにしました. 目標達成理論の院内教育への活用については，ほかにもいくつかの報告があり（Jolly & Winker, 1995；Rooke, 1995），これらは，看護継続教育においても目標達成理論を活用できることを示しています.

4 ● その他

a．一般性（generality）

　現在，世界各国の看護師が目標達成理論を学習し，看護実践に適用しています．この過程を通して，目標達成理論は，子どもの看護，意識のない患者の看護，精神疾患に罹患した患者の看護にも有用かということが，繰り返し議論されています（Meleis, 2012；Fawcett & Whall, 1995；Carter & Dufour, 1994）．1991年，日本において国際看護理論家会議が開催されたときにも，同様の疑問が提示されました．

　答えは「適用できる」であり，それは，目標達成理論が前述したような人間観を前提とするためです．すなわち，目標達成理論はどのような状況下にあるどのような人々も社会的存在，感情をもつ存在，理性をもつ存在，対応する存在，知覚する存在，自律的存在，目的をもった存在，行為志向的な存在，時間志向的な存在ととらえます．

　また，キングはこれを検証するための研究に取り組んでおり，あらゆる患者への適用が可能であることを示唆する結果を報告しています（King, 1986b）．

b．重要性（importance）

　その理論の重要性を検討するとき，その理論がどのくらいの人々にどのように使用されているのかは，欠くことのできない指標の1つとなります．前述したように，目標達成理論は，国や人種，文化に影響を受けない有用性があり，看護の対象と目的的にかかわる看護師にとって目標達成とそれを導くための相互行為が日常的であるだけに，看護におけるその重要性はきわめて高いと思います．

E．事例で考える── キングの実践への応用

事例⑩ 患者との豊富なコミュニケーションで禁煙を支援

　Jさん，51歳，男性，牛乳販売店経営．過去，何回か禁煙に取り組み失敗した経験をもつJさんは一念発起し，禁煙に取り組むことを決意し，禁煙外来を受診しました．

　禁煙外来の看護師は，再度，喫煙が健康に及ぼす影響などを説明し，Jさんの禁煙願望を強固なものにしました．そして，禁煙の方法を複数提示しながら，どのように禁煙するかをJさんと話し合いました．Jさんはその日が木曜日であったため，来週の月曜日から禁煙したいと申し出ました．そこで，看護師は，その期間をJさんの喫煙行動を解明する期間とし，木曜日から月曜日まで喫煙にいたる状況の記録を提案しました．そして，その記録を持って，月曜日に再度，受診するように勧めました．

　月曜日，禁煙外来に記録を持参したJさんは，看護師とともに，すべての行動が喫煙によって連結されていることを発見しました．また，来客中は喫煙していないことを確認しました．そこで，Jさんと看護師は，相談のうえ喫煙習慣を断ち切る計画を立案しました．

　その際，Jさんは1日に喫煙本数を減少させる方法の選択を申し出ましたが，看護師はそれが行動の変容という観点から無意味であることを説明し，Jさんは承諾しました．また，看護師はニコチンの禁断症状をやわらげながら行動を変容するという観点から，テープとニコチンガムいずれかの使用が有効であることを紹介しました．Jさんは，歯が悪いためテープを選択しました．さらに，看護師は日々の禁煙の状況を克明に記載し，3日後に受診し，徐々に間隔を延長していく提案をしました．これに対し，Jさんは3日に一度の受診は仕事の関係上，

> 実現不可能であることを申し出ました．すると看護師は，3日に一度のメールによる報告と支援，1週間に一度の受診を提案し，Jさんはこれに同意し，実施し始めました．

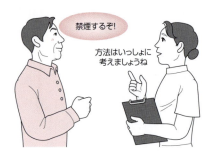

　この事例は看護師が目標達成理論に方向づけられ，看護を展開している状況を如実に表しています．Jさんと看護師の相互行為における障害は，30年に及ぶ喫煙経験，過去数回の禁煙失敗です．看護師は喫煙が健康に及ぼす影響などを説明し，Jさんが喫煙を正確に知覚できるよう支援し，それを通し，共同目標を設定・確認することに加え，強化しています．また，Jさんの意向を尊重しながら，目標達成の手段を探索し，両者がそれに同意し，実施しています．この過程は常に豊富なコミュニケーションに満ちている状況がうかがえます．

●文　献

Carter, K.F. & Dufour, L.T. (1994). King's theory: A Critique of the critiques. Nursing Science Quarterly, 7(3), 128-133.

Fawcett, J.M., Vaillancout, V.M. & Watson, C.A. (1995). Integration of King's framework into nursing practice. In M.A. Frey & C.L. Sieloff (Eds.), Advancing King's Systems Framework and Theory of Nursing, pp.176-189, Thousand Oaks, California: Sage Publications.

Fawcett, J. & Whall, A.L. (1995). State of the science and future directions. In M.A. Frey & C.L. Sieloff, (Eds.), Advancing King's Systems Framework and Theory of Nursing, pp.327-334, Thousand Oaks, California: Sage Publications.

Hanna, K.M. (1993). Effect of nurse-client transaction on female adolescent's oral contraceptive adherence. IMAGE: Journal of Nursing Scholarship, 25(4), 285-290.

Jolly, M.L. & Winker, C.K. (1995). Theory of Goal Attainment in the context of organizational structure. In M.A. Frey & C.L. Sieloff (Eds.), Advancing King's Systems Framework and Theory of Nursing, pp.305-316, Thousand Oaks, California: Sage Publications.

Kameoka, T. & Sugimori, M. (1992). Application to the King's Goal Attainment Theory in Japanese Clinical Setting, Part 2. First International Nursing Research Conference, Proceedings, pp.13-14.

亀岡智美・定廣和香子・舟島なをみ(2000)．King, I.M. の目標達成理論検証に向けた理論的枠組みの構築―患者との相互行為における看護婦・士の目標達成度と満足度の関連に焦点を当てて．千葉看護学会会誌，6(1), 16-22.

亀岡智美・舟島なをみ・杉森みど里(1997)．キング目標達成理論の検証―看護婦（士）の役割葛藤とストレスの関連に焦点を当てて．千葉看護学会会誌，3(2), 10-16.

Kameoka, T., Funashima, N. & Sugimori, M.(2007). If goals are attained, satisfaction will occur in nurse-patient interaction; An empirical test. In C.L. Sieloff & M.A. Frey (Eds.), Middle Range Theory Development Using King's Conceptual System, pp.261-272, New York: Springer.

King, I.M. (1971)/杉森みど里訳(1976)．看護の理論化―人間行動の普遍的概念，医学書院．

King, I.M. (1981)/杉森みど里訳(1985)．キング看護理論，医学書院．

King, I.M. (1986a). Curriculum and Instruction in Nursing: Concepts and Process. Norwalk, Connecticut: Appleton-Century-Crofts.

King, I.M. (1986b). King's theory of goal attainment. In P. Winstead-Fry (Ed.), Case Studies in Nursing Theory, pp.197-213, New York: National League for Nursing.

Meleis, A.I. (2012). Theoretical Nursing; Development & Progress (5th Ed.), pp.229-241, Philadelphia: Wolters Kuwer Health/Lippincott Williams & Wilkins.

Messmer, P.R. (1995). Implementation of theory-based nursing practice. In M.A. Frey & C.L. Sieloff (Eds.), Advancing King's Systems Framework and Theory of Nursing, pp.294-302, Thousand Oaks, California: Sage Publications.

永野光子・舟島なをみ(1996). キング看護理論を用いた看護場面の分析—癌末期患者と看護婦の相互行為場面に焦点を当てて. 第14回千葉県看護研究学会集録, pp.42-45.

永野光子(1998). がん末期患者のQOL向上を目指した看護活動—キング看護理論を用いた目標達成場面の分析を通して. Quality Nursing, 4(11), 920-924.

Rawlins, P.S., Rawlins, T.D. & Horner, M. (1990). Development of the Family Needs Assessment Tool. Western Journal of Nursing Research, 12(2), 201-214.

Rooke, L. & Norberg, A. (1988). Problematic and meaningful situations in nursing interpreted by concepts from King's nursing theory and four additional concepts. Scandinavian Journal of Caring Sciences, 2(2), 80-87.

Rooke, L. (1995). Focusing on King's theory and systems framework in education by using an experiential learning model. In M.A. Frey & C.L. Sieloff (Eds.), Advancing King's Systems Framework and Theory of Nursing, pp.278-293, Thousand Oaks, California: Sage Publications.

Sieloff, C.L. & Frey, M.A. (2007). Middle Range Theory Development Using King's Conceptual System. New York: Springer.

Tomey, A.M. & Alligood, M.R. (2002)/都留伸子監訳(2004). 看護理論家とその業績(第3版), pp.342-364(舟島なをみ訳), 医学書院.

横山京子・舟島なをみ(1997). 看護婦が対応困難とする患者と看護婦の相互行為場面の分析—キングの目標達成理論を用いて. 第15回千葉県看護研究学会集録, pp.16-19.

横山京子(1998). 看護婦(士)が対応困難と知覚する患者への看護実践—キング看護理論による相互行為の分析を通して. Quality Nursing, 4(11), 915-919.

11 アイダ J. オーランド
(Ida J. Orlando, 1926−2007)

看護過程記録（プロセスレコード）による訓練の有効性

池田明子

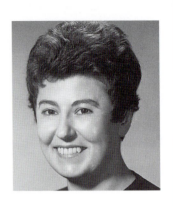

A. 理論家の紹介

　　アイダ・ジーン・オーランド（Ida Jean Orlando）は1947年にニューヨーク医科大学病院の看護学校を卒業しました（表Ⅱ-34，付録図1）．その後，1951年にはセント・ジョンズ大学で公衆衛生看護の学士号を取得し，1954年にコロンビア大学ティーチャーズ・カレッジで精神保健コンサルテーションの修士号を取得しました．1954年から1961年までの8年間，エール大学看護学部に勤務し，そのうち1955年から1958年まで「基礎カリキュラムにおける精神保健概念の統合」プロジェクトの主任調査研究員を務めました．

　　その調査報告書は，1961年に"The Dynamic Nurse-Patient Relationship"（邦訳：『看護の探求』）として出版されました（Orlando, 1961/1964．付録2参照）．

　　その後，オーランドはエール大学大学院で精神保健・精神看護の准教授兼部長を務めました．1962年から10年間，マサチューセッツ州のマックリーン病院で臨床看護コンサルタントを務めながら，自分の研究に基づいた院内教育プログラムを実施し，その成果は，1972年に"The Discipline and Teaching of Nursing Process"（邦訳：『看護過程の教育訓練』）として出版されました（Orlando, 1972/1977）．

　　1972年からの10年間，オーランドは看護コンサルタントとして米国・カナダ全域で講演会や研修会などを開催しました．その後，マサチューセッツ州のメトロポリタン州立病院の看護管理職を経て，1987年に教育・研究担当副部長に就任しました．

B. 理論の源泉

　　オーランドは，コロンビア大学ティーチャーズ・カレッジで精神保健コンサルテーションの修士号を取得したのち，8年間，エール大学で「基礎カリキュラムにおける精神保健概念の統合」プロジェクトの主任調査研究員を務めました．その研究結果がオーランド理論の基盤となっています．

表Ⅱ-34　オーランドの略歴

年月日	略　　　　歴
1926 年 8 月 12 日	誕生
1947 年（21 歳）	ニューヨーク医科大学病院看護学校卒業
1951 年（25 歳）	セント・ジョンズ大学で公衆衛生看護学士号を取得
1954 年（28 歳）	コロンビア大学ティーチャーズ・カレッジで精神保健コンサルテーション修士号を取得
1954-1961 年	エール大学看護学部勤務 1955-1958 年：「基礎カリキュラムにおける精神保健概念の統合」プロジェクトの主任調査研究員
1961 年（35 歳）	"The Dynamic Nurse-Patient Relationship"（邦訳：『看護の探求』）出版
1962-1971 年	マサチューセッツ州マックリーン病院臨床看護コンサルタント
1972 年（46 歳）	"The Discipline and Teaching of Nursing Process"（邦訳：『看護過程の教育訓練』）出版
1972-1981 年	看護コンサルタントとして米国・カナダ全域で講演会や研修会等を開催
1982-1987 年	マサチューセッツ州のメトロポリタン州立病院看護管理職を経て，教育・研究担当副部長
2007 年	逝去（享年 81 歳）

C. 理論の概要

1 ● 理論の観点：対人関係論

　オーランドは，精神保健のコンサルタントの立場から，患者の不安や苦痛を軽減するために，専門職としての看護固有の機能を明確化する必要性を痛感していました．そして，看護師と患者との〈相互作用〉の過程に注目し，互いに影響し合う関係のなかで〈どのように〉患者の不安や苦痛を軽減できるか，その看護師の応答能力のなかに看護の専門性を見出そうとしました．

　オーランドは，すべて患者の行動はそれがどんなものであれ，〈その時その場〉における患者のニードの表現とみなすべきであり，看護師の〈熟慮した行為〉とは，この患者のニードと自分の行為との間にずれがないかどうか，たえず確認しながら行う行為であると強調しています．

　オーランドは看護師と患者との間で直接的な相互作用の生じる場，つまり互いに影響し合う場を〈看護状況〉と名づけ，この〈看護状況〉における患者の不安や苦痛の多くは，不適切な看護ケア（専門職としての看護師の機能が十分に発揮されていない）の結果であると断言しています．

　そして，実際に数多くの不適切な看護ケアの事例（事例11, 12, p.141-142参照）を分析し，〈看護状況〉における看護師の応答能力を高める方法として看護過程記録，いわゆる「プロセスレコード」による訓練の有効性を実証しようとしました．

2 ● 前提，主要概念，命題

a. 前 提

(1) 看護の機能

オーランドは，看護の機能を次のようにかなり幅広い概念でとらえています．

「…自力では負いきれない，あるいは，自力ではもう負いきれなくなってきた心身両面の問題を代わって背負ってあげる，あるいは援助してあげる行為が看護である」(Orlando, 1961/1964, p.14)．

そして，このような一見誰にでもできそうな行為のなかで，〈専門職としての看護に価するものは何か〉を明らかにしようと試みています．

(2) 看護の責務と医師の責務の範囲

オーランドによれば，患者が医学的治療・処置を受けること（医師の責務の範囲）と，患者ができれば独力で自分の身のまわりのことを処理したり，自分で心身両面の安楽を求めたりすること（看護の責務の範囲）との間には純然たる区別があります（Orlando, 1961/1964, p.15)．

したがって，医学的管理のもとにおかれている患者であっても，自分で身のまわりのことが処理でき，自分の健康について自分で考えて行動できるならば，看護の援助を必要としない状態にあるといえます．逆に，医学的管理のもとにおかれていない場合でも，自分で身のまわりのことが処理できなかったり，自分で心身両面の安楽を保てなかったりする状態にあるならば，看護の援助を必要としているといえます．

つまり，看護の目的とするところは，どのように患者の不安や苦痛を和らげることができるかであり，この〈どのように〉というプロセスのなかに，看護の専門性が発揮されるわけです．

b. 主要概念

(1) 看護状況 (nursing situation)

看護師と患者との間で直接的な相互作用の生じる場，つまり互いに影響し合う場を〈看護状況〉と名づけ，この〈看護状況〉における患者の不安や苦痛の多くは，不適切な看護ケア（専門職としての看護師の機能が十分に発揮されていない）の結果であると断言しています．そして，このような〈看護状況〉における患者の不安や苦痛の原因を次の3つの側面からとらえています．

> ①身体上の制約
> ・障害による行動制限
> ・治療上の必要性による制限
> など
> ②医療に対する否定的反応
> ・病状に対する患者の自己流の解釈
> ・治療に対する誤解や不信感
> など
> ③ニード伝達能力の不足
> ・自分の気持ちが表出できない

・自分の意思表示ができない
　　　など

(2) 看護過程 (nursing process)

　オーランドは，〈看護状況〉を次の3つの要素，①患者の行動，②看護師の反応，③看護師の活動に分解し，これらの要素が互いに絡み合っている関係を〈看護過程〉と名づけています．オーランドの〈看護過程〉の概念は，あくまでも看護活動の結果ではなく，患者との相互作用の過程を重視するものであり，〈看護過程〉＝〈問題解決過程〉という一般的なとらえ方とは異なっています．

(3) 看護過程記録 (nursing process record)

　オーランドは〈看護過程〉の3つの要素のなかで，とくに看護師の反応の部分，つまり，①患者の行動の知覚，②知覚によって生じる思考，③思考によって生じる感情，の流れに注目しています．もちろん実際の看護師の反応は，これらの要素が同時に絡み合っているのですが，いわばその部分を拡大してスローモーションでみているわけです．看護師が患者の行動を知覚したとき，考えたり感じたりすることは，〈その時その場〉の看護判断に反映され，看護師の行動を大きく左右します．

　〈看護過程記録〉とは看護過程を振り返り，①患者の行動，②看護師の反応，③看護師の活動の3要素に分けて記録し，看護師の反応の部分について訓練するためのものです．

(4) 状況的葛藤 (situational conflict)

　患者の〈その時その場〉のニードと看護師の機械的な看護活動との間には，ほとんど避けられない葛藤が生じます．オーランドは，これを〈状況的葛藤〉と名づけています．

　単に「医師の指示だから」「時間だから」「患者さんに頼まれたから」というだけでなされる機械的な看護活動は，患者の助けになるどころか，逆に患者のニードとずれた行為を押しつけることによって，患者を苦しめる結果ともなりかねません．

　このような葛藤を生じないためには，まず看護師は患者の言動の意味しているものをはっきり表現できるようにはたらきかける必要があります．

3 ● 理論の説明

　オーランドの理論は図Ⅱ-11に示すような仮説に基づいています．

　「看護過程の成立基盤である〈人と人との相互作用〉の過程は，まずその人の外に現れた行為（言葉・動作・表情・しぐさなど）が，相手の知覚にとらえられる．知覚により思考がはたらき，思考から感情が生じる．そして，このような反応は〈その時その場〉の行為となって外に現れる．とくに怒りや喜びなどの激しい感情は，表情やしぐさ・声の調子などの非言語的行動として表出される．その人の行動はまた相手の知覚にとらえられ，知覚が思考と感情を促し，この反応がその人の行為のなかに表出される，こうして，〈人と人との相互作用〉の過程は，次々と繰り返されていく」(Orlando, 1972/1977, pp.29-31).

　図Ⅱ-11-aは，互いの反応の部分が内に隠れているため，相手の知覚−思考−感情の流れがつかめないまま，外から観察可能な行為だけを知覚して相互作用が展開されていきます．

　一方，図Ⅱ-11-bは，互いの反応の部分が外に現れているため，互いに相手の知覚−思

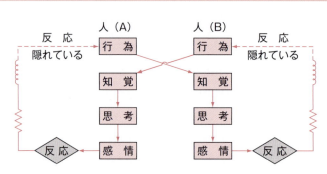

a. 人と人との〈ふれあい〉における反応が隠れたままに作用している行為過程
　各人の知覚・思考ならびに感情は，観察可能な行為からは，直接他の人に知覚されえない．

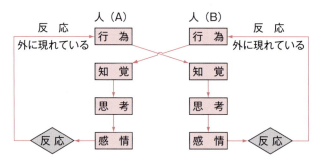

b. 人と人との〈ふれあい〉における反応がはっきり外に現れて作用している行為過程
　各人の知覚・思考ならびに感情は，観察可能な行為を通じて，直接他の人に知覚されうる．

図Ⅱ-11　人と人との〈ふれあい〉における行為過程
［Orland, I. J.（1972）/池田明子・野田道子訳（1977），看護過程の教育訓練，p.30，現代社より引用］

考-感情の流れをつかみながら，相互作用が展開できています．

　オーランドの理論は，〈人と人との相互作用〉の過程は，**図Ⅱ-11-a**ではなく**図Ⅱ-11-b**のように展開されるならば，対人関係が健全に保たれるという精神保健の原理が前提条件となっています．この精神保健の原理を看護師と患者との関係に適用するならば，看護師が自分の反応（自分の知覚-思考-感情の流れ）を意識的に表出し，自分が患者の言動をどのように知覚し，考えたり感じたりしているかを患者に伝えることができれば，患者の側からも看護師の言動に対する反応（患者の知覚-思考-感情の流れ）が表出され，互いの受け止め方にずれがないかどうか確かめることができるわけです．

　オーランドの提唱する看護過程記録（プロセスレコード）は，看護師がこのような確かめの過程を意識的に身につけることによって，患者の反応も自然に引き出されて，患者が〈その時その場〉のニードを表出できるようにするための訓練方法なのです．

D. 理論のクリティーク

1 ● 一貫性 (consistency)

　オーランドの最初の著書『看護の探求—ダイナミックな人間関係をもとにした方法』では「熟慮した看護過程 (deliberated nursing process)」(Orlando, 1961/1964) と定義していた概念を，2冊目の著書『看護過程の教育訓練—評価的研究の試み』では「看護過程規律 (nursing process discipline)」(Orlando, 1972/1977) と再定義しています．オーランドは，このように看護過程を「熟慮するもの」から「規律あるもの」へと修正することによって，看護過程を身につけるための教育訓練の必要性を強調しており，患者との相互作用のなかで，看護師の反応（患者の言動を知覚し，考えたり感じたりしたこと）の部分を訓練することの重要性を一貫して主張しています．

2 ● 簡明性 (simplicity)

　オーランドの理論は，「理論の説明」でも示した「対人関係における精神保健の原理」が前提条件となっており，かなり単純化されていて簡明です．

　オーランドは，実際に数多くの不適切な看護ケアの事例を分析し，患者の不安や苦痛の多くは，不適切な看護ケア（専門職としての看護師の機能が十分に発揮されていない）の結果であると推測しています．そして，看護師の応答能力を高める方法として看護過程記録，いわゆる「プロセスレコード」による訓練の有効性を実証しようとしました．

3 ● 有用性 (usefulness)

a. 実　践

　オーランドの看護理論の看護実践への貢献は，とかく結果の良し悪しだけが問われがちであった看護活動のなかで，患者と直接的に影響し合う関係のなかで行われる看護のプロセスに注目し，看護する過程，つまり「ナーシングプロセス」を重視する視点を浸透させたことです．

　いわゆる看護過程については，「問題解決の過程」というとらえ方が一般的な傾向のようですが，オーランドの看護過程は，あくまでも患者との相互作用の過程に焦点を当てているのです．いわゆる看護過程の概念との混乱を避けるために，オーランドの看護過程は，「看護状況」と名づけたほうがよいのではないかともいわれています．

b. 研　究

　オーランドは看護過程規律（訓練によって身につけた看護過程）の有効性を立証するために7年間にわたる大規模な研究プロジェクトを展開しました．まず1つの過程規律が定式化され，訓練プログラムのなかでこの過程規律の有効性が評価されました．次に実際の患者とのかかわりについての過程記録（プロセスレコード）を用いて，訓練を受けた看護師（対象群）と受けていない看護師（実験群）との比較研究を行い，過程規律の有効性を立証しようと試みました．

　この研究報告は "The Discipline and Teaching of Nursing Process"（邦訳：『看護過程の教育訓練』）として出版されました．

この過程規律の有効性は，オーランドの教えを受けたエール大学の大学院生などの研究によって立証されています．そして，この過程規律の活用は，患者と看護師との関係に限らず，シュミーディング（Schmieding, 1984）によって，看護管理者とスタッフなどとの関係にまで広げられることも立証されました．

なお，フォルチャック（Forchuk, 1991）によるペプロウの対人関係論との比較研究など，興味深い研究も行われています．

c. 教　育

オーランドの「プロセスレコード」による訓練のねらいは，〈看護状況〉という看護師と患者との相互作用の生じる場を，①患者の行動，②看護師の反応，③看護師の活動の3要素に分け，そのなかで〈看護師の反応〉の部分に着目し，これをさらに，①患者の行動の知覚，②知覚によって生じる思考，③知覚や思考によって生じる感情に分けて記録することによって，患者との相互作用の過程を分析し，専門職としての応答能力を高めることにあります．

この「プロセスレコード」による訓練は，わが国でも広く看護学生の実習などに導入されていますが，残念ながら，過程規律（訓練によって身につける過程）というオーランドの意図が十分に理解されているとはいいがたいのが現状です．つまり，学生に「プロセスレコード」を書かせる前に，まず教師自身が過程規律を身につける必要があるという原則が忘れさられているのではないかと危惧されます．

4 ● その他

a. 一般性（generality）

オーランドの理論は，〈人と人との相互作用〉の過程が，**図Ⅱ-11-a**ではなく**図Ⅱ-11-b**のように展開されるならば，対人関係が健全に保たれるという精神保健の原理が前提条件となっています．オーランドは患者と看護師との相互作用に限って適用していますが，この原理は広く職場の人間関係・家族関係・友人関係など，互いに影響し合う関係にも応用できるものです．また，訓練によって身につける「過程規律」の方法も，看護に限らず，ほかの専門分野にも適用できるものです．

b. 重要性（importance）

オーランド理論の影響力の大きさは，米国内はいうに及ばず，最初の著書の出版と同時に数ヵ国に翻訳出版されたことからもうかがえます．とりわけ日本への影響として特筆すべきことは，日本で戦後初の看護教育カリキュラム改正（1968年）の際に，患者との相互作用を重視するオーランドの看護論は，ヘンダーソン（Henderson）のニード論とともに「看護学総論」を支える重要な柱となり，看護教育の歴史的発展にも多大な貢献をしていることです．

E. 事例で考える ── オーランドの実践への応用

事例 11　便器を何度も要求するKさん

　63歳の女性患者Kさんは，30分ごとにブザーを鳴らし，そのたびに「便器をもってきてください」と頼んでいました．看護師たちは，そのたびに便器をもっていきましたが，排尿のあるときもあるがまったくないときもあるといった状態が続きました．そこで，ある看護師は，Kさんに便器を当てながら「あなたのお小水の回数は，普通より少し多いようですが，出るときと出ないときがありますね．どうしてでしょうかねえ」と問いかけてみました．するとKさんは，「私，イライラすると，いつもトイレに行きたくなるのです．実は，私，心配していることがあるんです．自分は悪性の病気にかかっているのではないかと不安なのですが，お医者さんは検査の結果について何もおっしゃってくれません．たぶん，私をがっかりさせたくないからでしょう．悪性の病気でないのだったら，すぐ私に結果を伝えてくださるでしょうからね」と話してくれました．

　看護師は，検査結果はまだ出ていないし，診断も確定していないことをKさんに説明したあと，「まだ，イライラしますか」とたずねたところ，Kさんは「いいえ，もう大丈夫です．ここに来て多くの検査を受けましたが，いっこうに検査結果を教えてもらえないものですから，私，すっかり思いつめていたんです．おかげさまで，安心して検査の結果を待つことができますよ」と語りました．その後，Kさんは何度も便器を頼むことはなくなりました．

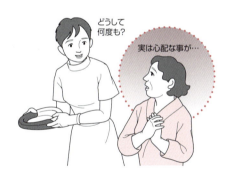

　この事例は，患者の不安が自分の受けている医療に対する「誤解や自己流の解釈」から生じていた例です．このように患者の不安や苦痛の原因は，自分の病気や診断・治療，入院環境，医療者の活動・責務などに関する理解不足によることが多いのです．この事例の看護師は，何度も便器を要求する患者の援助をしながら自分の疑問を患者に投げかけ，「どうしてでしょうかねえ」と患者といっしょに原因を探り，患者の誤解（病気に対する受け止め方）を訂正することができています．

> **事例 12　看護師に命令するLさん**
>
> 　Lさんは60歳代の女性．両脚の麻痺のため看護師に排泄の世話を受けていました．Lさんは「この便器をはずして」といつもの命令口調で言いました．看護師は前と同じような怒りを感じましたが，ぐっと抑えながら，深いため息まじりに「はい」と答えました．Lさんは「紙をとってちょうだい．私はここを拭くから，あなたはそちらを拭いて」とまた命令しました．
> 　看護師が言われたとおりに拭こうとすると，Lさんはさらに「よく拭いてよ．そこはしめっているから，よく，しめりをとってよ」と言いました．そんなにしつこく言われなくても，それくらいのことはちゃんとやれるのに…と看護師は腹が立ち，ついにたまらなくなって，「あなたにこうしなさい，ああしなさいと言われれば言われるほど私は腹が立ってきます．私が何もできないとでも思っているのですか？　だからこんなにひっきりなしに命令するのですね」と言いました．Lさんは，目に涙をため，声をふるわせながら，「ドアをしめて！　いままで隠していたことを話しましょう」と言いました．
> 　Lさんの話というのは，背中に褥瘡ができたときの苦しい体験でした．麻痺のために3年間も寝たきりの状態にあり，最初の年に褥瘡のために死ぬような思いをしたこと，当時，看護師さんたちも忙しくて，排泄のあと十分に拭いてくれなかったため，背中のほうまでじめじめしてつらかったことを話しました．
> 　それを聞いて看護師は，「わかりました！　それで褥瘡ができないようにと，口やかましくおっしゃっていたのですね．このことをほかの看護師たちにも話してよろしいですか．誰も，あなたの背中に褥瘡をつくったりしたくないでしょうから」と言いました．Lさんは，「ええ，そうしてください．おかげで少し気持ちが楽になりました」と言いました．
> 　その後，Lさんの命令的な言動はピタリとなくなりました．看護師たちも「まったく信じられないわ．あの患者さんはまったく別人のようになってしまったみたい」と驚くほどでした．

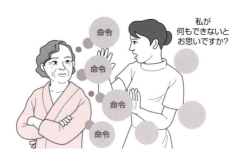

　この事例では，看護師が口やかましく命令するLさんに対する怒りを抑えつけたまま援助していたので，看護師の怒りもLさんの不安もますます高じるばかりでした．そこで，看護師は自分の怒り（患者の言動に対する自分の解釈）を質問の形で率直に伝えることによって患者の反応を引き出し，患者の口やかましい言動の理由を理解することができました．もし，この看護師が自分の怒りを抑えつけたままであったなら，患者は「私は褥瘡ができないように必死で努力しているだけなのに，なぜ看護師さんは怒っているのだろうか」と看護師への不信感を増強する結果ともなりかねなかったでしょう．

● 文　献

Forchuk, C. (1991). A comparison of the works of Peplau and Orlando. Archivs of Psychiatric Nursing, 5(1), 38-45.

池田明子(1980)．プロセスレコードのもつ意味．「看護記録ハンドブック」最新看護セミナー，pp.213-255，メヂカルフレンド社．

池田明子(1984)．看護理論を看護の場で応用するために（その1）オーランドの提唱する"看護"と"看護過程"について．月刊ナーシング，4(4)，118-128．

池田明子(1986)．オーランドの看護理論におけるコミュニケーション，看護MOOK No.17, 看護理論におけるコミュニケーションの位置づけ，pp.50-51，金原出版．

池田明子(1990)．オーランドの力動的患者—看護婦関係論．看護MOOK No.35, 看護理論とその実践への展開，pp.36-41，金原出版．

池田明子(2015)．アイダ・ジーン・オーランド．看護理論家の業績と理論評価（筒井真優美編），pp.198-208，医学書院．

Orlando, I.J. (1961)/稲田八重子訳(1964)．看護の探求—ダイナミックな人間関係をもとにした方法，メヂカルフレンド社．

Orlando, I.J. (1972)/池田明子・野田道子訳(1977)．看護過程の教育訓練—評価的研究の試み，現代社．

Orlando, I.J. (1990). The Dynamic Nurse-Patient Relationship, New York: National League For Nursing, publication no.15-2341.

Schmieding, N. (1984). Putting Orlando's theory into practice. American Journal of Nursing, 12, 759-761.

Schmieding, N. (1988). Action process of nurse administrators to problematic situations based on Orlando's theory. Journal of Advanced Nursing, 13, 99-107.

12 ジョイス・トラベルビー
(Joyce Travelbee, 1926-1973)

病気や苦難の体験のなかに
意味を見出す「人間対人間の看護」

岡谷恵子

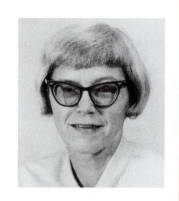

A. 理論家の紹介

　ジョイス・トラベルビー（Joyce Travelbee）は1926年に生まれ，1973年に47歳の若さで急逝しました（**表Ⅱ-35**）．彼女は精神科看護を専門とする看護教育者であり，看護理論家です．

　トラベルビーが看護学を学んだ1940年代後半から50年代後半は，第二次世界大戦が終了し，医療需要が増大するなかで，看護師が質的にも量的にも不足していた状況を，看護教育を充実させることで対応しようという気運が高まっていた時代でした．1947年には戦後初のICN大会が米国のアトランティックシティで開催され，また，1948年にはエスター・ブラウン（E.L. Brown）が『これからの看護』（一般には「ブラウンレポート」として有名）を出版しました．ブラウンレポートは，病院附属の看護学校を主体としたそれまでの看護教育から，社会の保健医療ニーズに対応できる専門職レベルの看護師の必要性を強調し，看護教育の高等教育化の方向を強く主張していました．このような時代に看護教育を受けたトラベルビーは，自らの理論のなかで，看護師を「専門実務看護師」と称し，より専門的で体系的な教育を受けた看護師として位置づけています．

　トラベルビーの専門分野であった精神科看護は，1952年にペプロウ（Peplau）が『人間関係の看護論』を著したことにより，人と人の関係を重視した看護ケアを実践しようとする看護師たちによって，とくに看護教育においてよく学ばれるようになりました．米国で最初に創設された看護学の大学院も精神科看護分野であったことがそれを証明しています．ペプロウやオーランド（Orlando）の人間関係に焦点を当てた看護の考え方は，トラベルビーに多大な影響を与えたと思われます．オーランドはトラベルビーがエール大学で教えを受けた教員の一人でした．

　トラベルビーは，1966年に最初の著書である"Interpersonal Aspects of Nursing, First Edition"を著し，1969年に2冊目の著書"Intervention in Psychiatric Nursing, Process in the One-to-One Relationship"を出版しています．その後，トラベルビーは自身の理論を発展させて，"Interpersonal Aspects of Nursing, Second Edition"を1971年に出版しました．同書は翻訳されて『人間対人間の看護』（訳：長谷川浩，藤枝知子）として1974年に出版されています．トラベルビーは，看護の援助は常に人との関係性の中で行われるものである

表Ⅱ-35　トラベルビーの略歴

年	略　歴
1926 年	誕生
1946 年（20 歳）	ニューオーリンズのチャリティ病院附属看護学校を卒業
1952 年（26 歳）	ニューオーリンズ，デポール病院看護学校で精神科看護の専任講師（看護教育者としての始まり）
1956 年（30 歳）	ルイジアナ州立大学で看護学士号を取得．ルイジアナ州立大学で学ぶかたわら，チャリティ病院看護学校，ルイジアナ州立大学，ニューヨーク大学，ミシシッピー大学でも精神科看護学を教える
1959 年（33 歳）	エール大学で看護学修士号を取得
1966 年（40 歳）	"Interpersonal Aspects of Nursing, First Edition" を出版
1969 年（43 歳）	"Intervention in Psychiatric Nursing, Process in the One-to-One Relationship" を出版
1970 年（44 歳）	ニューオーリンズのオテル・デュー看護学校のプロジェクト・ディレクターに任命，精神科看護科長
1971 年（45 歳）	"Interpersonal Aspects of Nursing, Second Edition"（邦訳：『人間対人間の看護』）を出版
1973 年	フロリダで博士課程に入学して学び始めるが，志半ばで同年の暮れに急逝（享年47 歳）

から，対人関係に関する知識を深め，技術を磨けばよりいっそう対象者のニーズを満たすことが可能になるという信念をもっていました．そのため，同書は看護学生や看護者が援助的関係を効果的に構築するための助けとなるものとして書かれています．したがって，理論というより看護実践においてどうすれば対象を深く理解し，ニーズを的確に把握し，援助関係を確立できるかといったことに主眼をおいて，実践的な方法を提示しています．トラベルビーは，同書の出版の2年後に亡くなってしまったので，自分の考えを精錬し，発展させる機会は失われてしまいましたが，看護が人との関係性の中での援助であるという本質的要素は普遍であるため，「人間対人間の看護」という彼女の考えは，他の理論家たちの看護理論の中で発展し，息づいていると思われます．

B. 理論の源泉

　トラベルビーの看護理論は，フランクル（Frankl），メイ（May），ヤスパース（Jaspers）などの考え方に強く影響を受けています．トラベルビーは病気や苦難のなかに意味を見出すように患者を援助するという実存哲学的な看護師と患者の関係論を展開していますが，このような考え方は，精神科医であり，ドイツのユダヤ人強制収容所から生還したフランクルの影響を強く受けていると思われます．

　フランクルは「ロゴセラピー」という心理療法を開発し，フロイト（Freud）の精神分析に対し，実存分析を創始しました．フランクルは自らのユダヤ人強制収容所での生活体験を通して，人間はどんな苦悩のなかにあっても苦悩する意味，死ぬ最後の瞬間にいたるまで生きる意味や存在する意味が与えられていると考えました．フランクルは，人生や生活に何の目的も認めない人は，その人の存在の意味がその人のなかから消えてしまい，同時にがんばる意義もなくなってしまう．そんなとき，人生の意味についての問いの観点を転換することが必要であると説いています．人生から何が期待できるかが問題なのではな

146 第Ⅱ章 各論——看護理論21の理解と実践への応用

く，むしろ人生が何をわれわれから期待しているかが問題であるとして，人生の意味の問題に正しく答えることの重要性を説いています（Frankl, 1947/1961, pp.182-183）.

実存分析は，人間の努力は多くの価値を実現するためであり，個々人がどんな意味と価値を実現しようとしているのかという立場から，人間の存在の意味を明確にしようとする心理療法の1つです．トラベルビーは，病気や苦難のなかに意味を見出すように人々を援助することが看護の本質と考えたわけですが，この点に実存哲学的な見方が強く表れています.

C. 理論の概要

1 ● 理論の観点

トラベルビーの看護理論は，看護師と患者がそれぞれ個別の人間としてかかわることを看護の基盤ととらえ，人間関係に焦点を当てた理論です．理論の基本的な前提は，看護師は「看護師−患者」関係ではなく，人間対人間の関係を確立するように努力すべきであるということです．この関係は援助的関係であり，看護の目的を達成するための手段としてとらえられています．したがってトラベルビーは，看護師が援助的関係を確立し，維持するために必要な能力や知識について具体的に論じています.

また，トラベルビーの看護理論は，実存哲学の影響を強く受けており，「人間の体験のなかの，その人にとっての意味」を見出すように援助することが看護の目的として強調されています．「体験の意味」を見出す援助では，支援者・支持者としての看護師の役割に力点がおかれ，看護師自身が病気・苦難・死についてもつ信念が看護ケアの質を決定する重要な要因であると主張しています．人間について，そして体験のなかの意味を理解するために，看護師自身がどうあるべきかということについてかなり詳しく言及している点は，トラベルビーの理論の特徴の1つと思われます.

トラベルビーはさまざまな概念について詳細に説明していますが，その背景には，看護師は問題への体系的知的アプローチを有し，かつ利用しなければならない，という彼女の強い信念があります．つまり，看護師は科学的概念や原理を理解し，これらを看護実践に適用する能力をもたなければならないという考えです.

2 ● 前提，主要概念，命題

a. 前 提

トラベルビーは，人間対人間の関係を確立し，維持するのは看護師の仕事であると強調しています．人間対人間の関係は偶然に起こるのではなく，看護師が看護を必要とする人たちと相互作用を営みながら日々築き上げていくもので，看護師は意識的に，知識と人間への理解をもって関係を確立します.

b. 主要概念と命題

トラベルビーの理論の中心概念は〈人間対人間の看護〉ということです．看護における人間対人間の関係は，看護師という一人の人間と，看護ケアを必要としている個人との間の1つの体験または一連の体験を意味します．この関係の主要な特色は個人の〈看護上のニード〉が満たされるということです.

トラベルビーは，人間対人間の関係が確立されるまでに先行する4つの相互関連的な位

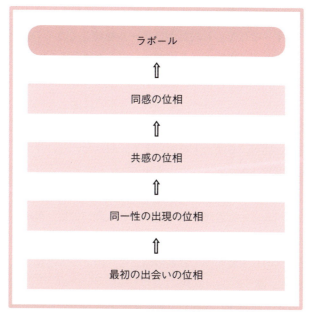

図Ⅱ-12 人間対人間の関係の確立にいたる位相
［Travelbee, J. (1971)/長谷川浩・藤枝知子訳(1974). 人間対人間の看護, pp.191-232, 医学書院を参考に筆者作成］

相を明らかにし，これらの位相を通り過ぎてから，関係が最高位に発展して，最終的に〈ラポール〉という関係性が確立されると説明しています．人間対人間の関係の確立にいたる4つの位相を図Ⅱ-12に示します．

(1) 最初の出会いの位相
出会った人が互いに，その人を観察し，推論を発展させ，価値判断をする段階．

(2) 同一性の出現の位相
看護師と看護を受ける人がつながりを確立し，互いにそれぞれを一人の独自な人間として見始める段階．

(3) 共感の位相
他者の一時的な心理状態に入り込んで，他者の内的体験を，表面的行動をこえて悟り，正確に感じることができる段階．

(4) 同感の位相
共感のプロセスから生じ，共感をこえた段階で，苦悩を和らげたいという基礎的な衝動や願望があるのが特徴．

(5) ラポール
看護師と看護ケアを受ける人との関係性を焦点とするトラベルビーの理論においては，ラポールは「すべての看護師の努力の終着点」といわれ，ラポールを実現するためには，看護師は一貫して病人の苦悩の緩和のために活動するということが必要です（Travelbee, 1971/1974, pp.223-225）．

ラポールは看護師と看護ケアを受ける人が互いに知覚し合い，互いに対して行動し合う方法であり，両者にとって相互に大切で意味深い体験を共有しているような関係性を意味します．トラベルビーはラポールを，人間性を愛することや愛との同義語でもない，単な

る温かい親切な感情でもない，また，抽象的なものではなく現実的な体験であると指摘しています．そして，看護師がラポールを確立できるのは，「病人を援助するのに必要な知識と技能を有しているからであり，病人の独自性を知覚し，それに反応し，その真価を認めることができる」(Travelbee, 1971/1974, pp.231-232)からであると述べています．

トラベルビーはラポールについて「本当に他人を世話し配慮する能力，つまりケアの本質を看護場面での活動に移す能力がラポールの中核である」(Travelbee, 1971/1974, p.232)と述べ，心から人を助けよう，助けたいという気持ちのありようが関係性の確立に重要であることを示唆しています．

c．人間，健康，看護の定義

トラベルビーは看護理論を構成する人間，健康，環境，看護という4つのメタパラダイムに関して，人間，健康，看護については詳細に説明していますが，環境については明確な記述はありません．これらの概念は次のように定義され，説明されています．

(1) 人　間

トラベルビーは，人間を「独自的でとりかえのきかない個体，つまり，過去に生きていた人びと，あるいはこれから生きるであろう人びとと，似てはいるが同じではありえない，この世界における一度だけの存在者」(Travelbee, 1971/1974, p.34) と定義しています．

人間の独自性が強調され，人間には一人ひとり完全な独自性があり，その人独自のしかたにおいて異なっていると考えられています．もちろん人間はすべての人が同一の基本的ニーズをもっていますが，ニーズの強さや激しさは人によってさまざまで，ニーズの表し方も異なります．また，トラベルビーは人間を相反する2つの側面を同時に有する複雑な存在としてとらえています．たとえば，たえず選択と葛藤に直面させられる矛盾の創造物，理性的・論理的にもかかわらず非理性的，非論理的な思考も示す存在，他人を知る能力をもっているが決して他人を完全に理解できない個体といった具合です．人間は常に生成，進化，変化のプロセスにあり，過去を想い起こし，未来を予想する能力は人間に独自のものであるととらえています(Travelbee, 1971/1974, p.35)．

(2) 健　康

トラベルビーは，健康を「主観的健康」と「客観的健康」という2つの異なる基準で説明しています．主観的健康は，「自分の身体的・情緒的・精神的状態について，それぞれの人が受け止めるとおりの評価に一致するもの」(Travelbee, 1971/1974, p.7)です．一方，客観的健康は「診察・臨床検査による測定，教会指導者や心理相談員による評価などで識別できる病気・不具・欠陥の欠如」(Travelbee, 1971/1974, p.8)です．つまり客観的健康は身体的・心理的・精神的側面が社会の正常範囲とするなかにあるとき，その人は健康と判定されます．健康は本人が健康だと思っていても，医者から病気を指摘されることもあるように，主観的評価と客観的評価が異なることがあるというのがトラベルビーの見方です．したがって大切なことは，その人が自分の健康状態をどう認識しているかということです．トラベルビーの健康の概念は，人間体験としての病気や苦難と密接に関係しています．

トラベルビーの著書の「健康」に関する章に，今日の医療で強調されている「病気の予防」に関して興味深い記述があります．トラベルビーは「病気の原因についての知識が増えて普及するにつれ，医療や看護においては予防が優先領域になる」(Travelbee, 1971/

1974, p.9)と述べ，健康の維持と病気の予防の重要性を示唆しています．また，将来において「大多数の専門看護師[*]は地域社会の保健医療機関，クリニック，総合保健医療センターで働き，病院は緊急医療のための集中的ケアを要する病人や大きな外科的処置を要する人たちのためのものになろう」(Travelbee, 1971/1974, pp.9-10)と，まるで現在の日本の医療改革の方向を見越したような考えを示しています．

（3）看　護

トラベルビーは，看護の目的から，看護を「病気や困難な体験を予防し，あるいは，それに立ち向かうように，そして必要なときにはいつでもそれらの体験の中に意味を見つけ出すように，個人や家族，あるいは地域社会を援助することである」(Travelbee, 1971/1974, p.18)と定義しています．

トラベルビーは，看護は常に人々とかかわりをもっているので〈対人関係のプロセス〉であると述べていますが，ここでいう対人関係は「人間対人間」の関係を意味し，看護師と患者としてではなく，互いに相手を独自の人間として知覚し合うところから生まれる関係です．トラベルビーは，看護師が対象を「患者」としてみることは，唯一無二の個として人間をみることにはならないと考え，看護師-患者関係ではなく，人間対人間の関係であることを強調しています．関係を確立する最大の理由は，看護の目的を遂行するためです．

人間対人間の関係は看護を実現するための手段であり，この関係によって看護の目的が達成されるのです．

d．その他の概念の定義

トラベルビーの看護理論を構成している概念として，患者，看護師，病気，苦難，病気や苦難への反応，希望，コミュニケーション，人間対人間の関係があります．これらの概念の定義と説明を**表Ⅱ-36**に示します．

3 ● 理論の説明

トラベルビーは，彼女の根源的な疑問である，看護の神髄とは何か，ほかのどんな保健医療従事者も提供しないもの，あるいは提供できないもので，看護が人々に提供しなければならないものは何かを追求し，「人間対人間の看護」という理論を構築しました．トラベルビーは終始，看護が何をすべきか，看護師は何をする者かという視点から理論を説明しようとしています．また，看護の定義にみられる，病気や苦難の体験のなかに意味を見出すように人々を援助するという実存哲学的な考え方は，トラベルビーの信念や哲学と合致しており，理論の基本として一貫しています．看護の本質をどうとらえているかについては明確ではありませんが，著書を読むと，「世話」と「配慮」が重要な概念であることが推察できます．これは，トラベルビーの看護理論よりもあとに出現したケアリングの概念に通じるものと考えられます．

トラベルビーの理論で興味深いのは，1960年代の終わりごろに，彼女はすでに病気の多くは治癒しないものであるので，「多くの人々は慢性的な疾患を持ったまま生きることを学ばなければならない」(Travelbee, 1971/1974, p.12)ということを指摘している点で

---

[*] ここでいう「専門看護師」は日本の専門看護師とは異なる．当時の看護助手や准看護師と，看護学校で正規の看護教育を受けた看護師を区別して用いたものと思われる．

150　第Ⅱ章　各論——看護理論21の理解と実践への応用

表Ⅱ-36　概念の定義

概念	定義
患　者	患者という用語は1つのレッテルであり，カテゴリーである．実際には患者は存在しない．確かに必要な援助ができるような，他人からのケア・サービス・援助を求めているところの，個人としての人々（Travelbee, 1971/1974, p.45）．トラベルビーの看護理論では，看護の対象者を「患者」としてくくるのではなく，一人の人間としてみることを主張している
看護師	看護師は一人の人間であり，すべての人々の人間条件を共通に分かちもっている．一方，看護師は一群の専門化した知識と，病気の予防・健康の回復・病気における意味の発見・最高の健康維持などのために，その知識を活用する能力をもっている（Travelbee, 1971/1974, p.56）．看護師は変化に深くかかわっており，いつも他人を変えたり他人に影響を与えたりすることを願っている．看護師は変化を起こす行為者である（Travelbee, 1971/1974, p.4）
病　気	病気（illness）は1つの分類（カテゴリー）である（Travelbee, 1971/1974, p.74）．トラベルビーは，病気の基準として身体や精神の不健康な状態，疾患という定義を用いているが，病気そのものよりも，病気の体験や病気に対する病人の知覚や反応に焦点を当てている
苦　難	苦難は，強度・持続・深刻さの点でさまざまに変わる体験で，不快感情であり，単なる過渡的な心理的・身体的・精神的不快から，極度の苦悶と苦悶の彼方の諸相，つまり絶望的な「無配慮（not-caring）」の悪性の位相，「無感動的無関心（apathetic indifference）」の終末的位相までにわたっている（Travelbee, 1971/1974, p.89）． 絶望的無配慮は「援助もされず苦難がやむこともなく，長い間あまりにも強く，心理的，身体的，精神的に痛みをうけるときに体験される」．無感動的無関心は「絶望的無配慮の段階を過ぎると起こる状態で，生きる意志を失っている状態．このとき人は，誰も自分を助けることはできないし，助けないであろうと信じている」（Travelbee, 1971/1974, p.89）
病気や苦難への反応	トラベルビーは病気や苦難への人々の反応の様式について述べている．反応はすべて非常に個人的で一般化することは困難としたうえで，ほとんどの反応は「どうして私に」という反応と，「受容反応」という2つのタイプに分類される． トラベルビーは，反応の段階として明確に述べているわけではないが，理論からは次のような段階を経て，受容にいたると考えられる． 「どうして私に」という反応→非難→当惑→抑うつ→切望→自己憐憫→受容反応（Travelbee, 1971/1974, pp.93-104）
希　望	希望は，目的到達あるいは目標達成の欲望によって特徴づけられた精神状態であり，その目的は，欲望または探求することは得られるものであるといった期待に結びついており，人間は希望のおかげで，分離・悲劇・失敗・倦怠・孤独・苦難などの困難で切迫した状況に立ち向かえる（Travelbee, 1971/1974, p.110）．希望は未来志向的であり，いつも人々の援助に期待することと，個人的体験から得た主観的知識に関連している． トラベルビーは，希望と依存および信頼は深く関係していると述べている．人間は生きていくためには他者の助けや協力が不可欠であり，希望はいつも他人からの援助の期待と関連している．したがって希望をもっている人は他人からの助けを受容しているという点で依存的状態といえる．また，他者に助けを求めるという行為の前提として，自分自身および他者への信頼が不可欠であり，実存哲学的な見方において，希望は重要な概念といえる
コミュニケーション	看護師が人間対人間の関係を確立することができるようにし，そのことによって看護の目的を実現させるプロセスである．コミュニケーションは行為であり，相互的なプロセスであり，看護場面において変化をもたらす道具である（Travelbee, 1971/1974, pp.131-132）． トラベルビーは一人の病人とのあらゆる相互作用が看護師に個人を理解し，ニードが何かを確かめ，満たす機会を与え，それによって人間対人間の関係が確立して看護の目的が達成されるので，相互作用における看護師の行動や活動が看護の成果を左右すると主張している．したがって，トラベルビーの理論の主要な仮定として，「看護の目的にかなうような方法で，病人との相互作用を意図的に計画し，監督し，指導することが専門実務看護師の職務である」（Travelbee, 1971/1974, p.131）と述べている
人間対人間の関係	人間対人間の関係は基本的に，「看護師とその看護を受ける人との間の，一つの体験あるいは一連の体験である．この体験の主要な特色は，個人あるいは家族の看護上のニードが満たされるということ」（Travelbee, 1971/1974, p.180）であり，この関係は，偶然に起こるわけではなく，専門実務看護師が目的的につくり，維持するものである．人間対人間の関係は，看護師と看護を受ける人とが，先行する4つの位相を通り過ぎてから，ラポールという関係性を確立する．4つの位相は，最初の出会いの位相，同一性の出現の位相，共感の位相，同感の位相である（Travelbee, 1971/1974, p.174）． トラベルビーは，人間対人間の関係では看護師と看護を受ける人の両者がニードを満たすという点が重要であり，意味があると述べ，看護師も一人の人間として要求をもつと主張しているところはユニークである

す．これは，のちのオレム（Orem）のセルフケア不足看護理論や自己決定といった考え方に通じるものがあります．

　トラベルビーは，病気と共存して生きていかなければならないからこそ，人々が病気や苦難，障害といった体験のなかに意味を見出すことができるように支援することを看護の目的にしたとも考えられます．彼女は人々が意味を見出すよう援助することは「専門職としての看護の困難な課題であるが，回避することができないし回避してはいけないことである」（Travelbee, 1971/1974, p.13）とその重要性を強調しています．

　トラベルビーは，人間対人間の関係を確立し，維持する責任を有する専門実務看護師についても言及しています．専門実務看護師は，専門的な教育を受け，体系的知的アプローチと治療的な自己利用の能力を有しています．体系的知的アプローチとは問題解決の論理的思考法，すなわち看護を実践する際に概念や原理を利用する能力を意味していますが，一方，治療的な自己利用とは自分自身を意識的に十分に自覚して治療的に利用するという能力を意味しています（Travelbee, 1971/1974, pp.20-23）．自分自身を治療的に利用することは，技（art）であり，科学であり，単なる親切心とは違います．治療的に自己を利用するということを一言でまとめると，それはかかわり（commitment）と是認（affirmation）を指します（Travelbee, 1971/1974, p.25）．

　対人関係を確立することを通じて看護の目的を達成するという人間関係に焦点を当てた看護論では，看護師自身のパーソナリティが看護活動に影響を及ぼすという考えに立脚することは容易に想像できますが，トラベルビーはさらに踏み込んで，意識的に自分自身を看護ケアにおいて治療的に利用することを推奨しています．

D. 理論のクリティーク

1 ● 一貫性（consistency）

　トラベルビーの看護理論は，多くの概念で構成されています．それらの概念は定義され，説明されていますが，それぞれの概念間の関係については明確になっていません．トラベルビーは人間対人間のかかわりを重視し，「看護師」や「患者」という概念はカテゴリーであり，そのような概念で対象をひとくくりにしてみることはステレオタイプと考えています．とくに，「患者」は存在しないとして患者というカテゴリーで人々をくくることを否定しています．しかし一方で，病人という用語を多用しています．病人については定義がなく，患者との関連も不明です．「病人」「個人」「他の人々」「看護を受ける人」とさまざまな呼び方で看護の対象を表現しているところはわかりにくいと思います．

　トラベルビーは看護の対象に個人や家族のほかに地域社会をあげていますし，保健指導の重要性についても言及していますが，理論の説明の大半は医療機関，すなわち臨床現場での看護について述べています．この点は理論の一貫性を欠いている部分と思われます．

2 ● 簡明性（simplicity）

　トラベルビーの看護理論は，その構成概念の多さから，また，概念間の関係が不明である点から，簡明な理論とはいえません．看護理論を構成する概念どうしの関係が説明されると，もっと簡明性を高めることができたと思われます．たとえば，病気と苦難の概念の

違いや関係はよくわかりません.

　また，トラベルビーが患者と看護師の関係の最高位に位置づけている「ラポール」についても，それがどのような関係を意味するのか理解しにくい面があります．トラベルビーは患者と看護師の関係は決して理念的なものではなく，現実的に存在するものと述べていますが，「ラポール」についての説明は哲学的で，看護師も患者も，その関係がラポールにいたったのかどうか判断するのは困難です．トラベルビーのいう「ラポール」は，共感を超えた何かであるのか，共感と呼んでよいものなのかという疑問が残ります.

3 ● 有用性（usefulness）

a. 実　践

　トラベルビーの看護理論は簡明性には欠けますが，理論でとりあげられている概念はどれも看護を実践するときに重要な概念で，1つひとつの概念の説明はていねいに記述されています．その点で，看護実践におけるこの理論の有用性は高いと考えます．とくにトラベルビーは，著書のなかで「看護の介入—看護の機能の遂行」という章を設けて，看護の目的を達成するために具体的に何をしなければいけないかについて説明しています．そこでは，病気に意味を見出すよう人々を助けるための方法などについて述べています．トラベルビー自身の看護実践経験から導かれた考え方は具体的かつ実践的で，役に立つと思われます.

b. 教　育

　トラベルビーは，看護は対人関係のプロセスであり，人々が病気や苦難の体験のなかになんらかの意味を見出せるように援助することが，看護の目的であると述べています．トラベルビーはその理論で，看護における対人関係の意味，患者が体験する病気や苦難に伴うさまざまな感情，患者のニーズを理解して患者との間に信頼関係を構築するためのプロセスと，そこで必要な知識とコミュニケーション技術などについて具体的かつ詳細に説明しています．したがって，トラベルビーの看護理論は，看護教育における対人関係論やコミュニケーション論，コーピング理論を教授する際に，有用な理論といえます.

　そもそも，トラベルビーは精神科看護の専門家としてさまざまな大学や看護学校で精神科看護の授業を行ってきました．また，トラベルビーの生きた時代は看護師の教育は十分でなく，高等教育には程遠い状態だったと思われます．そのことは，トラベルビーがわざわざ専門実務看護師と実務看護師を区別して述べている点からも推察できます．トラベルビーは，自身の説く看護を展開するためには専門的な教育をきちんと受けた看護師が必須であると主張しています．そのために自身の主著である"Interpersonal Aspects of Nursing"（邦訳：『人間対人間の看護』）は，具体的な事例をまじえながら，実際に看護を提供する際の方法を学べるように，患者と看護師の関係のあり方について詳しく述べたのではないかと推察されます.

　トラベルビーの理論によれば，看護師は「病気や苦難を予防したり，あるいはそれに立ち向かったりするために個人，家族，地域社会を援助することと，病気や苦難のなかに意味を見出すよう個人，家族，地域社会を援助すること」の2つの主要な機能を遂行することであると述べています．トラベルビーの理論はこれらの主要な機能を遂行するために，

彼女が推奨している治療的に自己を利用することができるようになるためのさまざまな知識や技術について説明されていて，まさにそれらの知識や技術を教授するテキストブックの感さえあります．

　トラベルビーの看護理論は，広範囲理論というより中範囲理論であるので，個々の概念の説明や，事例を多用した関係のあり方，看護師の各場面での対応のしかたなど，対人関係構築の一定のノウハウを学ぶには有用な理論といえます．

c. 研　究

　看護が対人関係のプロセスであるとする人間関係論においては，患者と看護師の治療的関係が患者にどんなアウトカム（成果）をもたらすのかという点を検証する研究が必要です．看護師が患者のそばにいることや患者と看護師の信頼関係が患者にどのような効果をもたらすのか，患者が病気や苦難に意味を見出すことを援助する看護行為は何か，そしてその看護行為と患者のアウトカムとの関連は何かといったことを研究によって検証していきます．しかし，トラベルビーの理論から30年以上経ったいまも，看護師と患者の対人関係の成果が明確になったとはいいがたい状況です．

　トメイ（Tomey）によるトラベルビーの看護理論のレビューで，がんと診断されて間もない人が，自分にとっての病気の意味を見つけるためにどのようにしたかということを明らかにするためのオコナー（O'Connor），ウィッカー（Wicker），ジャーミノ（Germino）の研究が紹介されています（Tomey & Alligood, 2002/2004）．

　筆者は，患者と看護師の関係性がケアの質を左右する重要な要素であるという前提で，関係性の重要な因子の1つである「信頼」に焦点を当てて，患者の看護師に対する信頼の程度を測定するためのツールの開発を行っています（岡谷，1994）．

　看護における患者と看護師との対人関係の重要性については，誰もが認めていることですが，それがどのような成果や結果を生み出すのかということについての研究は非常に少ないといえます．

4 ● 一般性（generality）

　トラベルビーの理論は，精神科看護に限定されず，広い範囲の看護分野に適用できると考えます．トラベルビーの看護の定義は，ケアリングという看護の本質的要素を含む普遍的な局面をもつものであるがゆえに，一般性は高いと思われます．

E. 事例で考える──トラベルビーの実践への応用

事例 13　胃潰瘍の手術と言われ，納得がいかないMさん

　40歳の胃がんの男性患者Mさん．家族は妻と小学生の子どもが2人です．Mさんは大学卒業後大手の商社に就職して以来，ひたすら企業戦士としてバリバリ仕事をしていた優秀なエリート商社マンです．もちろん入院は今回が初めてです．入院の数ヵ月前に中国に出張に行っていて，そこで突然食後に胃部不快感を覚え，胃痛と吐き気がして，食事ができなくなったということでした．最初は中華料理を食べすぎたのかもしれないと思っていたのですが，帰国後も食べると胃痛や吐き気が出るという症状は軽減せず，むしろ強くなるように感じたので，本当に心配になって病院を受診しました．検査の結果，胃がんが発見されました．思った以上に進行しており，治療として胃の3分の2を摘出する手術を勧められました．

　当時はまだ本人に本当の病状を説明する意識は医師には乏しく，Mさんにも「比較的大きな胃潰瘍ができている」と説明されました．Mさんは手術が必要だと言われたときに，胃潰瘍なのになぜ胃を切らなくてはいけないのか，薬物治療で治せないのかという疑問をもちましたが，医師には率直に聞くことができず，納得できないまま手術を受けるために入院してきました．手術を受けるまでの1週間ちょっとの間，Mさんはたくさんの医学書を読み，医師の手術についての説明に対して細かな質問を繰り返し，手術の前日まで「胃潰瘍なのになぜ胃を切除するのか，3分の2も切り取るのは納得できない」と繰り返し，堂々めぐりの状態でした．Mさんは毎日イライラし，まわりの患者とも話をせずに，一人でふさぎこんでいました．医師はMさんから同じ質問を何回も浴びせられるので面倒くさくなり，Mさんを露骨に避けるようになりました．

　Mさんは誰からも満足のいく話を聞くことができず，不安をつのらせていました．Mさんはがんを疑っているようなことはまったく言わず，がんという言葉も言い出しませんでしたが，明らかに胃潰瘍ではないと疑っており，がんかもしれないと思っていたと推測されます．家族は本人にはがんであることを知らせてほしくないと強く思っていて，医師も家族のその意向を尊重し，Mさんには胃潰瘍で押し通していました．Mさんは自分の気持ちを正直に表出することもできず，孤立感を深めていました．

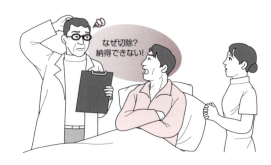

　手術の前日に，ある看護師がMさんを訪問すると，Mさんはじっとベッドに横たわり天井を見つめていました．看護師が近づいても天井を見たままで，声をかけると「やあ」と言っただけで，看護師を見ようともせず同じように黙って天井を見ていました．しばらくして看護師が「いよいよ明日，手術ですね．いま何か気になっていることがありますか．気がかりなことがあればなんでも話を聞きますから，話してみませんか」と声をかけると，Mさんは自分の気持ちを少しずつ語り始めました．

看護師はいままでのMさんの様子を見ていて，Mさんは自分の病気とその治療を受け入れることができなくて，怒り，焦燥感，罪責感といった否定的な感情をもっているのではないか，Mさんは常に自分をコントロールできる強い人間として振る舞っていたいという気持ちがあって，人に弱みを見せられないのではないか，そのために誰にも自分の気持ちを言えず，孤独感に苦しんでいるのではないかと感じていました．看護師はMさんが病気を受容できないままに手術を受けるのは，術後の回復にも影響すると考え，なんとかMさんが率直にいまの自分の気持ちを語れるようにと考えて声をかけました．看護師は，Mさんに「あなたは一人ではないこと，あなたの気持ちを知りたいと思っていること，もし何か手助けできることがあればしたいと思っている者がここにいること」を伝えたかったのです．看護師のこの態度は，Mさん自身が病気と苦難の体験に立ち向かうことを援助するものです．Mさんが率直に自分の感情を表出することが，彼が病気を受け入れ，それに対処するための行動の第一歩になります．

　Mさんは次第に，いままでの猛烈な働きぶりを反省する気持ち，なぜ自分がこんな目にあうのか，胃を3分の2も取ってしまったら元の生活ができないのではないか，いままでのようには仕事ができなくなるのではないか，自分はいったいどうなるのか，といった不安な気持ちを語り始めました．怒りや焦燥感，不安，孤独感，絶望感といった否定的な感情を表出したあと，大きなため息をついて，「でも，くよくよ考えていてもしかたがない．今回の病気は，いままで仕事のことだけ考えて突っ走ってきた自分にブレーキをかけて，もう少し自分のまわりを見回して，ペースを落として余裕のある生活を心がけるようにと警告を発してくれていると思うほかない．確かに，子どもと過ごす時間も少なかったし，休みをとることもめったになかった．神様が自分の人生を振り返って考える時間をくれたと思えば，この病気も自分にとっては意味のあることなのかもしれない」と話しました．

　Mさんは，悶々として考え抜いた末に，「病気」という患者にとっては青天の霹靂（へきれき）のような経験のなかに，自分なりの意味を見出したといえます．

　『キラリ看護』（川島，1993）という本の中に，胃がんになった看護師のことが書かれています（pp.60-63）．彼女は胃がんの末期で全身転移をしている状態だったのですが，病気を克服して社会復帰をしたいという強い思いで死の直前まで1日1日を生きていました．飲み込むことさえ困難な状態でしたが，なんとか自分の口から栄養になるものを食べたいと必死でした．あるとき，牛乳が飲めなくて困っていると，看護師が「飲めなくても大丈夫．牛乳は噛むのよ」と声をかけたそうです．彼女は，100ミリリットルの牛乳を1時間半かけて，まさに噛むようにして飲んだのです．自分の口から食べ物を摂取することが生きる意味そのものだった彼女にとって，看護師の一言は，自分の存在を丸ごと受け止めて理解してもらえたように感じられたのではないでしょうか．これはまさに，病気や苦難のなかに意味を見出す「人間対人間の看護」の実践といえます．

● 文 献

Frankl, V.E. (1947)/霜山徳爾訳 (1961). 夜と霧, みすず書房.

藤枝知子(1981). ジョイス トラベルビー. 現代看護の探求者たち―その人と思想―, pp.197-219, 日本看護協会出版会.

松木光子・小笠原知枝・久米弥寿子編 (2006). トラベルビーの看護理論. 看護理論―理論と実践のリンケージ, pp.27-38, ヌーヴェルヒロカワ.

O'Connor, A.P., Wicker, C.A. & Germino, B.B. (1990). Understanding the cancer patient's search for meaning. Cancer Nurs, 13, 167-175.

岡谷恵子(1994). 看護婦―患者関係における信頼を測定する質問紙の開発, 1994年度聖路加看護大学大学院看護学研究科博士論文.

Tomey, A.M. & Alligood, M.R. (2002)/都留伸子監訳 (2004). 看護理論家とその業績, pp.425-436 (藤枝知子訳), 医学書院.

Travelbee, J. (1962a). Concepts of behavior. Institute on Behavioral Concepts in Basic Curriculum. New Orleans: De Paul Hospital, February 5-16, pp.1-15.

Travelbee, J. (1962b). Concepts of Observation, Institute on Behavioral Concepts in Basic Curriculum. New Orleans: De Paul Hospital, February 5-16, pp.16-31.

Travelbee, J. (1962c). The concept of rapport. Institute on Behavioral Concepts in Basic Curriculum. New Orleans: De Paul Hospital, February 5-16, pp.49-64.

Travelbee, J. (1963a). Notes by a 19th Century Nurse. Nursing Mirror, 116: xii 3.

Travelbee, J. (1963b). What do we mean by rapport ? American Journal of Nursing, 63, 70-72.

Travelbee, J. (1964). What's wrong with sympathy ? American Journal of Nursing, 64, 68-71.

Travelbee, J. (1965a). The concept of observation, Communication in the Helping process in Nursing. Proceedings of a Nursing Conference sponsored by Louisiana State Board of Health. Louisiana Department of Hospitals and the National Institute of Mental Health, New Orleans, February 15-18, pp.17-22.

Travelbee, J. (1965b). The concept of behavior, Communication in the Helping process in Nursing. Proceedings of a Nursing Conference sponsored by Louisiana State Board of Health. Louisiana Department of Hospitals and the National Institute of Mental Health, New Orleans, February 15-18, pp.9-16.

Travelbee, J. (1966). Interpersonal Aspects of Nursing, Philadelphia: F.A. Davis.

Travelbee, J. (1967). The concept of envy. Conference on Teaching Psychiatric Nursing in Baccalaureate Programs, Atlanta: Southern Regional Education Board.

Travelbee, J. (1969a). Intervention in Psychiatric Nursing, Process in the One-to-One Relationship, Philadelphia: F.A. Davis.

Travelbee, J. (1969b). Involvement. Keynote address, Louisiana Association Student Nurses' Convention, New Orleans, Louisiana: Touro Infirmary, November 21-23, 1969, pp.1-18.

Travelbee, J. (1971)/長谷川浩・藤枝知子訳 (1974). 人間対人間の看護, 医学書院.

Travelbee, J. (1971). Interpersonal Aspects of Nursing (2nd Ed.), Philadelphia: F.A. Davis.

川島みどり (1993). キラリ看護, 医学書院.

13 マドレーヌ M. レイニンガー
（Madeleine M. Leininger, 1925-2012）

看護学と人類学を結びつけた
民族看護学に基づく文化ケア理論

草柳浩子

A. 理論家の紹介

　マドレーヌ M. レイニンガー（Madeleine M. Leininger）は，米国ネブラスカ州サットンで1925年に生まれました（**表Ⅱ-37，付録図1**）．セント・アントニー看護学校（3年課程）を卒業して，看護の道に入りました．看護師として士官学校で働きながら，1950年にベネディクト大学で生物科学の学士号を取得し，そのときに副専攻として，哲学と人文科学も修めています．大学卒業後，オマハのセント・ヨセフ病院（現クレイトン大学メディカルセンター）の内科・外科病棟で働き，ヘッドナースまで務めました．また，看護部長として精神科病棟の立ち上げに貢献しています．このころ，オマハのクレイトン大学大学院で基礎看護・看護管理・看護教育・看護カリキュラム・教授法を学び，1954年には，ワシントンD.C.のアメリカ・カトリック大学で精神看護学の修士号を取得しました．その後，シンシナティ大学の保健学部で教員として働き，世界で最初の小児精神科看護クリニカルスペシャリストの修士課程を開設し，指導にあたりました．

　そのようななか，レイニンガーに，人それぞれの文化的背景を考えた看護というものの重要性を発見する出来事がありました．1950年代，レイニンガーは小児精神科病棟で働いていました．そこは米国の病院でありながら，米国，ユダヤ，アパラチア，ドイツ，英国系など，さまざまな文化のなかで育ってきた，さまざまな国籍の子どもたちが入院していました．子どもたちが望む遊び，食事，睡眠，ほかの子どもとのふれあい，その他多くの日常生活すべてのことが一人ひとり違い，レイニンガー自身，カルチャーショックを受けたと述べています（Leininger, 1991, p.14 ; Leininger & McFarland, 2006, pp.1-5）．子どもたちはそれぞれの方法で，自分たちが望んだり必要としたりしていることを訴えてはいるのですが，レイニンガーをはじめ病棟スタッフは適切に応えられずにいました．そのときレイニンガーは，病棟で精神障害児をケアするスタッフが子どもたちの文化的な要因に目を向けていないと感じました．

　やがてレイニンガーは，子どもたちの行動がそれぞれの「文化」によって組み立てられていること，そして「文化」は子どもたちの精神の健康に影響を与えていることに気づきました．しかし，レイニンガーがもっている精神療法や精神科看護の知識だけでは，子ど

第Ⅱ章　各論——看護理論21の理解と実践への応用

表Ⅱ-37　レイニンガーの略歴

年月日	略　歴
1925 年	米国ネブラスカ州サットンで誕生
1950 年（25 歳）	ベネディクト大学で生物科学の学士号を取得
1950 年-1954 年	オマハのセント・ヨセフ病院の内科・外科病棟に勤務．ヘッドナースを務め，看護部長として精神科病棟の立ち上げに貢献
	オマハのクレイトン大学大学院で基礎看護・看護管理・看護教育・看護カリキュラム・教授法を学ぶ
1954 年（29 歳）	ワシントン D.C. のアメリカ・カトリック大学で精神看護学の修士号を取得
1954 年-	シンシナティ大学の保健学部で教員として勤務 世界初の小児精神科看護クリニカルスペシャリストの修士課程を開設，指導にあたる
1959-1965 年（34-40 歳）	シアトルのワシントン大学大学院博士課程で文化人類学，社会人類学，自然人類学を学ぶ
1959-1961 年（34-36 歳）	ニューギニアのイースタン・ハイランドに 2 年間暮らし，ガッドサップ族の人々について研究
1966 年（40 歳）	コロラド大学の看護学と人類学の教授に就任
1969 年（44 歳）	ワシントン大学の看護学部長に就任
1970 年（45 歳）	"Nursing and Anthropology：Two Worlds to Blend"（邦訳：『看護学と人類学—融合する 2 つの世界』）出版
1974 年（49 歳）	ソルトレークシティのユタ大学の看護学部長に就任
1978 年（53 歳）	"Transcultural Nursing：Concepts, Theories and Practice"（邦訳：『文化を越えた看護—概念，理論，実践』）出版 国際ヒューマンケアリング学会（International Association for Human Caring）創設
1981-1995 年	デトロイトのウェイン大学看護学主任教授・人類学教授
1989 年（64 歳）	"Journal of Transcultural Nursing" 創刊
1991 年（66 歳）	"Culture Care Diversity and Universality：A Theory of Nursing"（邦題：『文化ケアの多様性と普遍性』）出版
2012 年 8 月 10 日	逝去（享年 87 歳）

　もの行動を理解し，適切なケアを提供することは難しいと感じました．文化的な要素が心身の健康に果たす役割をどうしても知りたくなったレイニンガーは，人類学に没頭し始めます．

　シアトルのワシントン大学大学院で 6 年間にわたり文化人類学，社会人類学，自然人類学の研究に携わり，博士論文の研究ではニューギニアのイースタン・ハイランドに住むガッドサップ族と 2 年近くいっしょに暮らしながら，2 つの部落の文化的で独特な特性だけでなく，その文化に特徴的なケア，ケアリングとは何かを明らかにしていきました．また，それが西洋文化とどのように違うのか，共通するところは何かについても研究しています．

　しかし，当時の看護は実際的で実用的な，医学的な看護活動に目が向いていたため，文化に基づく理論はもとより，看護理論という考え方に看護師の関心は向いていませんでした．1960 年代中頃になると，看護師のための博士課程（Ph.D.）が大学のなかに設立されるようになり，レイニンガーも博士課程プログラムの開発と実施に指導的な立場を担うようになります．看護師が，理論の開発や分析する方法を学んだり，ほかの学問分野で理論家や研究者がするような系統的な研究方法を身につけたりできる機会が，この時代にやっと生まれました．

1966年，レイニンガーは看護学と人類学という看護と他分野を併合した教授に任命されます．その後も1969年にワシントン大学（看護学部），1974年にはソルトレークシティのユタ大学（看護学部），1981年（〜1995年）にはデトロイトのウェイン大学（看護学教授・人類学教授）で，多くの学生や看護師たちに文化を越えた看護について指導しました．また，1975年にはTranscultural Nursing Societyを立ち上げ，今でも毎年多くの文化を越えた看護に関する研究が発表されています（https://tcns.org/）．1978年には国際ヒューマンケアリング学会（International Association for Human Caring）を創設，1989年には"Journal of Transcultural Nursing"の創刊に貢献しています．

このようにレイニンガーは多くの学生や教師，そして看護師に，人類学を探求することを通して文化を越えた看護の教育と，それを実践と関連づけることを説きました．また研究も続け，「民族看護学（ethnonursing）」という人類学に基づく研究方法を開発，洗練させながら，さまざまな論文を発表し，1970年に"Nursing and Anthropology：Two Worlds to Blend"（『看護学と人類学―融合する2つの世界』），1978年には"Transcultural Nursing：Concepts, Theories and Practice"（邦訳：『文化を越えた看護―概念，理論，実践』）という文化を越えた看護についての代表的な著書など多くの書籍を出版しています（**付録2**参照）．

レイニンガーは，看護学と人類学を結びつける独創的な研究と活動を続け，看護実践，看護研究，看護教育などの分野で卓越した貢献をした一人といえます．米国，カナダ，台湾など世界の70の大学で客員教授を務め，生涯30冊余りの著書，3,000を超える論文を書き，約5,000回のワークショップや講演などを世界各国で行ったレイニンガーの活躍をみると，看護におけるレイニンガーの考え方が広く受け入れられていることがわかります．実用的で医学的な看護の活動が求められていた時代に，看護師が看護理論を開発し，分析し，系統的な方法で研究をすること，また質的な研究に目を向けたことなど，レイニンガーの活動は，未来を見据えた先駆的なものだったといえます．2012年8月10日に世界中の人に惜しまれる中，亡くなりました．

B．理論の源泉

前述したように，レイニンガーが人間一人ひとりのもつ文化的背景に関心をもちながら看護を考えるようになったのは，小児精神科病棟での子どもたちの欲求に対応しきれずにいる看護師の様子からでした．このことが大きなきっかけとなり，人類学と看護学から導かれた独自の看護理論を考えるようになりました．ワシントン大学大学院では人類学やその他の社会科学，哲学，看護学の理論に触れながら，理論構築に向けてさまざまな人と話し合い，大きな刺激を受けたようです．

しかし，すでに発表されている理論を用いた研究方法では，文化を越えた看護を探求することは難しいと考え，人類学に基づく「民族看護学」とよばれる質的な研究方法を開発しています．独自に考え出した「民族看護学」の研究方法を用いて，レイニンガーはさまざまな文化におけるケアを探求し，「文化ケアの多様性と普遍性理論（"Culture Care Diversity & Universality：A Theory of Nursing"）」（以下：「文化ケア」理論）を開発し，1991年には著書に記しています．

著書の中で「この理論を使うことで，個人だけでなく，家族，集団，組織に対して看護

を行うときに，それぞれの文化に特有なさまざまな看護実践が可能になり，さらには文化によって異なるケアや，文化共通のケアを実践することもできる」（Leininger, 1991, pp.33-39）と記しています．

C. 理論の概要

1 ● 理論の観点

　レイニンガーは文化的，民族的視点から看護の理論を構築しています．「文化ケア」理論は，人の行動はそれぞれその人がもっている文化的なものによって成り立ち，そしてその文化的なものは人の心の健康にも影響を及ぼしているという考えが基本になっており，ヒューマンケアという観点を文化を越えた看護として体系的に表現しています．

　看護師が日々多くの患者とかかわっていると，食べることも眠ることも，1日の過ごし方にも一人ひとりの個性があるなと感じることがよくあります．それぞれの患者が何を望んでいるのか，どのように接していったらよいのか，現在提供しているケアがその人に適切なのかを考えるための方法を述べているのが，レイニンガーの「文化ケア」理論です．

2 ● 前提，主要概念，命題

a. 前　提

　表Ⅱ-38に示したように，レイニンガーは哲学的な主張を含む「文化ケア」理論の前提について述べています（Leininger, 1991；Leininger & McFarland, 2002, 2006）．「文化ケア」理論に関して考え始めたときから，その内容をたえず洗練させており，2002年の著書では13の項目が述べられています（Leininger & McFarland, 2002, p.79）．これらは，詳細で厳密に決められた仮説としては表現されていません．人々が生活するその環境のなかで，その文化で暮らす人々と同じ視線をもちながら，ともに文化に調和したケアを考え，理解し，そして看護を提供していくためのガイドとして用いられます．

b. 主要概念

　「文化ケア」理論のなかでレイニンガーは，表Ⅱ-39に示したような多くの主要概念をつくりだしています．これらの概念を使用することで，「文化ケア」理論を用いた見方，つまり，ケアの対象となる多くの人々に健康と安寧をもたらす，文化に調和した看護ケアを提供することができるようになるとされています（Leininger & McFarland, 2006, pp.5-16）．またレイニンガーは，看護の中心概念（メタパラダイム）（p.2-3参照）を述べる際にしばしば用いられる「人間，環境，健康，看護」について，文化を越えた看護や「文化ケア」理論にとっては，この4つの概念は限定的でありふさわしくないと述べています．さらに，これらを限定的に定義してしまうことで弊害があったり，それらの概念がとても重要というわけでもなく，中心的であったりもしないと考えています（Leininger & McFarland, 2006, p.6）．1991年の著書（Leininger, 1991）には定義されていた「健康」「看護」という概念も，その第2版として位置づけられる2006年の著書（Leininger & McFarland, 2006, pp.5-11）からは削除されています．表Ⅱ-39のそれぞれの概念の意味については，理論の説明のなかで触れていきます．

表II-38　前　提

1. ケアは看護の本質であり，明確で最優位を占める中心的かつ統合的な最重要点である．
2. 文化ケア（ケアリング）は，安寧，健康，成長，生存，また障害や死に直面した場合にも不可欠である．
3. 文化ケアは，看護ケア現象を理解し，説明し，解釈し，予測するための最も幅広い全人的な方法であり，看護ケア実践を導くものである．
4. 文化を考慮した看護は，個人，家族，集団，および地域社会へ役割を果たすことを中心的な目的とする訓練されてそして専門的な，人間的で科学的なケアである．
5. 文化的なものを考慮したケアリングは，キュアリングと治癒に欠かせないものであり，ケアリングなしにキュアリングはありえないが，キュアリングがなくてもケアリングは存在できる．
6. 文化ケアの概念，意味，表現，パターン，過程，およびケア構成形態には，文化を越えて多様性（差異）といくつかの普遍性（類似）がみられる．
7. どの人種の文化も，文化を越えて変化し個性的な民間的（非専門的・民族的・自然発生的）ケアの知識と実践，また専門的なケアの知識と実践とをもつ．
8. 文化ケアの価値観，信念，および実践は，個々の文化の世界観，言語，宗教（スピリチュアリティ），親族関係，社会，政治，法律，教育，経済，技術，民族の歴史，および文化を取り巻く環境によって影響され，またそれらに深く根ざしている．
9. 有益で，健全で，満足感をもたらす，文化を考慮した看護ケアは，個人，家族，集団，および地域社会の健康と安寧に貢献する．
10. 文化に適した有益な看護ケアは，その文化ケアの価値観，表現，パターンを認識し，適切で安全で有用な方法として明らかに用いることができたときにのみ，達成できる．
11. 専門的なケア提供者とそのケアを受けるクライエントとの間でみられる文化的ケアの差異と類似は，世界中のどの文化においても存在する．
12. 文化的に適して，責任感があり，安全でそして繊細なケアを提供することができる文化ケアの知識がない場合，文化的葛藤，文化の無理強い，文化的ストレス，文化的苦痛などを示すことがある．
13. 民族看護学という質的な研究方法は，イーミック（emic）な見方とエティック（etic）な見方を使用して発見された複雑で多様な文化ケアのデータを正確に分析し解釈する重要な手段を提供する．

［Leininger, M. & McFarland, M.（Eds.）(2002). Transcultural nursing：Concepts, theories, research and practice（3rd Ed.）, p.79, New York：McGraw-Hill より筆者翻訳］
［草柳浩子（2015）．マドレン．M．レイニンガー．看護理論家の業績と理論評価（筒井真優美編），p.182，医学書院より作成］

表II-39　主要概念

・ケア Care	・文化ケアの調整もしくは取り引き Culture Care Accommodation and-or Negotiation
・文化 Culture	・文化ケアの再パターン化もしくは再構成 Culture Care Repatterning and-or Restructuring
・民間的ケア Generic (emic) Care	
・専門的ケア Professional (etic) Care	・文化に調和したケア Culturally Congruent Care
・文化的・社会的構成因子 Cultural and Social Structure Factors	・文化ケアの多様性 Culture Care Diversity
・民族史学 Ethnohistory	・文化ケアの普遍性 Culture Care Universality
・環境的背景 Environmental context	
・世界観 Worldview	
・文化ケアの保持もしくは維持 Culture Care Preservation and-or Maintenance	

［Leininger, M. & McFarland, M.（Eds.）(2006). Culture Care Diversity and Universality：A Worldwide Nursing Theory (2nd Ed.), p.8, pp.11-16, Sudbury：Jones & Bartlett をもとに作成］

c. 命　題

　レイニンガーは「ケアは看護の本質であり，明確で最優位を占める中心的かつ統合的な最重要点である」（Leininger & McFarland, 2002, p.79）という命題を提案し，「ケア」という現象そのものが看護にとってもっとも重要で中心をなすものであると主張しています．

　人間が成長したり，生活様式を向上させたり，健康を保ったり，あるいは死や障害と直面するときにもっとも必要となるのがケアであり，そのケアのあり方は，一人ひとりがもつ価値観や信念や習慣，生活様式という文化的背景におおいに影響を受けているとレイニ

ンガーは考えました．そしてどのようにすればその人，家族，集団，地域社会を理解することができ，その人（集団）が望むケアを提供できるのかについて，文化を越えた視点から解明することを「文化ケア」理論で述べています．

人それぞれがもつ文化に調和したケアが提供できたとき，それはその人が望んでいるケアであり，健康と安寧をもたらすことにつながります．

3 ● 理論の説明

レイニンガーは文化に調和した違和感のないケアが，「よいケアだった」と人々に感じられること，そしてその満足感が治癒力にもつながりうると考えています．「文化ケア」理論のなかでは文化の違いを越え，知識と技術に基づく看護こそが人々に幸福や健康をもたらし，また死の経験も和らげると述べられています（Leininger & McFarland, 2006, pp.7-8）．文化に適したケアを提供するためには，看護の専門的な知識や技術のほかに，その文化のなかに存在するケアの考え方や行為の方法を知ることが必要となります．

a．主要な用語の定義

人間は文化ケアの枠のなかで生まれ，生活し，病気になり，回復し，死んでいきます．つまり，主観的，客観的に学習したり，伝承されたりした価値観や信念や生活様式という文化ケアのなかで経験したことは，どの人にとっても意味があり，とても大切なことだということになります．その経験は特定の文化的価値観，世界観，言語，宗教，社会構造，政治，教育，経済，民族の歴史，環境などによって影響され，またこれらに深く根ざしています．ですから，人々の安寧・健康・病気などに影響を与えるこれらのことを十分に知って理解することが，文化に適したケアを提供するためには必要となってきます．

（1）イーミックな見方とエティックな見方

人々が存在する文化に特有な知識を知るには，「イーミック（emic）な見方」と「エティック（etic）な見方」が必要であるとレイニンガーは述べています（Leininger & McFarland, 2006, p.14）．イーミックな見方というのはそこで暮らす人々の視線からの見方で，エティックな見方というのは看護師の専門的な見方ということです．文化特有の知識をイーミックな見方で発見し，エティックな見方から検討すること，つまりその人が生きている文化を内側と外側の両方から見ることで，さまざまな文化のなかにあるケアの多様性と普遍性を理解することが可能になるのです．

（2）民間的ケアと専門的ケア

ある文化に特有なケアのことを「民間的ケア」とよびます．人々を癒やしたり助けたりする特別な意味や効果をもち，文化のなかで人から人へ伝承され学習される，非専門的で伝統的な知識や技術がこれにあたります．たとえば，ハチなどの虫に刺されたときに尿をかけて治すとか，毒ヘビに咬まれたときに口を使って吸引し，毒を吐き出して治すというのは「民間的ケア」といえます．まったくその効果が認められていなかったり，かえって危険を伴ったりする場合もあります．また，口内炎に梅干を貼って治すというクエン酸の殺菌効果を取り入れた「民間的ケア」もあります．

一方，「民間的ケア」に対応するのが「専門的ケア」とよばれるものです．「専門的ケア」というのは，特別な教育機関で専門的に学習した医療従事者によって提供される知識や技

術のことです．「専門的ケア」ではハチに刺された場合，針を抜いて患部を清潔に保ち，軟膏を塗布したり冷やしたり，ときには内服薬で治す方法をとります．口内炎にも処方された抗生物質で治療するケアを行うでしょう．

　しかし「民間的ケア」を信じ，これをやらなければよくならないと信じている人は少なくないと思われます．そこでレイニンガーの理論では，その文化のなかにある「民間的ケア」を理解して，それが人々に効果的であるのならば取り入れていくことが，意味のある有益で満足のいくケアを提供することにつながると述べています（Leininger & McFarland, 2002, pp.60-61）．

（3）文化に調和したケア

　このように「民間的ケア」と「専門的ケア」の両方を取り入れ，検討されたケアは「文化に調和したケア」と表現されます．看護ケアをどのように判断し，どのように行うのか意思決定して「文化に調和したケア」の実践へつなげるには，3つの主要な様式があります．「文化ケアの保持もしくは維持」「文化ケアの調整もしくは取引」「文化ケアの再パターン化もしくは再構成」の3様式です．

　肺炎で日本の病院に入院してきたインド人の女性が，コショウを入れた蜂蜜をショウガにつけてなめるインドならではの風邪治療を，入院中も行いたいと言ってきました．咳やのどの痛みを和らげる効果があると彼女は言います．入院生活にもさしさわりのないこのような民間療法を取り入れることは問題がないと思われます．これが「文化ケアの保持もしくは維持」です．

　先ほどのインドの女性が，今度は風邪に効く，ある種のハーブを煎じてその蒸気を嗅ぎたいと看護師に言ってきました．そのハーブは香りがきつく病棟中に香りが充満して，むせるほどでした．この習慣をそのまま病院へ持ち込むのは難しいようです．そういったときにその人や家族と十分に話し合い，どこまでが病院でも行えるのか，行えないならばどうしたらよいのかを検討することは，「文化ケアの調整もしくは取引」になります．

　「文化ケアの再パターン化もしくは再構成」というのは，患者が自分の生活のしかたを再整理して変化させたり，修正して新しい，新たなケアパターンをつくりだしたりするときの看護師のかかわりのことです．つまり，患者の文化的価値観や利益を尊重しながら，看護師との修正前よりも，より健康で有益な生活のしかたを提供できるはたらきかけのことです．たとえば肥満を解消するために，無理なダイエットを行うことでその効果を得ようと考えている人へのかかわりなどがそれにあたります．

　これら3つの様式をいっしょに用いることで「文化に調和したケア」を提供できる場合もありますし，どれか1つだけを実践すればよい場合もあります．しかし，いずれにしても重要なことは，看護師と患者がいっしょに参加し協力し合って，文化に適したケアを行うための方法を探し，計画し，実践して評価するということにあります．

b．レイニンガーの考える世界観

　レイニンガーは「文化ケア」理論で出てくる概念間の関係を，サンライズイネーブラー（**図Ⅱ-13**）として描いています．このモデルだけで理論のすべてが説明できるわけではありませんが，モデルは理論のイメージをとてもわかりやすく描き出しています．文化に適した看護ケアを導き出すために，文化ケアにはどのような文化的・社会的要因が影響し

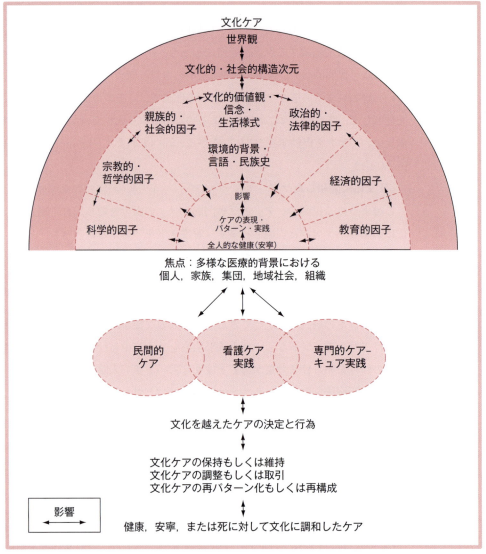

図Ⅱ-13 レイニンガーの文化を越えた看護ケアのためのサンライズイネーブラー
[Leininger, M. & McFarland, M. (Eds.) (2006). Culture care diversity and universality : A worldwide theory of nursing (2nd Ed.), p.25, Sudbury : Jones & Bartlett より翻訳して引用]

ているのか,「民間的ケア」「専門的ケア」「看護ケア」の位置づけはどうなっているのか,「文化ケアの保持もしくは維持」「文化ケアの調整もしくは取引」「文化ケアの再パターン化もしくは再構成」の影響はどこに関係してくるのか等を,視覚的に表現しています.

(1) サンライズイネーブラー

　サンライズイネーブラーの中ほどにある「多様な医療的背景における個人,家族,集団,地域社会,組織」というのは看護の対象者のことで,この人たちの全人的な健康(安寧)にはさまざまなものが影響し合っていることが描かれています.モデルの中の矢印は影響を及ぼし合う様子を,点線は開放系(オープンシステム)であることを表し,概念間の交通が可能であり,また自然界とも交通していることを示しています.半円の中央をみると,全人的な健康(安寧)がケアの表現・パターン・実践と影響し合い,そしてまた,環境的背景,言語および民族史,科学的因子,宗教的・哲学的因子,親族的・社会的因子,文化

的価値観・信念・生活様式，政治的・法律的因子，経済的因子，教育的因子と影響し合っていることがわかります．そしてこれらが，文化的・社会的構造次元，世界観へ影響し合い，文化ケアをつくりだしています．

　看護の対象となる人の文化ケアが理解できると，「民間的ケア」と，「専門的ケア」の両方を考慮して看護ケア実践を考えることができるようになります．そして，文化を越えたケアの決定という行為の過程を，前述の「文化ケアの保持もしくは維持」「文化ケアの調整もしくは取引」「文化ケアの再パターン化もしくは再構成」を用いて行い，最終的に文化に調和したケアを考え，実践へつなげていく様子がモデルの下のほうに描かれています．

　言葉を並べただけで理解するのはなかなか難しいのですが，レイニンガーは著書のなかで，メキシコ系米国人の家族へ看護を行う看護師の事例をあげながらサンライズイネーブラーの説明をしています（Leininger, 1991/1995, pp.54-62）．家族にとっての文化ケアとはどういうものなのかがみえてくるまで，宗教，信条，文化的価値観や習慣，経済，政治，教育，環境，言語，世界観などについて看護師は文献をみて調べたり家族と話し合いを続けたりします．そして情報から考察し，看護ケアを考えます．実践するにあたっては，若い母親が働いているため祖母が育児を行っていることや，霊的な力に関する信念との相互作用を考慮しながら，「文化ケアの保持もしくは維持」「文化ケアの調整もしくは取引」「文化ケアの再パターン化もしくは再構成」を行って，文化に適したケアを提供することが可能になる様子が描かれています．

(2) 民族看護学と「見知らぬ人−友人モデル」

　ところで，サンライズイネーブラーであげられている視点のデータはどのようにして集めたらよいのでしょうか．レイニンガーは，サンライズイネーブラーに描かれているようなさまざまな視点から，看護の対象となる人，家族，集団，組織の文化ケアを知ること，そして「民間的ケア」と「専門的ケア」の相違を発見するための研究方法として，「民族看護学」を考え出しています．そこで「民族看護学」についても少し触れておきたいと思います．

　レイニンガーは「文化ケア」理論を使って看護現象を考えるための方法として，「民族看護学」という研究方法を考えました．「民族看護学」の特徴は，研究者自身がその文化のなかに入ってその人の生活を体験しながら，自然の状況や，生きた環境の意味ある構造を直接学ぶことにあります．つまり，人々がその地域でどのような経験をしながらどのように暮らしているのかを，そこに住んでいる人々から学ぶことです．人々から直接語られたことや観察できた行動は，イーミックなデータとして非常に大切にします．

　また，研究者（外部者）という外側からの視点で得られたデータをエティックなデータとします．しかし，研究者はそこで暮らす人々にとっては外部者ですから，正確で信頼のできるイーミックなデータを得たいと思っても，簡単に人々が自分の価値観を話してくれたり，ありのままの姿をさらけだしてくれたり，考えを分かち合ってくれたりはしません．

　そこで，レイニンガーは「見知らぬ人から信用できる友人へのガイド」（**表Ⅱ-40**）を開発しています．このガイドは，研究者がそこの文化における真実を確認しようと人々のなかに入り込んでデータ収集するときに，自分の感情，行動，反応を意識的にとらえて内省するために使用します．このようにして得られたイーミックなデータとエティックなデー

166　第Ⅱ章　各論——看護理論21の理解と実践への応用

表Ⅱ-40　レイニンガーの見知らぬ人から信用できる友人へのガイド

見知らぬ人の指標 （主にエティックな見方または外部者の見方）	日付	信用できる友人の指標 （主にイーミックな見方または内部者の見方）	日付
情報提供者もしくは人々は： 1. 自分と他人を守るのに積極的である．彼らは"門番"であり，外部からの侵入をガードする．疑いをもち，問い質す 2. 研究者の言動を積極的に監視し，注意を向ける．研究者もしくは見知らぬ人を信用していない徴候 3. 研究者の動機や仕事に懐疑的である．研究者もしくは見知らぬ人によって研究結果がどのように使われるかを問い質すことがある 4. 個人的知識としての文化的な秘密や見方を伝えたがらない．ローカルな生活様式，価値観，信念を保護する．研究者もしくは見知らぬ人によって深く探られることを好まない 5. 友人になったりあるいは見知らぬ人を信用することに不安をもつ．ときに遅れて来たり，欠席したり，早く帰ったりする 6. 不正確な情報を提供する傾向がある．自分，家族，地域，文化集団の生活様式を守るために，"真実"を修正する．イーミックな価値観，信念，実践を自発的に伝えることはない		情報提供者もしくは人々は： 1. 自分を守るのにあまり積極的でない．研究者をより信用する（"門番"的役割が少なくなる）．研究者を疑ったり問い質したりしなくなる 2. 研究者の言動を監視しなくなる．新しい友人として信用し受け入れる徴候が多くなる 3. 研究者の動機，仕事，行動について問い質さなくなる．友人として，研究者に協力し援助する徴候がみられる 4. 文化的な秘密や個人的な情報・体験を積極的に話してくれる．ローカルな見方，価値観，解釈を自発的に，あるいは探らなくても提供してくれる 5. 友人関係および意思疎通的関係にくつろぎ楽しんでいる徴候がみられる．定刻に現れ，"心からの友人"である証しをする 6. 信念，人々，価値観，生活様式に関して，研究の"真実"が正しいことを望む．イーミックな考えについて解釈し，説明するので研究者は正しいデータが得られる	

このガイドの目的は，研究者（臨床家も使うことができる）が正確で信頼できるデータを得る（または臨床家として望ましい関係を確立する）ために，信用できない見知らぬ人から信用できる友人になれるようにすることである．使用者は，見知らぬ人から友人への移行度を，それぞれの指標を用いて自分で評価する．1959年に開発され，以来使用されてきた．
［Leininger, M.M. (1991)/稲岡文昭監訳(1995)．レイニンガー看護論 文化ケアの多様性と普遍性，p.87(筒井真優美訳)，医学書院より引用］

タとを比較分析しながら内容を深めていくわけですが，「民族看護学」では得られたデータを人々に返して再確認していきます．そうすることによって，より信頼のおけるデータが得られ，人々の文化ケアの現象を特定することができます．

　人々にとってより満足のいくケアを提供するためには，その人をとりまく文化を知り，その人の思いに近づくこと，そこから看護ケアが始まるのです．

D. 理論のクリティーク

1 ● 一貫性（consistency）

　レイニンガーは看護学と人類学を結びつけ，さまざまな文化のなかで生きる人々にとって，より適した看護ケアとは何かを知るために，普遍的なケアと文化に特異的なケアを探求し続けています．そして，人々にその人の文化に適した看護ケアを提供することの大切さを一貫して述べています．

2 ● 簡明性（simplicity）

　レイニンガーの「文化ケア」理論に出てくる概念の数はとても多く，それぞれの意味やつながりも多様で複雑にみえます．また，この理論を正確に使用するためには人類学の知識が必要になってきます．しかし，レイニンガーは各概念をていねいに紹介していますし，サンライズイネーブラーで視覚的に訴えたり，「見知らぬ人から信用できる友人へのガイ

ド」のほかにもいくつものガイドを表して研究の進め方を示しています．その意味では，整理された実用的な理論といえます．

3 ● 有用性（usefulness）

a. 実　践

　レイニンガーは「文化ケア」理論の目的を，世界観，社会構造，その他教育や宗教や親族などさまざまな次元と関連づけることで看護ケアの多様性と普遍性を明らかにすることであると述べています（Leininger, 1991, pp.5-7）．また，人々がそれぞれの文化に調和した方法でケアされることが，安寧，健康の維持や回復，さらには死に直面できることにつながるという考えから，文化を考慮したケアを提供する方法を見つけることも「文化ケア」理論の目的であるとしています．

　その人の文化を知ることを通して看護師は患者と話し合って確認し，ケアを計画し，実行し，評価しながら，また患者に確認することになります．つまり看護師と患者がともに考えながら，ケアを進めていくのです．国際的な場面だけでなく，その人のもっている文化を考えなくてはならない看護というかかわりの中では国内であってもあらゆる場面で，意識する必要のある考え方といえます．「文化ケア」理論を用い，「文化ケアの保持もしくは維持」「文化ケアの調整もしくは取引」「文化ケアの再パターン化もしくは再構成」というケアの3つの側面を考えることで，患者にとって有益で満足感が与えられ有意義なケアを提供することが可能になります．このことこそが重要であるとレイニンガーは述べています（Leininger, 1991, pp.41-44）．

　日本では「民族看護学」の研究方法を用いた研究や実践の報告はまだまだ少ないのですが，米国では1989年に創刊された"Journal of Transcultural Nursing"という雑誌をはじめ，さまざまな雑誌に世界各国から研究が投稿され，米国におけるアフリカ系移民の若者の文化的な認識と食生活に関する習慣について研究したもの（Jakub, Turk, Fapohunda, et al., 2018），香港で暮らす南アジア人の女性におけるパートナーからの虐待に関する概念を研究したもの（Tonsing, 2014），レバノン紛争地域での民間人による精神衛生活動を研究したもの（Farhood, Richa & Massalkhi, 2014），ノルウェーの看護学生の学習環境に関する研究（Wilhelm & Zlotnick, 2013）など，文化を越えた看護ケアの実践，考察が数多く報告されています．

b. 研　究

●質的研究

　民族看護学で行う研究は質的研究となります．レイニンガーは質的研究の結果の質を保つために，量的研究とは異なった評価基準が必要であると述べています．研究者と人々が長期にわたり直接交流することで得られたデータ（とくにイーミックなデータ）には，正確で信用できるものであるとする信頼性が得られるとしています．また，研究者が聞いたり，見たり，経験したりしたことを人々に繰り返し確認していくことで，確認可能性が得られます．さらにさまざまな状況のなかで人々が経験していること，つまり文脈における意味を研究者が理解できること，特定の状況のなかで人々が繰り返し経験している反復的パターンを理解できること，そして，研究者が人々から同じ情報しか得られなくなる飽和

の状態まで研究を続けることがデータの信頼性を高めます.

また，質的研究の目標は結果の一般化を目指すことではありませんが，同じような状況のなかでその結果を活かすことができるのかどうかを確認すること，転移可能性も必要だと述べています．質的研究が量的研究よりも注目されず，研究助成金を得ることが難しかった時代もあります（Tomey, 1994/1995）．しかし，レイニンガーが質的研究における評価基準を著し，深く複雑で，人々の生活に根ざした看護現象を知ることのできる質的研究方法である「民族看護学」の重要性を示したことで，看護学における質的研究の有用性が認められてきたのはいうまでもありません.

一方，レイニンガーは，「民族看護学」を研究方法として使用する場合の注意点として，「民族看護学」の研究方法について経験を積んだ指導者を求めることをあげています．日本ではまだまだ「民族看護学」で研究を発表している研究者が少ないのが現状で，この課題へのハードルは高いといえます.

日本における「民族看護学」を用いた研究は，1995年に「文化ケア」理論の翻訳書（Leininger, 1991/1995）が出版されてからみられるようになってきました．1997年の2論文（今井，1997；益守，1997）以降毎年1編から数編の論文が発表されています.

c. 教 育

米国やその他の国でレイニンガーの「文化ケア」理論を理解し，使用する必要性が出ており，文化を越えた看護を実践できる看護師の需要が高まっているといわれています（Alligood, 2014）．看護教育で，文化を越えた看護に関するカリキュラムを取り入れるためには，人類学，社会科学，人文科学，一般教養が必要になり，広範囲にわたる文化知識を得なくてはならず，レイニンガーは繰り返しその必要性を述べてきました．1982年以降このようなカリキュラムが米国を中心とした大学，大学院で増えています．レイニンガーが2000年に行った調査によると，米国では看護学士課程の48％に文化を越えた看護（transcultural nursing）のコースが設けられていました（Leininger & McFarland, 2002, pp.29-31）．日本においても，看護系大学に異文化看護を学ぶことのできるコースが設けられるようになってきています.

また，レイニンガーへの講演依頼は世界各地から寄せられ，文化を越えた看護に関するワークショップが行われていました．文化を越えた看護に関する教育プログラムも開発され，より専門的な養成が進められています．その教育を修了し，文化を越えた看護の基礎的な臨床能力が実証された看護師には，Transcultural Nursing Society（文化を越えた看護協会）から資格証明書が与えられています.

4 ● その他

a. 一般性（generality）

レイニンガーが人類学を取り入れた看護の見方を考え出した1960年頃は，人類学に関する知識をもつ看護師がほとんどいなかったために，彼女の文化を越えた看護という考え方が看護界には受け入れられにくかったという背景がありました．さらに，看護に関する質的研究にも目が向けられていない時代でした．しかし，1970年代後半にレイニンガーが看護学生に人類学を学ぶようにはたらきかけたり，「文化ケア」理論を指導したりする

ことを通して，世界に広く知られるようになりました．

　日本にもさまざまな国の人が暮らすようになってきています．米国など移民が多く多様な文化が明らかに存在している風土でなくてもその人の文化に調和したケアを考えていくことが求められる時代になってきました．

　また，看護ケアに関する事象を考察するためなら，どのような事例であっても「文化ケア」理論を用いることができます．これまでに日本国内で発表されている「文化ケア」理論を用いた論文の多くは，（民族間の文化の違いではなく）個人，家族，集団などの文化を考慮したケアに関する研究や看護実践を探求しています．草柳（2004）は，子どもと大人の患児を同じ病棟で看護する看護師が，どのような思いを抱いているのかを，中林（2005）は，口蓋扁桃摘出術やアデノイド切除術のあとに学童がのどの痛みをどのように体験しているのかを「文化ケア」理論を使って研究しています．また西田（2006）は，NICUから小児病棟に転棟して継続入院する乳児をもつ母親の体験をみています．臨床で看護師の皆さんが提供している看護を「文化ケア」理論を用いて考えてみると，患者へのより適切な看護ケアとは何かがみえてくるのではないでしょうか．

b．重要性（importance）

　レイニンガーの理論は非常に独創的です．レイニンガーはこの理論を，人類学から借りたものではなく，新たに看護的視点で開発したものであると述べています（Leininger, 1991, p.24）．人々の文化的背景がその人の安寧や健康に影響するという，それまで考慮されることのなかった視点に注目し，看護師が人々の生活する文化の影響を理解することの重要性への貢献は非常に大きなものだといえます（Meleis, 2012）．「文化ケア」理論を用いることで看護の実践，教育，研究が深まり，人々に有益で満足感をもたらす看護ケアの提供につながります．

E．事例で考える──レイニンガーの実践への応用

韓国人Nさんの産後

　30歳代の韓国人のNさんは，日本のX病院で初めての出産を無事に終えました．夫の仕事で3年前に来日し，Nさんも日本語での日常会話は困らない程度になっていました．出産後数時間たち，看護師Aは「状態もよいので，歩いて病棟まで戻りましょうね」と，分娩室で経過を観察していたNさんに声をかけました．Nさんは「出産をしたばかりなのでやめておきます」と答えました．そのように答える褥婦は時折いるので看護師Aはとくに気にせず「では，車椅子にしましょう」と車椅子の準備をしました．産後4日目には沐浴指導へ参加するようにNさんに声をかけましたが，Nさんは自分で赤ちゃんの沐浴を行うことを拒否しました．X病院では出産後から退院までの5日間で，赤ちゃんの世話やお母さんの産後の過ごし方など，さまざまな指導のプログラムが組まれていましたが，Nさんは欠席していました．

　看護師Aは困り，他の看護師に相談することにしました．すると，Nさんはシャワー浴をしてもよいことになっているにもかかわらず，産後まだ一度も行っていないこと，洗顔もタオルで拭くことですませている様子がみられることなどがわかってきました．隣のベッドの褥婦さんから，Nさんのにおいについて苦情も出始めました．

看護師Aは先輩看護師BにどのようにNさんとかかわればよいのか悩んでいることを伝えました．看護師Bは，レイニンガーの「文化ケア」理論の考え方を用いて，相手の文化に合わせた看護ケアを考えてみることを看護師Aに提案しました．そこで看護師Aはもう一度Nさんのそばへ行き，Nさんの文化を知ることを通してNさんといっしょにケアを考えていくことにしました．

　すると韓国には，朝鮮時代から行われている，出産で弱った心身を回復させるために特別な料理を食べたり，特別な過ごし方をしたりする，産褥期の母体のケア「産後調理（サヌチョリ）」という文化があることがわかりました．特別な過ごし方の中には，産後しばらくはできるだけ体を休めること，また体を冷やさないよう水を使わないという習慣があり，そのため出産直後の歩行や赤ちゃんの沐浴に参加すること，さらにはシャワー浴を避けていたことをNさんは語り始めました．

　看護師Aとの話し合いで，Nさんはビデオで沐浴指導を受けられること，また，洗髪をしてもらえること，清拭用にタオルをもらうことなどを希望できることを知りました．

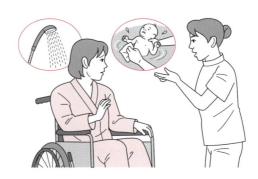

　分娩後の車椅子による移動の場面では「文化ケアの保持もしくは維持」を，沐浴のビデオ指導では「文化ケアの調整もしくは取引」を，看護師がNさんの洗髪を行うことや体の清拭を渡されたタオルで行うことを提案する場面では「文化ケアの再パターン化もしくは再構成」をと，看護師Aは3つの様式を用いながら，Nさんへ文化を考慮したケアを提供する方法を見つけることができました．しかし，この方法についても，実行し，評価しながら，Nさんが満足感を得られたのか確認することが重要になります．

　このように一人ひとりの文化に適したケアを提供したいと考えるとき，レイニンガーの「文化ケア」理論を用いることができます．

● 文　献

Alligood, M.R. (2014). Nursing Theorist and Their Work (8th Ed.), St.Louis: Elsevier.

Farhood, L.F., Richa, H. & Massalkhi, H. (2014). Group mental health interventions in civilian populations in war-conflict areas: a Lebanese pilot study. Journal of Transcultural Nursing, 25(2), 176-182.

Fawcett, J. (1993). Analysis and Evaluation of Nursing Theories, Philadelphia: F.A. Davis.

Fawcett, J. (1993)/太田喜久子・筒井真優美監訳 (2008)．レイニンガーの文化ケアの多様性と普遍性の理論．フォーセット　看護理論の分析と評価 新訂版，pp.59-114（筒井真優美訳），医学書院．

George, J.B. (2011). Nursing Theories: The Base for Professional Nursing Practice (6th Ed.), Philadelphia: Prentice Hall.

George, J.B. (2011)/南　裕子・野嶋佐由美・近藤房恵他訳 (2013)．カルチャーケアの多様性と普遍性理論．看護理論集（第3版），日本看護協会．

稲岡文昭 (1997). レイニンガーの看護論と研究方法 レイニンガー看護論 わが国の看護にとっての意義. 看護研究, 30(2), 89-92.

今井 恵 (1997). 子どもの入院に付き添う母親に関する研究 民族看護学の研究方法を用いて. 看護研究, 30(2), 119-131.

Jakub, K.E., Turk, M.T., Fapohunda, A., et al. (2018). Cultural Beliefs, Perceptions, and Practices of Young Adult Offspring of African Immigrants Regarding Healthy Eating and Activity. Journal of Transcultural Nursing, 29(6), 548-554.

草柳浩子(2004). 子どもと大人の混合病棟における看護師の抱える困難さ. 日本看護科学会誌, 24(2), 62-70.

Leininger, M.M. (1985)/近藤潤子・伊藤和弘監訳 (1997). 看護における質的研究, 医学書院.

Leininger, M.M. (1989). The transcultural nurse specialist: Imperative in today's world. Nursing and Health Care, 10, 250-256.

Leininger, M.M. (1990)/田村弥生(1990). 民族看護学：文化の違いを超えた看護知識を生み出すための看護研究法. 看護研究, 23(2), 167-184.

Leininger, M.M. (1991). Culture Care Diversity and Universality: a Theory of Nursing, New York: National League for Nursing Press.

Leininger, M.M. (1991)/稲岡文昭監訳 (1995). レイニンガー看護論 文化ケアの多様性と普遍性, 医学書院.

Leininger, M.M. (1997)/筒井真優美監訳 (1997). レイニンガーの看護論と研究方法 民族看護学の研究方法 アジアにおける看護知識の発見と発展のために. 看護研究, 30(2), 93-105.

Leininger, M. & McFarland, M. (Eds.)(2002). Transcultural nursing: Concepts, theories, research and practice (3rd Ed.), New York: McGraw-Hill.

Leininger, M. & McFarland, M. (Eds.)(2006). Culture Care Diversity and Universality: A Worldwide Nursing Theory (2nd Ed.), Sudbury: Jones & Bartlett.

益守かづき(1997). 先天性心疾患の子どもの体験に関する研究 民族看護学の研究方法を用いて. 看護研究, 30(3), 233-244.

Meleis, A.I. (2012). Theoretical Nursing: Development and Progress (5th Ed.), Philadelphia: Lippincott Williams & Wilkins.

中林雅子(2005). 口蓋扁桃摘出術およびアデノイド切除術後の疼痛に伴う学童の体験. 日本看護科学会誌, 25(2), 85-93.

西田志穂(2006). NICU から小児病棟に転棟し継続入院する乳児を持つ母親の体験. 日本看護科学会誌, 26(4), 64-73.

Pope, C. & Mays, N. (2006). Qualitative Research in Health Care(3rd Ed.), London: Blackwell publishing.

Pope, C. & Mays, N. (2006)/大滝純司監訳 (2008). 質的研究実践ガイド 保健・医療サービス向上のために (第2版), 医学書院.

Tomey, A.M. (1994). Nursing Theorists and Their Work(3rd Ed.), Philadelphia: A Mosby-Year Book.

Tomey, A.M. (1994)/都留伸子監訳(1995). 看護理論家とその業績(第2版), pp.424-445(近藤潤子・黒田裕子訳), 医学書院.

Tomey, A.M. & Alligood, M.R. (2002). Nursing Theorists and Their Work(5th Ed.), Philadelphia: A Mosby-Year Book.

Tomey, A.M. (2002)/都留伸子監訳(2004). マドレイ M. レイニンガー 文化的ケア：多様性と普遍性理論. 看護理論家とその業績(第3版), pp.510-535(近藤潤子・黒田裕子訳), 医学書院.

Tonsing, J.C. (2014). Conceptualizing Partner Abuse Among South Asian Women in Hong Kong. Journal of Transcultural Nursing, 25(3), 281-289.

Wilhelm, D. & Zlotnick, C. (2013). Nursing Students in a Global Learning Environment: Creative Teaching Methods on Culture, Emotion, and Communication. Journal of Transcultural Nursing, 25(3), 296-302.

14 マーガレット・ニューマン
（Margaret A. Newman, 1933−2018）

拡張する意識としての健康の理論

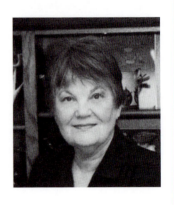

坂口千鶴

A. 理論家の紹介

　マーガレット・ニューマン（Margaret A. Newman）は，1933年10月10日に米国テネシー州メンフィスで2人きょうだいの第二子として生まれました（**表Ⅱ-41**，**付録図1**）．家族やその親族の敬虔で宗教的な雰囲気のなかで育ち，数学，音楽，芸術，ダンスに非常に興味をもっていて，病気，病院，注射といったイメージのある看護に進むことは考えなかったといいます（Newman, 1994/1995, pp.20-21）．ところが，ニューマンが高校を卒業するころに母親が筋萎縮性側索硬化症を発症しました．そして，1954年，ニューマンがベイラー大学にて家政学と英語学の学士取得後より，母親の状態が悪化し，その看病がニューマンに課せられました．その看病は5年にもわたり，徐々に身体が動かなくなることで母親の時間や空間の自由が奪われ，さらには介護者であるニューマン自身の時間や空間も拘束されていくことを実感しました（Newman, 1994, p.22）．しかし，一方で病気により身体的依存が強くなっていくなかでも母親は一人の人間であることを感じ，充実感や愛情などをもてたのです（Newman, 1994, p.22）．

　母親の看病をしながら看護を志すことを考えていたニューマンは，母親の死から2週間後，1958年テネシー大学メンフィス校看護学部に入学しました．この学部の教育は，病気と健康における人間の複雑性に焦点をおいたもので，それはニューマンが母親の看病を通して経験したことそのものでした（Newman, 1994, p.22）．1962年に学部を卒業したのち，カリフォルニア大学サンフランシスコ校大学院に直接進み，自らの経験を看護の学習に活かすことができ，1964年に内科−外科看護学修士を取得しました．その後も博士の学位を目指して，ニューヨーク大学の博士課程に入学し，1971年に博士を取得しました（Witucki, 2002）．

　博士の学位取得後，テネシー大学，ニューヨーク大学，ペンシルベニア州立大学，ミネソタ大学で教鞭をとり，1996年に退職し，ミネソタ大学から名誉教授の称号を授与されました．その間に，多くの研究論文などを出版し，とくに1979年には "Theory Development in Nursing" 『看護における理論の開発』を出版し（**付録2**参照），その後1986年に，ニューマンの代表作となる "Health as Expanding Consciousness" 『拡張する意識としての健康』を出版，1994年には再版しました．最近では2008年に "Transforming Presence：

表Ⅱ-41　ニューマンの略歴

年月日	略　歴
1933年10月10日	米国テネシー州メンフィスで第二子として誕生
1954年（21歳）	テキサス州ベイラー大学で家政学と英語学の学士号取得 5年間筋萎縮性側索硬化症を患っていた母親の看病を行い，この経験を通して看護師となることを希望する
1958年（25歳）	テネシー大学メンフィス校看護学部に入学
1962年（29歳）	テネシー大学メンフィス校で看護学学士号取得
1964年（31歳）	カリフォルニア大学サンフランシスコ校で大学院看護学修士号取得
1971年（38歳）	ニューヨーク大学で看護科学ならびにリハビリテーション看護学の博士号を取得 その後，テネシー大学，ニューヨーク大学で教鞭をとる
1978年（45歳）	看護理論に関する学会で「健康の理論」について発表
1979年（46歳）	ペンシルベニア州立大学での大学院課程と研究部門の主任教授として教鞭をとる "Theory Development in Nursing"（邦訳：『看護における理論の開発』）を出版
1986年（53歳）	ミネソタ大学で教授を務める "Health as Expanding Consciousness"（邦訳：『拡張する意識としての健康』）を出版
1994年（61歳）	"Health as Expanding Consciousness" 2nd Ed（邦訳：『拡張する意識としての健康』第2版）を出版
1996年（63歳）	ミネソタ大学を退官．退官後も名誉教授として活躍
2008年（75歳）	"Transforming Presence：The Difference That Nursing Makes"（邦訳：『変容を生み出すナースの寄り添い』）を出版
2018年12月	故郷テネシー州メンフィスにて逝去（享年85歳）

The Difference That Nursing Makes"『変容を生み出すナースの寄り添い』を出版し，自らの理論を継続的に洗練し，実践，研究，教育に活用できるようにしてきました．そして，2018年12月18日，故郷テネシー州メンフィスにて85歳で亡くなりました．

B．理論の源泉

　ニューマンの理論の源泉は，自身の母親を5年間にわたって看病した経験とその後の看護を学ぶ過程で出会ったロジャーズ（Rogers）の看護理論であると考えられます（Newman, 1994, pp.22-26）．もともと数学や音楽に興味をもっていたニューマンでしたが，大学卒業直後より母親を看病することになったその経験によって，看護の道に進むことを決意しました．そして，カリフォルニア大学サンフランシスコ校修士課程での自らの経験と看護学との統合，さらにニューヨーク大学博士課程におけるロジャーズとの出会いが，ニューマンを看護の研究へと向かわせ，最終的には看護理論の開発へと発展させていくことになったと考えられます．

　さらにニューマンが看護理論の開発を行う過程で，「健康」「意識」「パターン」といった主要な概念に関して，物理学者ベントフ（Bentov, 1978/1987）の「意識の進化」，物理学者ボーム（Bohm, 1980/1986）の「隠された秩序」についての理論，科学者ヤング（Young, 1976/1988）の「人間の進化プロセス」，化学者プリゴジン（Prigogine, 1976/1980）の「散逸構造理論」にも，多大な影響を受けているとされます（Newman, 1994, pp.25-26）．

174 第Ⅱ章 各論——看護理論21の理解と実践への応用

C．理論の概要

1 ● 理論の観点

　母親を看病した経験をもとに，ニューマンは「健康」とは何か考え，看護学に傾倒していきました．その際，健康と病気も人間と環境との間で変化するパターンの表れとするロジャーズの考えを基盤に，ニューマンは「健康」を人間と環境との関係性の中で「意識」が拡張する過程としました．そして，「意識」をシステムの情報能力とし，「人間」は「拡張する意識」の過程であり，部分に切り離すことができない複雑に発達するパターンとして表されます．ニューマンは，「拡張する意識」について，さらにその人らしくなる，人生にさらなる意味を見出す，他の人々や世界とのつながりを新たな高次のレベルに到達させる過程と述べています（Newman, 2008, p.6）．そのため，ニューマンが考える看護の現象は看護師とクライエントとのダイナミックな関係性であり，看護の目的は看護ケアが必要なクライエントに変容をもたらすよう「寄り添う」（Newman, 2008/2009, p.37）ことと考えました．

2 ● 前提，主要概念，命題

a．前提

　初期のニューマンの概念枠組みでは，以下の6つの前提が明確に示されています（Newman, 1980, pp.56-58）（表Ⅱ-42）．

> ①健康は病気の状態，病状も含む
> ②病状はその人のパターン全体の開示である
> ③病状のパターンは基本的なもので，機能が変化する前から存在している
> ④病状を排除してもその人のパターンは変化しない
> ⑤病気もその人のパターンの開示であり，その人の健康である
> ⑥健康は意識の拡張である

　その後，1986年に出版された看護理論には前提は記載されていませんが，1994年に再版された看護理論では，基本的な前提を「パターン」とし，「パターンにおいて明確化される全体性」「パターンの指標としての行動」「発現するパターン（健康の過程）にみられるような拡張する意識」をあげています（Newman, 1994/1995, p.44）．

　そして，2008年にニューマンは，理論の基本的な前提を以下の3つに統一しました（Newman, 2008, p.6）．

> ①健康は，全体性をあらわす進化する統一体としてのパターンであり，疾患のパターンを含包するものである
> ②意識は，全体性が備える情報を提供する能力で，進化するパターンで示される
> ③パターンは，人間と環境との過程を明らかにし，意味によって特徴づけられる

b．主要概念

（1）健康 (health)

　従来の健康観では，病気がないこと，すなわち疾患にかかっていないことが健康とされ，そのために健康は望ましい肯定的な状態で，病気は否定的な状態といわれてきました．し

14. マーガレット・ニューマン　175

表Ⅱ-42　出版されたニューマンの理論の内容の比較

	Theory Development in Nursing (2nd Ed.) (Newman, 1980)	Health as Expanding Consciousness (Newman, 1986)	Health as Expanding Consciousness (Newman, 1994)	Transforming Presence (Newman, 2008)
前提	1. 健康は「病気」の状態，病状も含む 2. 病状はその人のパターン全体の開示である 3. 病状のパターンは基本的なもので，機能が変化する前から存在している 4. 病状を排除してもその人のパターンは変化しない 5. 病気もその人のパターンの開示であり，その人の健康である 6. 健康は意識の拡張である（pp.56-58）	とくに前提としては表現されていない	理論の基本的前提はパターン：パターンにおいて明確化される全体性；パターンの指標としての行動；発現するパターン（健康の過程）にみられるような拡張する意識を中心におく（Newman, 1994/1995, p.44）	・健康は，全体性をあらわす進化する統一体としてのパターンであり，疾患のパターンを包含するものである ・意識は，全体性が備える情報を提供する能力で，進化するパターンで示される ・パターンは，人間と環境との過程を明らかにし，意味によって特徴づけられる（p.6）
メタパラダイム	健康は疾患と非疾患の統合である（p.56）．健康を人生の過程全体としてみる（p.67）	全体性のパターンである健康（p.12） 疾患と非疾患を含む健康は，人間−環境の基本となるパターンの展開である（p.13）	疾患と非疾患を含む健康は，人間−環境の基本となるパターンの展開である（p.11）．健康は全体性のパターンである（p.17）．健康は人間−環境の進化するパターンの開示である（p.17）	・健康は意識の進化するパターンである（p.6） ・健康は人と環境との間の対話的な過程である（p.6） ・健康は意識の拡張する過程である（p.12）
メタパラダイム	人間：定義なし	人は意識のパターンとして認められる．人は意識をもつのではなく，人は意識である（p.33）	人は意識のパターンとして認められる．人は意識をもつのではなく，人は意識である（p.33）	・人は拡張する意識の過程である（p.6） ・人は統一体としての進化するパターンである（p.16）
メタパラダイム	環境：定義なし	環境：明確な定義なし	環境：明確な定義なし	・環境は統一体としての進化するパターンである（p.16）
メタパラダイム	看護の目的は，人々をよくするだけでなく，あるいは病気の予防だけでなく人々が意識のより高いレベルへと進化するよう自らの力を用いる支援をすることである	看護：明確な定義なし	看護：明確な定義なし	・看護の現象は，健康の統一的なとらえ方による看護師とクライエントのダイナミックな関係性である（p.19） ・看護の目的は，看護ケアが必要な人々に変容をもたらすよう（p.29）「寄り添う」ことである（Newman, 2008/2009, p.37）
主要な概念	運動とは自己の気づきである　運動とは伝え合う手段である（p.62）	運動は人間の意識の進化において重要な選択点である（p.58）．どのような生命の形態をも特徴づける意識は，その運動において表現される	運動は人間の意識の進化において重要な選択点である（p.56）．どのような生命の形態をも特徴づける意識は運動において表現される（p.57）	運動：明確な定義なし
主要な概念	時間：定義なし	時間：明確な定義なし	時間は意識の指標である（p.51）	時間：明確な定義なし
主要な概念	意識：定義なし	意識はシステムに関する情報を提供する能力：その環境との相互に作用するためのシステムの能力である（p.33）	意識はシステムの情報：その環境との相互に作用するためのシステムの能力である（p.33）	意識はシステムの全情報能力，より大きなシステムと相互作用するためのシステムの能力である（p.12）
主要な概念	パターン：定義なし	パターンは，全体を描く情報すなわち即時に関係性すべての意味を理解することである（p.13）	パターンは，全体を描く情報すなわち即時に関係性すべての意味を理解することである（p.71）	明確化されたパターンの本質は意識である（p.12）
命題	1. 時間と空間は相補的関係である 2. 運動は空間と時間が現実となる手段である 3. 運動は意識の反映である 4. 時間は運動の機能である 5. 時間は意識の基準である（p.60）	明確に命題としては表現されていない	命題としてはとくに表現されていない	命題としてはとくに表現されていない

かしニューマンは，疾患も人間–環境との間で変化する相互作用の1つの表れとして，健康にとって意味のある側面ととらえています（Newman, 1994, p.17）．疾病と健康は分離できない実態であり，より大きな全体のパターンで，健康は病気も病気ではない状態も包括しています（Newman, 1994, p.17）．そして，2008年に「健康は意識の拡張の過程」と定義しています（Newman, 2008, p.12）．

(2) 意識 (consciousness)

ニューマンは，意識を「システムの情報：環境と相互に作用するシステムの能力」（Newman, 1994, p.33）と定義していましたが，2008年には「システムの全情報能力，より大きなシステムと相互に作用するためのシステムの能力」（Newman, 2008, p.12）と修正しています．人間については「意識をもつ」のではなく，「意識である」と述べていましたが（Newman, 1994, p.33），2008年に「人は拡張する意識の過程である」と定義し直しています（Newman, 2008, p.6）．システムの能力とは，システムの情報がどのように環境のシステムの情報と関連し合うかを表し，さらにその環境とのダイナミックな関連性のなかで，そのシステムが得る自律性の程度も表しています（Newman, 1994, p.33）．たとえば，物体（の意識）は環境との関係はほとんどなく，自律性が低いのですが，動物（の意識）はより環境とダイナミックに関係し，自律性も高まります（Newman, 1994, p.34）．

(3) パターン (pattern)

ニューマンは，パターンを「全体を描く情報，すなわち即時に関係性すべての意味を理解すること」と定義しています（Newman, 1994/1995, p.71）．パターンの特徴については基本的に運動，多様性，リズムにあると述べ，常に動いて変化し，多様で互いに関連し合い，その運動にはリズムがあると説明しています（Newman, 1994/1995, p.72）．

パターンは環境との関係性（relatedness）のなかで常に自己組織化し，情報が増加するほど複雑になります（Newman, 1994, p.72）．また，パターンは人間と環境が相互に浸透するときに変容に伴って起こり，相互作用する波の干渉パターンがまた全体の新たな形を形成するようになります．パターンとして表される例には，体温，行動，血圧などがあります．

(4) 時間–空間 (time–space)

ニューマンは「時間」を「意識の指標」と定義し（Newman, 1994, p.51），「時間」には主観的時間と客観的時間があり，主観的時間が客観的時間よりも長く感じる経験をすることを「意識の拡張」と考えています（Newman, 1994, p.61）．また，「時間と空間は相補的関係」（Newman, 1980, p.60）ととらえ，サーカディアン・リズムによる人間の生活への影響を例にあげ，生体現象のリズムは空間–時間に埋め込まれた物質（意識）を生き生きと描いたものとしています（Newman, 1994, p.53）．さらに，病院での四肢麻痺により動けない患者の具体的な例もあげ，「空間」が制限され，「時間」をコントロールできない状態となったとき，病院でのスケジュールは患者個人に合ったものではなくなり，違う時間のパターンの間では葛藤が生じると述べています（Newman, 1994, p.53）．そして，ニューマンは「タイミング」は看護ケアの有効性において重要な要素と考えており，患者のニーズを知る繊細さは看護にとって非常に重要だと考えています（Newman, 1994, p.53）．

(5) 運動 (movement)

ニューマンは，初期に運動を「空間と時間が現実となる方法」（Newman, 1980, p.60）であり，「自己の気づき」あるいは「伝え合う手段」（Newman, 1980, p.62）ととらえています．その後，運動を「人間の意識の進化において重要な選択点」（Newman, 1986, p.58）とし，運動を通して「生命のどのような形態をも特徴づける意識は表現される」ととらえています（Newman, 1994, p.57）．

運動は「各々の動きの即時の全体のパターン」を表し，運動のパターンは「人間の考えや感情を統合した有機的構造」を反映しています（Newman, 1994, p.57）．たとえば，言語や歩き方は個人によってテンポが異なります（Newman, 1994, p.57）．怒りや緊張といった感情も個人によってリズムがあり，ある人は暴力的な行動によって表現するかもしれません（Newman, 1980, p.62）．

c. 命 題

初期のニューマンの概念枠組み（Newman, 1980）では，命題として，「①時間と空間は相補的関係である，②運動は空間と時間が現実となる手段である，③運動は意識の反映である，④時間は運動の機能である，⑤時間は意識の基準である」（p.60）と述べています．この当時は，「時間」や「空間」を別なものととらえ，また，「運動」「意識」も含めて明確な定義が提示されていませんでした．さらに，「パターン」も用語としては使用されていましたが，概念として明確に定義はされていませんでした．

1986年，1994年に出版された『拡張する意識としての健康』には，初期にあったような明確な命題は提示されていません．しかし，フォーセット（Fawcett）はニューマン理論の関連命題として以下の内容をあげています（Fawcett, 2004）．

意識とパターンの概念との関係における命題として，「意識は人間–環境との相互作用の進化したパターンの開示である」「人間–環境との進化するパターンは，拡張する意識の過程としてとらえる」を提示しています（Newman, 1994, p.17）．

また，意識，パターン，運動–空間–時間次元の関係における命題として，「運動は人間の意識の進化において重要な選択点である」（Newman, 1986, p.58），「時間は意識の指標である」（Newman, 1994, p.51），「生命のどのような形態をも特徴づける意識は運動において表現される」（Newman, 1994, p.57）と提示しています．さらに意識，パターン，運動–空間–時間次元，リズムの関係における命題では，「パターンの特徴は基本的に運動，多様性，リズムにあり，常に運動あるいは変化し，部分は多様で互いに関連し合って変化し，運動はリズムがある」をあげています（Newman, 1994, p.72）．

3 ● 理論の説明

a. 主要な用語の定義

表Ⅱ–42からもわかるとおり，ニューマンの看護理論には，看護の中心概念である「人間」「環境」「看護」「健康」のなかで「健康」「人間」以外の定義に関しては明確な定義はあまりなされていませんでした．しかし，2008年の著書では，「看護」の明確な定義はないものの，看護の現象や目的について記載がなされています．また，「環境」についても「人間」と同様に定義の記載があります．ニューマンの理論のなかで「健康」は中心概念

として，詳しい定義がなされています．

b．ニューマンの考える世界観

　ニューマンの理論はロジャーズの理論を基盤にしているために（Newman, 1997, p.1），ニューマンが目指す看護学は「分割できない宇宙の中で開示される統一的現象としての人間」をとらえる「統一的・変容的パラダイム」です（Newman, 1994/1995, p.70）．このとらえ方において，現象はパターンで表され，環境との相互作用によって明確化され，常に変化しながら複雑性を増していくとする，すべてが同時に存在する全体，同時性（simultaneity）の世界観であると述べています（Fawcett, 2000；Newman, 1994）．

c．用語の変遷

　表Ⅱ-42より，ニューマンは1980年の初期から，メタパラダイムの「健康」「人間」以外の概念である「看護」「環境」について明確な定義をしていません（Witucki, 2002）．1978年にニューマンは，看護の目的について「人々が意識のより高いレベルへと進化するよう自らの力を用いる支援をすること」（Newman, 2008, p.6）と述べています．2008年になって，看護の現象を「看護師とクライエントとのダイナミックな関係性」（Newman, 2008, p.19）とし，看護の目的を「看護ケアを必要とする人々に変容をもたらす存在感を与えること」（Newman, 2008, p.29）と修正しています．また，環境についてそれまで具体的な定義は述べていませんでしたが，2008年には人間と同様に「統一体としての進化するパターン」（Newman, 2008, p.16）としています．

　主要な用語において，初期には，多くの用語が明確な定義がされないまま使用されているのに対し，1986年，1994年では定義がなされた用語が増えています．具体的には「運動」の用語で，「人間の意識の進化において重要な選択点」ととらえて，「運動」を通して「どのような生命の形態をも特徴づける意識は表現される」と説明をしており，「時間」も定義がなかった状態から「意識の指標」とされています．2008年では，「運動」「時間」等に関する詳細な記述は少なくなっています．

D．理論のクリティーク

1 ● 一貫性（consistency）

　ニューマンの看護理論はロジャーズの看護論を基本にした理論であり，世界観，メタパラダイムの主要概念に関して，内容に一貫性があります．また，それぞれの主となる概念に関する定義は十分描いてはありませんが，概念間のつながりについては説明してあるために全体に理解しやすくなっています．また，ニューマンの考えを支持するためにさまざまな領域の理論が用いられ，概念間の関係がよりわかりやすくなっています．

2 ● 簡明性（simplicity）

　それぞれの概念について平易な言葉で説明してあり，また，多くの具体例を用いているため，理解しやすくなっています．しかし，ニューマンの考えを支持する多くの他領域の理論が用いられることは説明が複雑になり，何が，どこまでニューマン自身の理論にあたるのか不明確となっています．

3 ● 有用性（usefulness）

a. 実　践

　ニューマンは，初期の研究の取り組みのなかで，科学的，客観的研究の限界を感じており（Newman, 2002/2003），全体的に人間の状態を描く方法を開発する必要があると考えていました（Newman, 1980, p.69）．その方法とは，「個人内部のパターンの変化」を認識でき（Newman, 1980, p.71），「ダイナミックな現象の状態と看護実践の複雑性を共存できるもの」（Newman, 1980, p.74）でした．

　また，看護実践について，ニューマンは新しいパラダイムとして非介入（non-intervention）が必要であり，「看護実践は，相互のパターンを認識し，それを進化する意識のプロセスとして認める方向に導くことである」（Newman, 1986, p.88）と述べていました．

　その後，ニューマンは看護の研究と実践の現象について，研究者と対象者，看護師とクライエントのように分けるのではなく，進化するパターンを明らかにするうえで参加者をパートナーとする研究に携わるようになりました（Newman, 1994, p.85）．ニューマンは，看護研究は参加者が自らの具体的な状況のなかで理解し，行動できるよう助けるものと考え，看護実践の過程を看護研究として表す「実践としての研究（research as praxis）」を目指しました（Newman, 1994, p.92）．

　そして，2008年の著書では，研究が実践の形態をなす「看護実践（nursing praxis）」と表現し，人と環境の両方のシステムに焦点を当てると述べています（Newman, 2008, p.21）．

b. 研　究

　看護実践としての研究のなかでは，がん（Endo, 1998），慢性疾患（Jonsdottir, 1998；MacNeil, 2012；Pierre-Louis, Akoh, White, et al., 2011），多発性硬化症（Neill, 2005），体重管理（Berry, 2004），HIV（Awa & Yamashita, 2008）などに関する研究にニューマン理論が使われています．また，研究の参加者も小児期から，思春期，成人期，老年期とすべてのライフサイクルにある人々を網羅しており，とくに女性（Endo, 1998；Picard, 2000）を対象とした研究もあります．また，進行時期についても，がんのサバイバー（生存者）から終末期患者も含まれ，さらにケアにかかわる看護師や家族（Endo, Nitta, Inay-oshi, et al., 2000；Falkenstern, Gueldner & Newman, 2009；MacLeod, 2011；Tommet, 2003；Yamashita, 1998, 1999）も参加者としている研究もあります．日本でも，ニューマンの理論をもとにパターン認識を用いて，「がん患者とその家族の自己決定への支援」の充実をはかる緩和ケア病棟看護師の取り組み（西又・赤羽・高山，2001），看護師ががん患者とケアリング・パートナーシップを組み，がんの治療やケアへのサポート（大政ほか，2003；峰岸，2004；千崎，2004），在宅で療養するがん患者や家族を支える実践（石黒・遠藤，2018；長内，2018）に関する研究も行われ，それらのがん患者をケアしている看護師へのサポート（久保，2004；宮原ほか，2003；宮原，2016, 2018）を行っている実例もあります．

c. 教　育

　これまでニューマン理論において教育に関する記載はとくにありませんでした．また，ニューマンの理論をもとにした枠組みで教育を行っている大学などの教育機関も見当たりませんでした．しかし，ニューマンが教鞭をとっていたミネソタ大学では，ニューマンの

理論を枠組みとして用いて大学院教育のなかで研究を行っていました．また，精神科看護（Picard & Mariolis, 2002）などの科目のなかでニューマンの理論を用いている大学や，最近では看護基礎教育のなかで臨床実習にニューマンの理論を用いて実施している大学もあります（Sethares & Gramling, 2014；Stec, 2016）．日本では，がんを専門としている病院（宮原，2016，2018；鈴木ほか，2003），あるいは緩和ケア病棟（西又・赤羽・高山，2001）などで，院内教育としてニューマン理論を用いてがん患者のケーススタディを行うなかで，看護師の振り返りを行っています．このような米国内外での看護教育の取り組みを踏まえて，2008年に，ニューマンは学習を個人的な変容をもたらす過程ととらえ，看護のカリキュラムに看護専門職としての集団的な意識の変化とともに，個人的な変容も統合する必要があると述べ，「変容をもたらす学び（transformative learning）」を提唱しました（Newman, 2008, p.21）．

4 ● その他

a．一般性（generality）

ニューマンの理論は特殊な理論ではなく，あらゆる健康レベル，疾患，場，対象者に対しても用いることができ，範囲が広い理論です（Witucki, 2002）．たとえ，疾患がなくても，人生を生きていくうえで困難に直面している事例にも用いることができ，対象を個人だけでなく，家族全体，あるいは地域を含めることもできうる理論であり（Dexheimer, 2002/2003；Newman, 1994），そのために一般性があると考えられます．

b．重要性（importance）

看護を行っていくうえで，ロジャーズの理論と同様にニューマンの理論は非常に重要な理論です．研究による検証では，演繹的量的研究では限界があり（Witucki, 2002），質的研究，とくに解釈学的弁証法的アプローチによって確認していく方法がとられていますが，多くの研究結果が看護実践の指針となっています．健康の考え方を従来の疾患の有無，症状の有無からだけで判断するのではなく，疾患や病気をもっていても，それも健康の一側面としてとらえることによって，人間の可能性に焦点を当てた理論となり，今後の看護実践に大きく影響すると考えられます．

E．事例で考える ── ニューマンの実践への応用

事例 15　看護師が来るまで病室で大声を出す Ｏ さん

Ｏさんは大腿骨頸部骨折で入院している75歳の女性です．現在，術後約2週間経過し，リハビリ中です．Ｏさんは移動などに介助が必要であり，また昼夜逆転を予防するため，日中は車椅子で過ごしています．Ｏさんは個室で，誰もいなければ自分で動いてしまい転倒の可能性があるため，安全を重視して車椅子に乗っているときにはベルトを使用していました．Ｏさんは食事など個室で一人になると，「誰もごはんを食べさせてくれなーい．誰か食べさせてー」と大声で叫ぶことが多く，看護師が訪室すると静かになります．

ある日，Ｏさんがまた大声を出しており，看護師ＥはＯさんの部屋に行ってみました．Ｏさんは看護師Ｅに「これを取ってちょうだい」とベルトを示して訴えてきました．看護師Ｅ

はOさんの話を聴き，そのなかでOさんは「これをしていると苦しいのよ．あなただってもしされたら苦しいでしょ．お願い，取ってちょうだい」と懇願してきました．看護師Eはベルトをチェックし，身体的に圧迫されていない状態であることは確かめましたが，Oさんの訴える様子をみて，「わかりました．ベルトをはずしていっしょに散歩に行きましょう」と言い，Oさんの了解を得て予定に入れました．その後，Oさんは看護師Eと車椅子で散歩に出かけました．大声を出したりすることはなく，うれしそうな表情でほかのスタッフや患者に挨拶をしたりする様子がみられました．

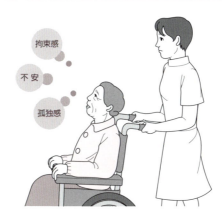

　ニューマンの理論によってこの事例を分析すると，Oさんの入院前の生活は家族や地域の人々に囲まれて自分のペースで過ごすことができましたが，骨折による入院，手術などによって自宅での自由な生活とはまったく異なる環境となり，時間・空間的にも拘束された状態となっていました．Oさんの誰かが来るまで大声を出して叫ぶというパターンは，Oさんの現在の状態に対する不安，拘束感，怒り，孤独感といった気持ちを表していると考えられます．看護師Eは，このOさんの大声で叫ぶパターンの意味を寂しさからだろうと推察はしていましたが，Oさんの抑制に関する訴えで寂しさだけではなく，拘束感も非常に大きいことに気づきました．非常に忙しい業務でしたが，早速Oさんとの散歩を予定に入れ，その後もOさんの毎日のスケジュールに入れることにしました．いっしょに散歩をするなかで，看護師EはOさんと行動をともにすることで，本来のOさんのパターンに気づくことができました．

　その後，Oさんは看護師がついていれば一人で歩行することが可能になり，大声を発することはなくなりました．彼女の不穏な大声は，彼女だけの問題ではなく，彼女のおかれている環境との相互作用の1つの開示であり，Oさん自身を表すパターンとみて，そのことに気づいた看護師のかかわりがOさんと環境との関係性を調整し，パターンがよりレベルの高い次元へと拡張することになりました．

● **文　献**

Awa, M. & Yamashita, M. (2008). Persons' experience of HIV/AIDS in Japan: application of Margaret Newman's theory. International Nursing Review, 55, 454-461.

Bentov, I. (1978)/プラブッタ訳 (1987). ベントフ氏の超意識の物理学入門，日本教文社．

Berry, D. (2004). An emerging model of behavior change in women maintaining weight loss. Nursing Science Quarterly, 17(3), 242-252.

Bohm, D. (1980)/井上　忠・佐野正博・伊藤笏康訳(1986). 全体性と内蔵秩序，青土社.

Dexheimer, P.M.(2002)/永井倫央・遠藤英美子訳(2003). 殺人で有罪判決を受けた思春期の青年とのナーシングパートナーシップから，コミュニティの一貫としての私たち自身についての認識の深まり．Quality Nursing, 9(3), 228-247.

Endo, E.(1998). Pattern recognition as a nursing intervention with Japanese women with ovarian cancer. Advances in Nursing Science, 20(4), 49-61.

Endo, E., Nitta, N., Inayoshi, M., et al. (2000). Pattern recognition as a caring partnership in families with cancer. Journal of Advanced Nursing, 32(3), 603-610.

Endo, E. (2004). Nursing praxis within Margaret Newman's theory of health as expanding consciousness. Nursing Science Quarterly, 17(2), 110-115.

Endo, E., Miyahara, T., Suzuki, S. et al. (2005). Partnering of researcher and practicing nurses for transformative nursing. Nursing Science Quarterly, 18(2), 138-145.

Fawcett, J. (1993). Analysis and Evaluation of Nursing Models and Theories, Philadelphia: F.A. Davis.

Fawcett, J. (1993)/太田喜久子・筒井真優美監訳(2001). 看護理論の分析と評価，廣川書店.

Fawcett, J. (2000). Analysis and Evaluation of Contemporary Nursing Knowledge: Nursing Models and Theories. Philadelphia: F.A. Davis.

Fawcett, J. (2004). Contemporary Nursing Knowledge：Analysis and Evaluation of Nursing models and Theories, Philadelphia：F.A. Davis.

Falkenstern, S.K., Gueldmer, S.H., Newman, M.A. (2009). Health as expanding consciousness with families with a child with special healthcare needs. Nursing Science Quarterly, 22(3), 267-279.

石黒絵美子・遠藤恵美子（2018）. 自由な動きを奪われる体験をしている在宅がん患者と妻と訪問看護師のケアリングパートナーシップ―マーガレット・ニューマン理論に基づく実践的看護研究．武蔵野大学看護学研究所紀要，12, 1-9.

Jonsdottir, H. (1998). Life patterns of people with chronic obstructive pulmonary disease: isolation and being closed in. Nursing Science Quarterly, 11(4), 160-166.

久保五月（2004）．マーガレット・ニューマンの健康の理論に基づくケアリング・パートナーシップを実践に導入する―ナースと研究者とケアリングパートナーシップ．ホスピスケア，15(1)，70-78.

峰岸秀子（2004）．マーガレット・ニューマンの健康の理論に基づくケアリング・パートナーシップを実践に導入する―がん患者・家族・ナースとサポートナース及びアクションリサーチチームのケアリングパートナーシップ．ホスピスケア，15(1)，68-70.

MacLeod, C.E. (2011). Understanding experiences of spousal caregivers with Health as expanding consciousness. Nursing Science Quarterly, 24(3), 245-255.

MacNeil, J.M. (2012). The complexity of living with Hepatitis C: A Newman perspective. Nursing Science Quarterly, 25(3), 261-266.

宮原知子・鈴木勢津子・大政智枝他（2003）．マーガレット・ニューマンの健康の理論に基づいたケアリングパートナーシップをがん患者と試みた体験―プロジェクトチーム全体の成長の過程. Quality Nursing, 9(3)，191-202.

宮原知子（2016）．がん看護に携わる看護師の現象の見方と看護ケアの変化―ニューマン健康の理論と看護実践を統合させた学習会をとおして．北里看護学誌，18(1)，41-49.

宮原知子（2018）．緩和ケア病棟における患者・家族にとっての意味深いケア環境の創出課程の可視化―ミューチャル・アクションリサーチの手法を用いて．日本がん看護学会誌，32，78-87.

Neill, J. (2005). Exploring underlying life patterns of women with multiple sclerosis or rheumatoid arthritis: comparison with NANDA dimensions. Nursing Science Quarterly, 18(4), 344-352.

Newman, M. (1980). Theory Development in Nursing (2nd Ed.). Philadelphia: F.A. Davis.

Newman, M. (1986). Health as Expanding Consciousness. St. Louis: C.V. Mosby.

Newman, M. (1994). Health as Expanding Consciousness (2nd Ed.). St. Louis: C.V. Mosby.

Newman, M. (1994)/手島　恵訳（1995）．マーガレット・ニューマン看護論：拡張する意識としての健康，医学書院.

Newman, M. (1995). A Developing Discipline: Selected Works of Margaret Newman. New York: National League for Nursing Press.

Newman, M.A. (1997). A dialogue with Martha Rogers and David Bohm about the science of unitary human beings. In M. Madrid (Ed.), Patterns of Rogerian Knowing, New York : National League for Nursing Press.

Newman, M. (2002)/遠藤恵美子・峰岸秀子・久保五月訳 (2003). パターンの提唱 多種多様な知を看護学の文脈の中で一つにまとめ上げる営み. Quality Nursing, 9(3), 221-227.

Newman, M.A. (2008). Transforming Presence: The Difference of That Nursing Makes. Philadelphia: F.A. Davis.

Newman, M. (2008)/遠藤恵美子監訳 (2009). マーガレット・ニューマン 変容を生み出すナースの寄り添い―看護が創りだすちがい, 医学書院.

西又玲子・赤羽寿美・高山倫子 (2001). がん看護実践における研究結果導入の試み (事例)―M. ニューマンの健康の理論とその研究結果を緩和ケアに導入する試み. がん看護, 6(5), 371-374.

長内さゆり (2018). 在宅がん療養者に対するマーガレット・ニューマン理論に基づくケアリング・パートナーシップの実践. 札幌保健医療大学紀要, 4, 13-26.

大政智枝・鈴木勢津子・宮原知子他 (2003). マーガレット・ニューマン理論の疾病・非疾病を合一化した "健康" についての考察―下肢切断を決断した患者との面談を通して見えたもの. Quality Nursing, 9(3), 203-211.

Picard, C. (2000). Pattern of expanding consciousness in midlife women: creative movement and the narrative as modes of expression. Nursing Science Quarterly, 13(2), 150-157.

Picard, C. & Mariolis, T. (2002). Praxis as mirroring process: teaching psychiatric nursing grounded in Newman's health as expanding consciousness. Nursing Science Quarterly, 15(2), 118-122.

Pierre-Louis, B., Akon, V., White, P., et al. (2011). Patterns in the lives of African American women with Diabetes. Nursing Science Quarterly, 24(3), 227-236.

Prigogine, I. (1976)/小畠陽之助・相沢洋二訳 (1980). 散逸構造, 岩波書店.

Sarter, B. (1997). Philosophical sources of nursing theory. In L. H. Nicoll (Ed.), Perspectives on Nursing Theory (3rd Ed.), New York: Lippincott.

Sethares, K.A. & Gramling, K.L. (2014). Newman's health as expanded consciousness in baccalaureate education. Nursing Science Quarterly, 27(4), 302-307.

千崎美登子 (2004). マーガレット・ニューマンの健康の理論に基づくケアリング・パートナーシップを実践に導入する―がん患者とナースのケアリングパートナーシップ. ホスピスケア, 15(1), 64-66.

鈴木勢津子・宮原知子・大政智枝他 (2003). マーガレット・ニューマンの健康の理論に基づいたケアリングパートナーシップをがん患者と試みた体験 倫理的感受性の側面から見たプロジェクトチーム全体の成長のプロセス. Quality Nursing, 9(3), 212-220.

Stec, M. W. (2016). Health as expanding consciousness: Clinical reasoning in baccalaureate nursing students. Nursing Science Quarterly, 29(1), 54-61.

Tomey, A.M. & Alligood, M.R. (2002)/都留伸子監訳 (2004). 看護理論家とその業績 (第3版), 医学書院.

Tommet, P.A. (2003). Nurse-parent dialogue: illuminating the evolving pattern of families with children who are medically fragile. Nursing Science Quarterly, 16(3), 239-246.

Yamashita, M. (1998). Newman's theory of health as expanding consciousness: research on family caregiving in mental illness in Japan. Nursing Science Quarterly, 11(3), 110-115.

Yamashita, M. (1999). Newman's theory of health applied in family caregiving in Canada. Nursing Science Quarterly, 12(1), 73-79.

Young, A.M. (1976)/星川 淳訳 (1988). われに還る宇宙―意識進化のプロセス, 日本教文社.

Witucki, J.M. (2002). Margaret Newman. In A.M. Tomey & M.R. Alligood (Ed.), Nursing Theorists and Their Work (5th Ed.), St. Louis: C.V. Mosby.

15 シスター・カリスタ・ロイ
（Sister Callista Roy, 1939- ）

人間と環境の相互作用で考える
「適応看護モデル」

江本愛子　江本リナ

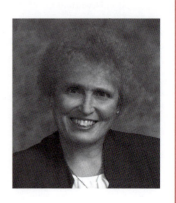

A. 理論家の紹介

　著名な看護理論家の１人であるシスター・カリスタ・ロイ（Sister Callista Roy）は，1939年10月14日，米国カリフォルニア州ロサンゼルスで誕生しました（**表Ⅱ-43**，**付録図1**，**付録2**参照）．ロイは執筆家，講演家，研究者として世界的に広く知られています．

　ロイが適応看護モデルの開発に着手したのは，カリフォルニア大学ロサンゼルス校（以下：UCLA）の大学院生のときでした．修了後母校の看護大学の教員となり，教員や学生たちの協力を得て，ロイモデルを基礎とした看護教育カリキュラムの枠組みを開発しました（1970年）．

　わが国では，原著第1版（Roy, 1976/1981）以来，1991年版を除き，ほとんどの著書が翻訳出版されています．招聘講演は北米と世界30ヵ国に及び，数々の賞も受賞しました．わが国でも数回の招聘講演が行われています（Roy, 2007a）．

　現在，ロイは，自らの神経系の病気体験から，軽症頭部外傷患者の認知力回復過程における家族に焦点を当てた研究を行っています．今後は「コーピングプロセス」の概念を明らかにし，哲学的基礎や宇宙的な観点と意味を深め，看護の発展に貢献することを目指しています．

B. 理論の源泉

　ロイは自らの個人的，専門的成長に大きく影響を与えたものとして家族，宗教的コミットメント，看護経験，指導教官たちをあげています（Roy, 2007a）．

（1）家　族

　「信仰，希望，愛」，そして神への献身と他者への奉仕は，ロイの家族がもっとも大切にしていたことです．Callistaというミドルネームは，誕生日の教会カレンダー上の聖人の名にちなんでつけられました．ロイは敬虔な准看護師であった母親の影響を強く受けています．

（2）宗教的コミットメント

　ロイは教会学校で初等中等教育を受けたのち，奉仕の召命を感じ，聖ヨセフ・カロンドレの修道女（シスター）となりました．その後シスターとしてマウント聖メリーズカレッ

表Ⅱ-43　ロイの略歴

年月日	略　　歴
1939 年 10 月 14 日	米国カリフォルニア州ロサンゼルスで誕生．14 人きょうだいの第二子
1958 年（19 歳）	聖ヨセフ・カロンドレの修道女となる
1963 年（24 歳）	ロサンゼルスのマウント聖メリーズカレッジ．看護学士（B.S.N.）
1964-1966 年	カリフォルニア大学ロサンゼルス校（UCLA）．看護学修士（M.S.N.）小児母性看護学
1966 年（27 歳）	マウント聖メリーズカレッジ准教授
1970 年（31 歳）	最初の論文発表
1971 年（32 歳）	マウント聖メリーズカレッジ看護学部長
1973 年（34 歳）	カリフォルニア大学ロサンゼルス校．社会学修士（M.A.） 論文のテーマは「自己，役割システム」
1976 年（37 歳）	"Introduction to Nursing：An Adaptation Model"（邦訳：『ロイ看護論：適応モデル序説』）初版出版
1977 年（38 歳）	カリフォルニア大学ロサンゼルス校．社会学博士（Ph.D.）
1983-1985 年	カリフォルニア大学サンフランシスコ校博士課程修了後研究員（神経学看護/倫理学/研究管理）
1987-2017 年	ボストンカレッジ ウイリアム F. コネル看護学部教授
1991 年（52 歳）	Roy Adaptation Association の前身である Boston Based Adaptation Research in Nursing Society（BBARNS）設立
2007 年（68 歳）	米国看護学会よりリビング・レジェンドの称号を得る
2013 年（74 歳）	"Generating Middle Range Theory：From Evidence to Practice" 出版

ジで看護学を学びました．自らの宗教的経験や学びは看護モデルの展開に大きく影響しています．

（3）看護の臨床経験と大学教育

ロイは臨床経験を通して小児のたくましい適応力や弾力性に触れました．看護はそれを促進していなかったことから，ロイは心理学で学んだ「適応」の概念が看護の知識構築にふさわしいと考えたのです．

（4）指導教官と科学的理論

モデル開発のきっかけは，UCLA のドロシー E. ジョンソン（Dorothy E. Johnson）のセミナーでした．看護理論開発の課題が与えられたとき，オーストリアの生物学者ルートヴィヒ・フォン・ベルタランフィ（Ludwig von Bertalanffy）の一般システム理論とハリー・ヘルソン（Harry Helson）の適応レベル理論（1964）を源として，ロイ適応看護モデルは生まれ，ジョンソンはロイのモデル開発を終始励ましました．

C. 理論の概要

1 ● 理論の観点

ロイは科学的，哲学的前提に基づき，基本的に人間を全人的適応システムとみなしています．「モデル」とは 1 つの理論ではなく，前提となる一連の理論から構築されているものを意味します．

ロイの最初のモデルは主として一般システム理論や適応レベル理論に影響を受けた理論開発の段階でした．その後は宇宙の一員としての地球や人間存在の有意味性に重点をおい

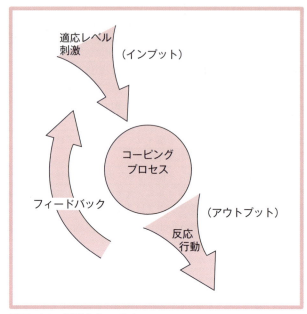

図Ⅱ-14　単純なシステム
[Roy, Sr.C.(2009)/松木光子監訳(2010). ザ・ロイ適応看護モデル（第2版），p.42（影山セツ子訳），医学書院より引用]

た21世紀に向けての適応の定義と，科学的，哲学的前提が提示されています．人間の観点が拡大された背景には，科学に対するロイ自身の強い関心や科学者たちとの接触，スピリチュアルの修養会などを通して得た学びがあったことをロイはあげています(Roy, 2007b).

2 ● 前提，主要概念，命題

a. 前提

（1）科学的前提

　生理学的心理学者であるヘルソンの適応レベル理論（Helson, 1964）とベルタランフィの一般システム理論が科学的前提の基礎となっています．ロイは初版"Introduction to Nursing：An Adaptation Model"（邦訳：『ロイ看護論：適応モデル序説』）(Roy, 1976/1981)のなかで，ヘルソンの3種類（焦点，関連，残存）の刺激と適応レベルを次のように用いています．つまり，適応とは肯定的，前向きに応答する人間の「能力」であり，それは刺激（内的外的環境の変化）と，応答する人の適応レベル（内的状態）の双方の作用であると説明しています（**図Ⅱ-14**）．また，完全性や全体性を維持・達成するための応答を引き起こさせるニードが，人間には備わっていると述べています（Roy, 1976/1981, pp.14-16）．

　1980年代から90年代，ロイは新しい宇宙科学の影響により，創造された宇宙の統一性と有意味性を独自にロイモデルに含めました．これにより，21世紀に向けたモデルの観点は，人間と地球は共通のパターンをもち，互いに欠くことのできない重要な関係にあるという宇宙の原理を強調しています．

（2）哲学的前提

　ロイ適応看護モデルの哲学的側面は，**表Ⅱ-44**のように「ヒューマニズム（humanism）」と「ヴェリティヴィティ（veritivity）」という言葉で表明されています．「ヒューマニズム」

表Ⅱ-44　ロイ適応看護モデルの哲学的前提

　人間は多くの部分から構成されているが，単なる原因・結果の連鎖により存在するのではなく，以下のような存在の意味，目的をもっている

humanism（人道主義）：1988
 1．個人，集団は創造する力をともにもっている
 2．人間は単なる因果関係の連鎖によらず，目的をもった行動をする
 3．人間には本来全体性が備わっている
 4．統合性を維持し人間関係のニーズを実現するために努力する

veritivity（真実性：社会における人間についての信念）（人間存在の意味という普遍的な人間性の原理を肯定するロイの造語）：1988
 1．人間存在の有意味性
 2．人類としての目的の単一性
 3．公益のための創造的活動
 4．人生の意味と価値

［Roy, Sr.C. & Andrews, H.A.(1999)／松木光子監訳（2002）．ザ・ロイ適応看護モデル，pp.34-35（影山セツ子訳），医学書院を参考に筆者作成］

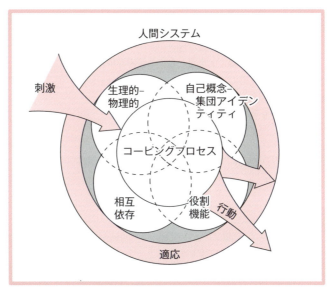

図Ⅱ-15　人間の適応システム
　　［Roy, Sr.C.(2009)／松木光子監訳(2010)．ザ・ロイ適応看護モデル（第2版），
　　　p.57（影山セツ子訳），医学書院より引用］

は，人間が本質的にもっている対処能力や創造性を引き出すというキリスト教的観点を反映しています．「ヴェリティヴィティ」とは，社会のなかで共に生きる人間の関係性や共通の意味・目的，公益活動，ひいては宇宙の中の人間存在という有意味性や価値観に対するロイの造語です（Hanna, 2001）．

b．主要概念

　ロイ適応看護モデルは，人間を環境に適応する全体的システムとみなします（**図Ⅱ-14，図Ⅱ-15，表Ⅱ-45**）．

　適応（adaptation）とは，本来，生物がその環境下での生存と繁殖に適合している，あるいは適合していくことを意味する用語です（梅棹・金田他，1989）．ロイは「ものを考え感じている人間が，人と環境との統合をつくりだすために自覚的な意識と選択を用いるプロセスとその成果」であると定義しています（Roy & Andrews, 1999/2002, p.32）．つ

表Ⅱ-45　人間の適応システム

システムの機能	個人あるいは集団に適用
インプット（入力）	1）内的・外的刺激（焦点刺激，関連刺激，残存刺激） 2）適応レベル（生命過程あるいは生活過程の状況）：適合，代償，障害のレベルがある
コーピングプロセス	個人：1）調節器サブシステム（神経系，内分泌系，生化学反応） 　　　2）認知器サブシステム（認知，情報処理，学習，判断，情動） 集団：1）安定器サブシステム（既成の価値観，活動を維持している成員） 　　　2）変革器サブシステム（集団の改革に関与している成員）
アウトプット（出力）	4つの適応様式 1．生理的-物理的様式 　個人：生理的様式（酸素供給，栄養，排泄，活動と休息，防護，感覚，体液・電解質・酸と塩基平衡，神経機能，内分泌機能） 　集団：物理的様式（基本的運営資源，参加者，目に見える施設，財源） 2．自己概念-集団アイデンティティ様式 　個人：自己概念様式（身体的自己：身体感覚，ボディイメージ，個人的自己） 　集団：集団アイデンティティ様式（集団としての自己イメージ） 3．役割機能様式 　1）一次的役割（年齢，性別，発達段階） 　2）二次的役割（発達段階と一次的役割に伴う課題達成のためにとる役割） 　3）三次的役割（自由に一時的に選ぶ役割） 4．相互依存様式 　個人・集団としての親密な相互関係
フィードバック	出力された適応反応または非効果的反応が，新たな入力として戻される循環的な作用

［Roy, Sr.C. & Andrews, H.A.（1999）/松木光子監訳（2002）. ザ・ロイ適応看護モデル，pp.36-50（影山セツ子訳），医学書院を参考に筆者作成］

まり，環境の変化に対し効果的に反応し，円滑に機能する，あるいはしていることを意味します（**図Ⅱ-14**）.

> ①システムへのインプットとは，刺激とそれに対応する適応のレベルです．内的・外的環境の刺激は焦点刺激（focal stimuli），関連刺激（contextual stimuli），残存刺激（residual stimuli）に分類されます.
> ②コーピングプロセスは，環境の変化との先天的・後天的な相互作用（環境の変化に反応し環境に影響を与えること）です.
> ③アウトプットである反応・行動は「生理的-物理的様式」「自己概念-集団アイデンティティ様式」「役割機能様式」「相互依存様式」の4つに分類されます（**図Ⅱ-15**）.
> 看護の目標は，その4つの適応様式における個人・集団の適応を促進することです.

人間，環境，健康，看護の概念は**表Ⅱ-46**のように展開されてきました.

c. 命　題

ロイがとらえた人間，環境，健康，看護の命題（Roy & Andrews, 1999/2002）は**表Ⅱ-47**を参照してください.

3● 理論の説明

ロイ適応看護モデルの中心テーマは，環境の変化に対する人間の適応です（**表Ⅱ-45**）.

適応の方法には，①環境を変えることができない場合は環境に自分を適合させる，あるいは順応する，②環境を変化させる，の2つがあります.

例をあげてみましょう．「まだ夜が明けないうちに覚醒して寝つけない状態が続く」（生

表Ⅱ-46　ロイ適応看護モデルの概念の変遷

時期	1960 年代	1970 年代	1980 ～ 1990 年代
人間	・環境と相互作用する生物・心理・社会的適応システム（Helson, 1964） ・先天的・後天的適応メカニズムを用いる	・4 つの適応様式 ①生理的様式 ②自己概念様式 ③役割機能様式 ④相互依存様式 ・適応機能のサブシステム（Roy, 1970） 認知器，調節器 ・人間の適応する能力（Roy, 1976）	・絶えず変化する環境と相互に作用し合う全体的適応システム（個人と集団）．目的をもった統一体として機能する（Roy, 1999） ・内的プロセス （個人：調節器，認知器） （集団：安定器，変革器） ・地球，宇宙との共存共生（Roy, 1997） ・ヒューマニズム（Roy, 1988） ・ヴェリティヴィティ（Roy, 1988）
環境	健康-疾病の状態にある人のおかれている状況：人間システムへの入力. 焦点，関連，残存刺激（Helson, 1964 を用いた）	適応レベルに影響を与える3 種類の刺激： 焦点，関連，残存刺激（Roy, 1976）	個人，集団をとりかこみ，発達と行動に影響を与えるすべての条件，状況，影響因子．人と地球資源との相互関係を含む（Roy, 1999） 焦点，関連，残存刺激
適応	内部・外部環境の変化に対しもっともふさわしい反応・行動をとること，あるいは効果的に反応すること（健全，調和，統合性を維持している状態）	適応とは，統合性を維持する行動であり，非効果的反応とは適応の目標につながらない，あるいはその人の統合性を破壊する行動である．対処プロセスとその結果を意味する（Roy, 1976）	思考し感じることのできる人間が，意識的認識と選択を用いて人間と環境の統合を創り出す過程と結果であると再定義した（Roy, 1997）
健康	人と環境との相互作用の反映（Helson, 1964）	健康-疾病連続体でとらえる（Roy, 1976）	人間と環境の相互作用を反映するものであり，健全，完全な状態またはそれに近づいている過程．個人と集団 病気，不幸，死から免れている状態ではなく，適切な対処をする能力である
看護の目標	適応の促進	4 つの適応様式における適応の促進（Roy, 1976）	4 つの適応様式における個人，集団の適応を促進すること 健康，QOL，尊厳ある死への貢献
看護活動：看護過程		行動と適応レベルに影響を与える因子をアセスメントし，刺激を操作することにより介入する（Roy, 1976）	行動と刺激を診断し，目標を設定してその達成のために刺激を変化させることにより適応レベルの拡大をはかる．刺激を変えることができない場合は，環境との相互作用を強化する．そしてその成果を評価する一連の問題解決過程（6 段階）

［Roy, Sr.C. & Andrews, H.A.（1999）/松木光子監訳（2002）．ザ・ロイ適応看護モデル，pp.36-56（影山セツ子訳），医学書院および Roy, Sr.C.（2007a）. The Roy Adaptation Model：Historical and Philosophical Foundations を参考に筆者作成］

理的様式）と一人の更年期女性（役割機能）が訴えています．彼女は「眠ろうとしても初夏の陽光で枕元が明るくなるので眠れなくなる．そのため身体がだるい．直接の原因（焦点刺激）は窓から差し込む明るい光だ」と断言します．コンピュータ関係の仕事のストレス（同時に存在する関連刺激）もたまっていると彼女は言います．女性の睡眠中断を引き起こす刺激には年齢も考えられますが，これは明確ではないので残存刺激であると考えられます．

　第一に，焦点刺激である光を除去することは不可能ですから，彼女はアイマスクを用いて光の影響を軽減します．ストレス刺激（関連刺激）に対しては腹式呼吸と日中の運動を取り入れ，ストレスに対する適応レベルを強化することができます．年齢（残存刺激）を除去することは不可能ですが，適応レベルを上げることでその影響を軽減することができるかもしれません．

第Ⅱ章　各論——看護理論21の理解と実践への応用

表Ⅱ-47　ロイがとらえた人間，環境，健康，看護の命題

人間（個人，集団）は，適応する能力をもつシステムである．それにより，環境の変化に順応する．または環境を変化させる
1. 人間適応システムへの入力とは，刺激と適応レベルの影響のことである．人間の反応（行動）は，環境の刺激とその時点での適応レベルの影響を受ける
2. コーピングプロセスとは，生命・生活過程の統合性維持のためのサブシステムのはたらきである．個人のサブシステムは調節器と認知器，集団のサブシステムは安定器と変革器とよばれる
3. 人間適応システムの出力とは，4つの適応様式を通して現れる人間の反応である
4. 健康とは，環境との相互作用を反映し，統合された健全，完全な状態，あるいはそれに近づいている状態とそのプロセスである
5. 看護の目標は，4つの適応様式における適応を促進することである
6. 看護アセスメントと介入は，適応システムへのインプットとその反応を識別し，管理することである

［Roy, Sr.C. & Andrews, H.A.（1999）/松木光子監訳（2002）．ザ・ロイ適応看護モデル，pp.36-56（影山セツ子訳），医学書院を参考に筆者作成］

D. 理論のクリティーク

1 ● 一貫性（consistency）

　ロイは，看護モデル開発の当初から一貫して人間と環境の相互作用という適応の観点を看護実践に結びつけています．その根底にあるものは人に対する人道的な愛と信念の追求です．そのうえに地球・宇宙レベルの真実性という観点が盛り込まれたと考えられます．

2 ● 簡明性（simplicity）

　モデルは高度に開発されています．しかし，適応を生じさせる刺激と人間の反応に関する構造やメカニズム，そして看護過程が明快に図示され，理解を容易にしています．

3 ● 有用性（usefulness）

a. 実　践

　モデルの4つの適応様式と2段階のアセスメントは一貫した診断と実践の過程を導き，記録の改善にも貢献します．また，このモデルはクリティカルシンキングを刺激し，個々のニーズに合った実践過程を導く有用な道具であることが示唆されています（Roy, 2003；小田, 1999；松木, 2004；鈴木, 2004；江本, 2004；大島・滝島, 2005）．

b. 研　究

　ロイ適応研究会（1991年にボストン適応看護研究会として発足）会員らは，ロイモデルを用いた多数の研究を統合し，実践に有用な臨床知識の開発に取り組んでいます．一例として，ロイの「認知適応処理測定尺度」を用いた研究により，聴覚障害のある高齢者の肯定的認知適応処理は自己一貫性に貢献するという理論的仮説が支持されました（Zhan, 2000）．

c. 教　育

　ロイモデルは看護教育カリキュラムの枠組みとして検証され，4つの適応様式は500の患者行動サンプルの内容分析から明らかにされました（Roy, 2007b）．その4つの適応様式における適応の促進という看護目標と一連の看護過程は，学習の方向づけに有用であると考えられます（Tomey & Alligood, 2002/2004, pp.288-299）．ロイモデルの教育を受けた臨床看護師は，1987年までに10万人以上にのぼるとロイは述べています（Roy, 2007b）．

4 ● その他

a. 一般性（generality）

ロイ適応看護モデルに関する著書は現在までに12ヵ国語に翻訳され，文化を越えた個人，集団，地域を含め，あらゆる健康レベルにも適用が可能であると考えられます．

b. 重要性（importance）

博士課程修了後，特別研究を通してロイは神経系の障害をもつ人々の計り知れない対処能力を見出しました．人の対処能力を認識し安寧（あんねい）を生み出し，その能力を促進するための知識を開発することこそ人類の緊急の使命であると強調しています．また宇宙の単一性，認識と悟りをもった人間と地球や宇宙環境との統合を重視しています（Roy, 1997）．

E. 事例で考える──ロイモデルの実践への応用

健康診断で再検査となった男性

60歳の既婚男性Pさん．理学療法士．健康診断の結果，医師から食後の血糖値上昇と血中コレステロール値の上昇を指摘されました．医師から「自己管理にしますか，それとも薬を出しましょうか」とたずねられると，彼はすぐさま「自己管理にします」と断言しました．医師は，1ヵ月後再検査するので来院するようにと言いました．

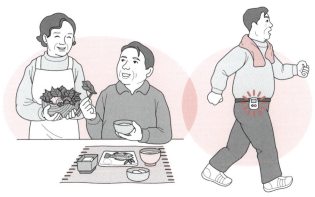

Pさんの受けた「刺激」と「反応」について考えてみましょう．まさかと思っていた血糖値とコレステロール値の上昇を知らされたことは「刺激」です．医学的知識があり自己管理の意欲を示したことは彼の「適応レベル」を表します．彼は万歩計を購入し，いまでは妻の協力を感謝して盛りだくさんの野菜中心の食事を積極的にとり，散歩を日課に取り入れています．このアウトプットである反応・行動は一連の認知器，調節器のコーピングプロセスの結果であると考えられます．

なお，Pさんに現れている反応・行動は以下の様式に分類できるでしょう（図Ⅱ-15）．

1) 血液生化学反応の変化（生理的様式）
2) 生活パターンの危機感と改善意欲（自己概念様式）
3) 用意された食事に感謝（相互依存様式）
4) 情報収集，万歩計購入，毎日の健康食と散歩（役割機能様式）

Pさんの健康上の目標は，生活パターンの改善策を実行することによって，各適応様式の非効果的行動が効果的行動に変化することです．

● 文　献

Andrews, H.A. & Roy, Sr.C.(1986)/松木光子・依田和美・渡辺和子他訳，松木光子監訳(1992). ロイ適応看護論入門，医学書院.

Brower, H.T.F. & Baler, B.J.(1976). The Roy adaptation model: Using the adaptation model in a practitioner curriculum. Nursing Outlook, 24, 686-689.

江本愛子編著(2004). アクティブ・ナーシング　実践ロイ理論　活動と休息，講談社.

Fawcett, J.(1989)/小島操子監訳(1990). 看護モデルの理解 分析と評価，医学書院.

Fawcett, J.(2001). The Roy adaptation model and content analysis. Roy Adaptation Association Review, 1(2), 5-6.

Hanna, D. & Roy, Sr.C.(2001). Roy administration model perspectives on family. Nursing Science Qarterly, 14(1), 9-13.

Helson, H.(1964). Adaptation Level Theory, New York: Harper & Row.

Johnson, L.R.(1991)/黒田裕子監訳・北浦暁子訳(2000). コンサイス看護論　ロイの適応看護モデル，照林社.

松木光子編著(2004). アクティブ・ナーシング　実践ロイ理論　栄養の摂取，講談社.

小田正枝編(1999). ロイ適応モデル 看護過程と記録の実際，廣川書店.

大島弓子・滝島紀子(2005). アクティブ・ナーシング　実践ロイ理論　排泄の援助，講談社.

Roy, Sr.C.(1970). Adaptation: A conceptual framework for nursing. Nursing Outlook, 18(3), 43-45.

Roy, Sr.C.(1976). Introduction to Nursing: An Adaptation Model. Englewood Cliffs: Prentice Hall.

Roy, Sr.C.(1976)/松木光子監訳(1981). ロイ看護論：適応モデル序説，メヂカルフレンド社.

Roy, Sr.C. & Roberts, S.L.(1981). Theory Construction in Nursing, An Adaptation Model, Englewood Cliffs: Prentice Hall.

Roy, Sr.C.(1984)/松木光子監訳(1995). 序説．ロイ適応看護モデル(第 2 版)，へるす出版.

Roy, Sr.C.(1988). An explication of the philosophical assumptions of the Roy adaptation model. Nursing Science Quarterly, 1(1), 26-34.

Roy, Sr.C. & Andrews, H.A.(1991). The Roy Adaptation Model, The Definitive Statement. Norwalk: Appleton & Lange.

Roy, C.(1997). Future of the Roy model: Challenge to redefine adaptation. Nursing Science Quarterly, 10(1), 42-48.

Roy, Sr.C. & Andrews, H.A.(1999)/松木光子監訳(2002). ザ・ロイ適応看護モデル，医学書院.

Roy, Sr.C.(2000). A theorist envisions the future and speaks to nursing administrators. Nursing Administration Quartery, 24(2), 1-12.

Roy, Sr.C.(2003). Reflections on nursing research and the Roy Adaptation Model. 看護研究，36(1)，7-11.

Roy, Sr.C.(2003)/松尾ミヨ子訳(2003). 看護研究とロイ適応モデルの再考．看護研究，36(1), 3-6.

Roy, Sr.C.(2007a). The Roy Adaptation Model: Historical and Philosophical Foundations(ロイ博士のご好意により著者が入手した個人的資料 May 2, 2007).

Roy, Sr.C.(2007b). Development of the Model(ロイ博士のご好意により著者が入手した個人的資料 May 2, 2007).

Roy, Sr.C.(2009)/松木光子監訳(2010). ザ・ロイ適応看護モデル(第 2 版)，医学書院.

Roy, Sr.C.(2013). Generating Middle Range Theory: From Evidence to Practice. New York: Springer.

鈴木恵子(2004). アクティブ・ナーシング　実践ロイ理論　酸素の摂取，講談社.

Swimme, B. & Berry, T.(1992). The Universe Story: From the Primordial Flaring Forth to the Eco-Zoic Era-A Celebration of the Unfolding of the Cosmos. San Francisco: Harper.

Tomey, A.M. & Alligood, M.R.(2002)/都留伸子監訳(2004). 看護理論家とその業績(第 3 版)，医学書院.

梅棹忠夫・金田一春彦ほか監修(1989). 講談社カラー版日本語大辞典，pp.1326-1327，講談社.

Whittemore, R. & Roy, Sr.C.(2002). Adapting to diabetes mellitus: a theory synthesis. Nursing Science Quarterly, 15(4), 311-317.

Zhan, L.(2000). Cognitive adaptation and self-consistency in hearing-impaired older persons: tasting Roy's Adaptation Model. Nursing Science Quarterly, 13(2), 158-165.

16 マール H. ミッシェル
（Merle H. Mishel, 1940- ）

病気における不確かさの理解と看護

鈴木真知子　山口未久

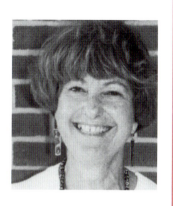

A. 理論家の紹介

　マール H. ミッシェル（Merle H. Mishel）は1940年に米国マサチューセッツ州ボストンで生まれました（**表Ⅱ-48**，**付録図1**，**付録2**参照）．ミッシェルは初めから看護の道を目指したのではなく，1961年ボストン大学を卒業し文学士号を取得しました．その後，1966年にカリフォルニア大学で精神看護学の理学修士号，1976年および1989年には，カリフォルニア州クレアモント（Claremont）のクレアモント大学大学院で精神看護学修士号，心理社会学博士号を取得しています．学位論文は「病気において知覚されるあいまい性スケール（Perceived ambiguity in illness scale）」の開発および検証であり，それがIndividual National Research Service Awardを受けました．これはのちに「ミッシェルの病気における不確かさスケール（Mishel Uncertainty）（MUIS-A）」と新たに命名され，①入院もしくは積極的な治療を受けていない慢性疾患の個人に対するコミュニティーバージョン（MUIS-C），②子どもの病気の経験に関する親の不確かさの知覚（PPUS）の測定，③家族の一員が急性疾患の場合，配偶者もしくはほかの家族が知覚する不確かさ（PPUS-FM）の測定の付加的なスケールの基礎として用いられました．

　最初の就職は，救急および地域での精神科看護職でした．博士号取得中，カリフォルニア州立大学で教職につき，助手から教授にまで昇進しました．アリゾナ大学在職中，内外の研究賞を受賞し，これが病気における不確かさの理論的枠組みを開発継続する支援となりました．米国およびカナダの看護学校で，数多くの招待講演にも参加しています．日本へは2005年に日本看護研究学会学術集会特別講演講師として招聘され，そのときの講演内容が日本看護研究学会雑誌（29巻1号）に掲載されています．

B. 理論の源泉

　ミッシェルは文学士，精神看護学修士，心理社会学博士の学位を取得し，学位取得中にも実際に地域で精神科看護師として実務に携わるなかで理論開発を進めてきました．「病気における不確かさ認知モデル」（**図Ⅱ-16**）は，既存の情報加工モデルと心理学分野の人格研究から，その枠組みの基礎を取り入れました．最初の理論にある内在するストレス/評

表Ⅱ-48 ミッシェルの略歴

年	略歴
1940 年	米国マサチューセッツ州ボストンで誕生
1961 年（21 歳）	ボストン大学卒業，文学士号取得
1966 年（26 歳）	カリフォルニア大学で精神看護学の理学修士号取得．救急と地域での精神科看護師として実務につく
1973-1979 年	地域でナースセラピストとして働く
1976 年（36 歳）	カリフォルニア州クレアモント大学大学院で精神看護学修士号取得
1977-1979 年	Nurse Research Predoctoral Fellowship に参加
1980 年（40 歳）	クレアモント大学大学院で社会心理学博士号取得
1981 年（41 歳）	アリゾナ看護単科大学の准教授．1984 年以来ミッシェルの研究プログラムは国立衛生研究所（NIH）によって継続的に研究助成を受ける
1984-1991 年	精神看護部門部長として働く
1988 年（48 歳）	教授に昇進．アリゾナ大学在職中，内外の研究賞を受賞．これが病気における不確かさの理論的枠組みの開発を継続する支援に．この期間，ナースセラピストを続け，大学医療センターの心臓移植プログラムで実務につく "Uncertainty in Illness"『病気における不確かさ』理論を発表
1989 年（49 歳）	カリフォルニア州のクレアモント大学大学院で心理社会学博士号取得．「ミッシェルの病気における不確かさスケール（MUIS-A）」の開発，検証．Individual National Research Service Award 受賞
1990 年（50 歳）	米国看護アカデミー特別会員 "Reconceptualization of the uncertainty in illness theory"『病気における不確かさ理論の再概念化』を発表
1991 年（51 歳）	チャペルヒルノースキャロライナ大学看護学部教授
1993 年（53 歳）	ラトガース（Rutgers）大学看護学部で博士課程顧問となる
1994 年（54 歳）	Kenan Professor of Nursing Chair を受賞
1997 年（57 歳）	米国看護研究所（NINR）から Research Merit Award を受賞
1999 年（59 歳）	Congressional Breakfast で連邦政府が財政援助をしている看護援助研究の模範としてミッシェルの研究が紹介される
2005 年（65 歳）	初来日．日本看護研究学会学術集会で講演
2014 年（74 歳）	退官

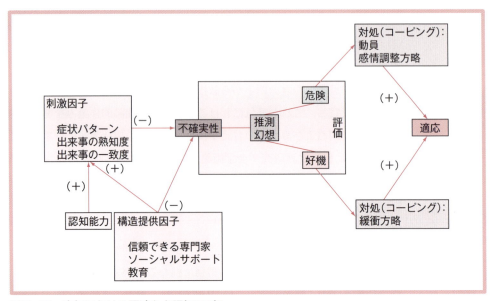

図Ⅱ-16 病気における不確かさ認知モデル
［Mishel, M.H.(1988). Uncertainty in Illness, IMAGE；Journal of Nursing Scholarship, 20(4), 225-232 より翻訳して作成］

価/対処（コーピング）/適応の枠組みを，ミッシェルはラザルス（Lazarus）およびフォークマン（Folkman）の研究（Lazarus & Folkman, 1984）によるとしています．独創的なのは，この枠組みを病気との関連でストレス要因として，不確かさに適用したことにあります．

それによってこの枠組みが，看護に対して特別な意味をもつものとなりました．理論の再概念化に際しては，不確かさと適応を目指した最初の理論にはもともと偏りがあることを認識し，カオス理論から定義を導入しました．

このようにミッシェルは，心理社会学と看護学をうまく融合させたなかで看護学独自の理論開発を進めてきました．

C. 理論の概要

「病気における不確かさ理論」（Uncertainty in Illness theory）は，入院中の患者についてのミッシェルの学位論文研究から発展したものです．そのような理由から，慢性疾患および生命を脅かす病気に関係する成人の不確かさの経験について，広範囲にわたる研究が行われ，質的・量的データの両方を使って不確かさの最初の概念化が行われました．ミッシェルは「看護とは」について論じているのではなく，不確かな状況におかれた人々の理解やアセスメントの視点，援助方法についての考え方を述べています．ミッシェルは，実践から理論的に導き出され，科学的に検証された看護援助の体系化を目指していると思われます．

1 ● 理論の観点

「病気における不確かさ」（Mishel, 1988）の理論は，入院中の患者についてのミッシェルの学位論文研究から発展しました．実証的研究の大半は不確かさの2つの前提，すなわち，①刺激の枠組み，および②構造提供因子，不確かさと心理的アウトカムの間の関係に焦点を当てています．

慢性状態の人々における長期にわたる不確かさに対する反応を導入するために，ミッシェルは1990年に不確かさの理論を再概念化しました（Mishel, 1990）．最初の理論は拡張され，不確かさは消失しないかもしれないが，個人の真実の一部になりうるという考えも含まれるようになりました．これに関連して，不確かさは1つの機会であるとして再評価され，新しい確立的な生活の見方の形成を促すことが示されました．

2 ● 前提，主要概念，命題

a. 前 提

不確かさとは，「個人が病気に関連する出来事に意味づけられないこと，人が病気に関連する出来事について，十分な手がかりが得られないために，うまく構造化したり分類したりできないときに生じる認知的な状態．意思決定者が目的や出来事に明確な価値をおいたり，その結果を正確に予測したりできないときにおこる，または，いずれかでおこることである」(Mishel, 1988, pp.225-232)と定義しています．

不確かさの管理が病気中の適応に対して非常に重要であることを最初の理論は前提としており，個人がどのように病気と関係する出来事を認知的に処理し，出来事から意味を構

196 第Ⅱ章　各論——看護理論21の理解と実践への応用

築するかを説明しています．

　　最初の理論の概念は，次の3つの主要テーマ，①不確かさの先行要件，②不確かさの評価の
プロセス，③不確かさの対処（コーピング）をとりまく直線的モデルで構成されています．

　　ミッシェルの理論は，自らが実践の場で行った多くの実証的研究が前提となっています．

b．主要概念

　　ミッシェルの「病気における不確かさ認知モデル」は3つの先行要件（①刺激因子：症状
パターン，出来事の熟知度，出来事の一致度，②構造提供因子：信頼できる専門家，ソー
シャルサポート，教育，③認知能力）と，不確かさの2つの評価（①推測の場合は危険，②
幻想の場合は好機），適応に向かう2つのコーピング（①危険と評価された場合は，動員と
感情調整方略，②好機と評価された場合は，緩衝方略）から構成されています（**表Ⅱ-
49**）．それぞれの概念の定義を**表Ⅱ-50**に示し，変数間の関係を表したモデルを**図Ⅱ-16**
に示しました．

　　不確かさの先行要件には，刺激因子，構造提供因子，認知能力が含まれます．この直線
モデルでは，不確かさと直接的・間接的に逆の関係を有しています．

　　モデルの第二概念構成要素は評価です．不確かさは，個人によって評価されるまではプラ
スでもなくマイナスでもない中立な状態とみなされています．不確かさの評価には次の
2つのプロセス，①推測と②幻想が含まれます．推測は個人の人格的素質から構成されて
おり，学術的機知の高さ，精通度，制御部位を含んでいます．それらはライフイベントに
対処する能力を有していると考えられています．幻想は，ある状況を好ましいと考える不
確かさから構成された思考体系と定義されています．評価プロセスに応じて，不確かさは
危険もしくは好機とみられます．個人がマイナスのアウトカムの可能性を考えた場合，不
確かさは危険な結果としてみなされます．不確かさは主に幻想の使用を通して好機として
みられますが，幻想は個人がポジティブなアウトカムをもつものとして状況の評価を導く
ため，不確かさは好ましく，個人には希望が残っています．

　　対処（コーピング）は，不確かさの最初のモデルに含まれる第三のテーマです．対処は
適応の最終結果として，2つの形式で起こります．もし不確かさが危険として評価されれ
ば，対処には直接的行動，警戒，動員戦略から情報を求めること，感情調整方略が含まれ
ます．もし不確かさが好機と評価されれば，対処は不確かさを維持するための選択的無視
か優先度の再決定など緩衝的となります．

c．主要な命題

　　ミッシェルの最初の「病気における不確かさ理論」は，1988年に初めて発表されまし
たが，そのなかにはいくつかの主要な命題が含まれています．また，慢性疾患を対象とし，
1990年に不確かさの理論を再概念化しました．主要な用語の定義とそれぞれの命題につ
いては**表Ⅱ-51〜53**を参照してください．

3 ● 理論の説明

a．主要な用語の定義（表Ⅱ-51）

　　ミッシェルの理論では，主要概念である不確かさがどのように生じるのかについて**表Ⅱ-
54**のように説明しています．

表II-49　主要概念

先行要件	結　果
①刺激因子	評　価
・症状パターン	・推測―危険
・出来事の熟知度	・幻想―好機
・出来事の一致度	コーピング
②構造提供因子	・動員と感情調整方略
・信頼できる専門家	・緩衝方略
・ソーシャルサポート	適　応
・教育	
③認知能力	

表II-50　主要概念の定義

不確実性	意思決定者が物事もしくは出来事を意味づけられない場合，さらに/あるいは，人が病気に関連する出来事について，十分な手がかりが得られないために，うまく構造化したり，分類したりできないとき，さらに/あるいは，意思決定者が目的や出来事に明確な価値をおいたり，その結果を正確に予測したりできないとき，またはいずれかで生じる認知的な状態
認知スキーマ	病気，治療，入院についての自己の主観的解釈[*]
刺激因子	自己が知覚する刺激の形，組成，構造であり，認知能力のなかに組み込まれるもの[*]
症状パターン	症状が，あるパターンもしくは構成として知覚されるような，十分な一貫性をもって現れる程度[*]
出来事の熟知度	ある状況が習慣的，反復的に知覚された合図を含むその程度[*]
出来事の一致度	病気に関係する出来事のなかで期待されたことと経験されたことの間にある一貫性をいう[*]
構造提供因子	刺激因子の解釈においてその人を援助することができる供給源[*]
信頼できる専門家	人が自分のヘルスケア提供者に対して抱いている信頼および信用の程度[*]
ソーシャルサポート	個人が出来事の意味を解釈するのを援助することによって不確実性に影響を及ぼす[*]
認知能力	人の情報処理過程能力であり，生まれつきの能力と環境的制約の両方を反映する[*]
推測	かかわりのある経験を思い出し，それを用いて不確実性を評価すること[*]
幻想	不確実性からつくられた思考体系[*]
適応	人が個人的に定義した通常の行動の範囲内で起こる生物精神社会的行動を反映するもの[*]

[*] Mishel, M.H. (1988). Uncertainty in illness, IMAGE；Journal of Nursing Scholarship, 20(4), 225-232.
［Tomey, A.M. & Alligood, M.R. (2002)/都留伸子監訳 (2004). 看護理論家とその業績 (第3版), p.572 (鈴木真知子訳), 医学書院より許諾を得て改変し転載］

表II-51　主要な用語の定義

・新しい生活の見方：
　自己の構造のなかに連続的な不確実性を集積することによって生じた新しい意味の秩序を定型化することであり，不確実性を生活の自然のリズムとして受け入れることである
・確率論的思考：
　連続的な確実性への期待と予測が放棄された条件付きの世界での思考体系である

［Tomey, A.M. & Alligood, M.R. (2002)/都留伸子監訳 (2004). 看護理論家とその業績 (第3版), p.572 (鈴木真知子訳), 医学書院より引用］

b．ミッシェルの考える世界観

　ミッシェルは1990年に発表された理論の再概念化において，**表II-54**に示した最後の2つの前提を厳密に調べました（Mishel, 1990）．慢性疾患の人々にこの理論を適用したときデータに矛盾を生じた結果，再概念化を行うこととなったのです．理論の最初の定型化

表Ⅱ-52　急性期における不確実性（命題）

（1）不確実性は1つの認知状態であり，病気に関係するイベントの解釈に対応する既存の認知スキーマ（枠組み）の不備を表している

（2）不確実性は本質的に中立な経験であり，あるがままに評価されるまでは望ましいものでもないし，有害なものでもない

（3）適応は個人の通常の生物心理社会的行動における連続性を表しており，危険なものとしてとらえられた不確実性を減じるような，あるいは好機としてとらえられる不確実性を維持するような対処（コーピング）の望ましいアウトカムである

（4）病気という出来事，不確実性，評価，対処（コーピング），適応の間の関係は，直線的かつ一方向性であり，不確実性を推し進める状況から適応の方向に動く

［Tomey, A.M. & Alligood, M.R. (2002)/都留伸子監訳 (2004). 看護理論家とその業績 (第3版), p.573 (鈴木真知子訳), 医学書院より一部割愛］

表Ⅱ-53　慢性期における不確実性（命題）

（1）人々は，生物心理社会的システムとして，まったく平衡ではない状態で一般に機能している

（2）まったく平衡ではないシステム内での主な変容は，システムの変化に対する受容性を増大させる

（3）変容は再パターン化を生み，それがシステムの各レベルで繰り返される

［Tomey, A.M. & Alligood, M.R. (2002)/都留伸子監訳 (2004). 看護理論家とその業績 (第3版), p.573 (鈴木真知子訳), 医学書院より引用］

表Ⅱ-54　不確実性の生成

（1）十分な手がかりが欠如しているために，人がある病気にかかわるイベントを適切に構造化または分類できないときに，不確実性が生じる

（2）不確実性は，あいまい性，複雑性，矛盾した情報，予測不可能な状態のいずれか，あるいはこれらのいくつかが重なったかたちをとりうる

（3）症状のパターン，出来事の熟知度，出来事の一致度（刺激の枠組み）が増せば，不確実性は低下する

（4）構造提供因子（信頼できる専門家，ソーシャルサポート，教育）は，出来事の解釈を進めることによって直接的に，さらに，刺激の枠組みを強化することによって間接的に不確実性を低下させる

（5）危険と評価された不確実性は，不確実性を低下させて，それによって生じる感情の覚醒を管理する方向に対処（コーピング）努力を促す

（6）好機と評価された不確実性は，不確実性を維持する方向に対処（コーピング）努力を促す

（7）心理的アウトカムに対する不確実性の影響は，危険と評価された不確実性を低下させ，あるいは好機と評価された不確実性を維持する対処（コーピング）努力の効果によって仲介される

（8）危険と評価された不確実性が効果的に低下させられないとき，対処（コーピング）方略を用いて感情の反応を管理することができる

（9）病気との関連で不確実性が長く続けば続くほど，以前に受け入れられた個人の機能様式がますます不安定になる

（10）不確実性が継続する状態では，個人は生活における新しい確率的見通しを発達させるかもしれない．それは生活の自然の部分として不確実性を受け入れる

（11）継続的な不確実性を新しい生活の見方のなかに統合するプロセスは，確実論に基づいた思考を支持しない構造提供因子によって妨げられたり，引き伸ばされたりする

（12）危険として評価された不確実性に長くさらされると，立ち入った思考，回避，重大な感情的苦悩を導くことがある

［Tomey, A.M. & Alligood, M.R. (2002)/都留伸子監訳 (2004). 看護理論家とその業績 (第3版), p.574 (鈴木真知子訳), 医学書院より許諾を得て改変し転載］

では，不確かさは「既知の下向きの軌道を示す状態においてのみ，好機として一般的に評価される」と考えられていました．言い換えれば，不確かさがネガティブなアウトカムをきたすと確信したとき，不確かさは好機として評価されました．

ミッシェルらは，とくに長期に及ぶ慢性疾患などで，人々が不確かさをある種の下向きの軌道をもたない状態で好機として評価し，このような状況で人々がしばしば新しい生活の見方を発展させることを発見したのです．このことは，不確かさをマイナス要因と考え

ていたそれまでの世界観を転換させたといえるでしょう.

c. 理論の変遷

　最初の理論で報告された従来の直線的モデルに満足できず,長引く不確かさがどのように触媒として機能し,生活および病気における見通しを変化させるかを説明するために,ミッシェルは動的なカオス理論に向かいました.ミッシェルの再概念化されたモデルにおいて,不確かさに対する先行要件も,不確かさを危険もしくは好機として評価する認知プロセスも変わらないとしています.しかし,不確かさは時がたつにつれて病気の進行とあいまって,予測可能・制御可能なものとしてそれまでに存在した生活の認知モデルを脅かすことによって,システム中で変動に対する触媒として機能するようになります.

　不確かさは人の生活のほとんどあらゆる面に浸透しており,それゆえ,その作用は濃縮され,最終的にはシステムの安定性に挑んでくるとミッシェルは考えました.そして,連続的な不確かさによって生まれた混乱と分裂に反応し,システムは生き残りをかけて最終的には変化をしなければならないと考えました.理論的には,「慢性的な不確かさのもとで,新しい生活の見方に適応するために不確かさを嫌悪するもの」としてとらえていた評価から,人は次第に慢性的な不確かさから離れて動き,不確かさを現実の一部として受け止めるようになります.したがって,とくに慢性疾患および/あるいは生命を脅かす病気の場合,不確かさは新しいレベルの組織および新しい生活の見通しを生みだし,不確かな経験から生じうる成長および変化を受け入れるようになるとミッシェルは説明しています(Mishel, 1990).

D. 理論のクリティーク

1 ● 一貫性 (consistency)

　急性疾患および慢性疾患患者とその家族によって経験された不確かさの現象を,ミッシェルの理論は記述しています.ミッシェルの理論はまず,父親のがんとの闘いというミッシェル自身の体験で始まっています.実践から導き出され応用可能な中範囲理論として,ミッシェルの「病気における不確かさ理論」は,発見的価値と実践的価値の両方をもった理論であるといえます.

　純粋に帰納的か演繹的かにかかわらず,ミッシェルの理論的研究は重要な臨床的問題の特性について質問することから始まり,次に,体系的な量的・質的調査を行い,ほかの分野から取り入れた理論モデルを注意深く当てはめています.1988年に発表された最初の理論で,ミッシェルらはモデル内の主要構造間の関係について実証的検証を行い,多くの病気との関連でこの理論を適用し,おおむね確証しました.1990年に行われたミッシェルの理論の再概念化は,カオス理論の原理から引き出され,重大な慢性疾患内で時間をかけて変化した不確かさへの人々の反応を示唆する複数の質的研究からの演繹的証拠によって確証されました.ミッシェルの理論は,理論が情報を与え,さらに研究によって理論が形づくられるような双方向のプロセスを踏みながら開発されたものです.1981年に測定モデル (Mishel, 1981),1988年に最初の理論モデル,1990年に再概念化理論がそれぞれ発表されていますが,前提,概念,命題は一貫しています.

2 ● 簡明性（simplicity）

　不確かさはこの理論の主要概念であり，再概念化されたモデルを含む2つの「病気における不確かさの認知モデル」には複数の概念が含まれています．その関係は簡単なものから複雑なものまで，直接的なものから間接的なものまで含まれています．全体としてモデルは単純ではありませんが，概念の定義および関係は，容易に理解できるものとして表されており，簡潔明瞭であるといえます．

3 ● 有用性（usefulness）

a．実　践

　多くの実践にも不確かさの理論は，活用されています．ヒルトン（Hilton, 1992）は不確かさを経験した患者をどのようにアセスメントし，援助するかを定める際に，この理論を適用しています．心臓のイベントから回復した患者の例を用いて，不明瞭な身体的症状の解釈を誤った患者が，回復に必要な身体的活動を制限することによってどのように自分自身を過保護にしているかを，ヒルトンは説明しています．さらに，状況を管理するために，不確かさがどのようにさまざまなタイプの対処（コーピング）を作動できるかを描写しており，患者もしくは家族の不確かさの詳細なアセスメントに基づいた適切な看護援助を記述しています．

　ワーツバック（Wurzbach）は内科・外科看護師に関して記述しており，乳房のしこりで入院した女性患者の経験を例証しています（Wurzbach, 1992）．その女性は乳がんの家族歴があり，これまで入院の経験がありませんでした．そこで，確かさと不確かさについてアセスメントするようにワーツバックは看護師に助言しました．このアセスメントに基づいて，看護援助についての管理戦略が記述されています．患者が中程度もしくは最良レベルの確かさもしくは不確かさを経験するような状況では，援助は適当ではないかもしれないと，ワーツバックは看護師に注意しました．このような状況では，患者は希望を抱いており，看護援助の必要がないかもしれないといいます．

　「ミッシェルの病気における不確かさ理論」はまた，人工肛門専門看護師（enterostomal therapist：ET）の看護実践にも適用されています．ETナースの知識と経験に対する信頼が，どのように患者がストーマ経験に対する認知スキーマを発展させる助けになるかを，ライター（Righter）は記述しています（Righter, 1995）．信頼できる専門家として機能することによって，ETナースは効果的な対処戦略を促すために，患者に援助することができます．

　最初の理論は1990年に再概念化されました．慢性疾患においては，ヘルスケア提供者と患者の間の関係には，持続する不確かさを認識することに焦点を当て，さらに出来事に対するさまざまな解釈をするために不確かさをどのように用いるかを患者に教えることに焦点を当てることが必要とミッシェルは述べています（Mishel, 1990）．

b．研　究

　ミッシェルは，不確かさを評価する尺度開発にも取り組んでいます．それらの尺度は，欧米はもとより韓国，香港，タイなど15ヵ国語に翻訳されて，がん，難病，心疾患などさまざまな疾患をもつ患者や家族を対象に用いられており，信頼性や妥当性が検証されています（Mishel, 1997；Taylor-Piliae & Molassiotis, 2001）．日本では最初に急性期の患者を

対象としたMUIS-Aを小迫が翻訳し自身の研究で使用しました（小迫，1991）．その後，改めてMUIS-Aの信頼性妥当性の検討が行われています（野川，2005）．慢性疾患患者またはその家族を対象にしたMUIS-Cは，2004年に野川によって日本語版の作成と，信頼性妥当性の検討が行われています（野川，2004）．また，野川はミッシェルの理論をもとに，独自に，療養の場を問わずに使用できる不確かさの尺度を開発しています（野川，2012）．

　近年，医療の進歩による治療の複雑さや予後の不明確さは，患者や家族にとって不確かなものであるといえ，ミッシェルの理論や尺度の活用は広がっています．がんサバイバーの長期的予後が改善してきていることを背景に，患者が治療後数年経過してからも訴える不眠や易疲労感が，がんによる不確かさと関連のあるものであるとする研究もあります（Hall, Mishel & Germino, 2014）．日本では，突発性間質性肺炎患者を対象とした不確かさの尺度を用いた調査で，呼吸困難感が闘病意欲に対する不確かさに影響することを明らかにしています（猪飼，2017）．

　再概念化された「病気における不確かさ理論」は，さまざまな慢性疾患および生命を脅かす病気をもつ人々の主に質的な研究においてサポートされてきました．生活の新しい見方を定型化する過程は，修正された生活の見通し（Hilton, 1992），新しい生活の目標（Carter, 1993），世界で新しく生きる方法（Mast, 1998；Nelson, 1996），不確かさを通した成長（Pelusi, 1997），新しいレベルの自己構築（Fleury, Kimbrell & Kruszewski, 1995）として，乳がんおよび心臓病の女性たちを対象とし，記述されました．主に慢性疾患の男性もしくはその介護者の研究で，その過程は変化した自己のアイデンティティおよび生きるための新しい目標（Brown & Powell, 1991），生活におけるさらにプラスの見通し（Katz, 1996），自分にとって価値あるものを再評価すること（Nyhlin, 1990），熟考および自己評価（Charmaz, 1995），機会として不確かさをとらえること（Baier, 1995），正常とは何かを再定義し新しい夢を築くこと（Mishel & Murdaugh, 1987）として記述されています．

　研究プログラムのもっとも重要な成果は，「知識を実践に戻すことである」とミッシェルは述べており（Mishel, 2006）．理論をもとに導かれた患者教育プログラムが計画され，不確かさのマネジメントに向けた臨床介入研究が行われ，効果を発揮しています（Mishel, Germino, Lin, et al., 2009）．不確かさのマネジメントに向けた介入研究として，2013年には若い乳がん患者への効果が実証されました（Germino, Mishel, Crandell, et al., 2013）．そのように，さまざまなタイプの患者集団に対して責任をもつ看護師が，不確かさのアセスメントと援助をケアプランに導入することを，ミッシェルは期待しているのだと思われます．

c．教　育

　「病気における不確かさ理論」は，論文もしくは学位論文の枠組みとして，概念分析のトピックスとして，中範囲の看護理論の批評として，国内外の大学院生によって広く用いられてきました．ミッシェルはまた，博士課程の授業において理論がどのように看護援助の開発を導くかという例としても，この理論を用いてきました．ミッシェルは国中の看護セミナーおよびシンポジウムのゲストとしてしばしば大学に招かれ，聴衆や学生に対して演繹的データや理論の開発プロセスを紹介しました．

202　第Ⅱ章　各論——看護理論21の理解と実践への応用

4 ● その他

a. 一般性（generality）

　個人が病気と関係のある出来事からどのように意味を構築するかを，この理論は説明しています．理論は広義かつ一般化されており，自分自身が病気を経験した人はもとより，病気に関係する不確かさを経験した人々の配偶者および両親にも用いることができます．信頼できる専門家の概念は医師，看護師，その他の医療従事者にあてはめられます．この理論は看護実践の多くの領域に適用され，がん，心臓病，多発性硬化症などの急性疾患および慢性疾患に対応する実践者によって用いられてきました．

b. 重要性（importance）

　ミッシェルの研究は中範囲理論の手本を示しており，急性疾患および慢性疾患をとりまく状況のなかで，臨床行為に情報を与えるものです．この理論が自分自身の病気に対処している成人もしくはその家族についての多くの実証的研究を生み出してきており，この理論は病気の子ども，前立腺がん治療として「何もしないこと」を選んだ高齢男性，予後が不確かな状態で患者に治療の選択について情報を与えなければならない医療者が抱いている不確かさといった新しい研究方向に刺激を与えています．重要な臨床問題を定義・概念化することによって，ミッシェルの研究が看護行為をサポートし，質を高めると，ミッシェルは信じていたようです．病気における不確かさ理論とその再概念化は，実践から引き出された枠組みであり，実践に対する枠組みであり，実践的研究分野として看護に不可欠なプロセスであるといえます．

E. 事例で考える——ミッシェルの実践への応用

　　新生児医療・小児医療の進歩とともに，さまざまな障害をかかえて出生した子どもたちの救命率が上がり，身体的にも知的にも深刻な問題を有する子どもたちが増加しています．そのような子どもたちの親は，子どもの診断が確定した当初は，「混乱」ともいえる不確かな状況に追い込まれます．

> **事例 17　難病の子どもを有する家族の苦しみ**
>
> 　適切な人工呼吸管理なしには2歳の誕生日を迎えることは困難といわれている脊髄性筋萎縮症という神経難病で最重症型の事例です．
> 　子どもが7ヵ月のときに呼吸不全から気管内挿管，気管切開となり，その後9ヵ月間入院し，次の年の春を退院の目安に在宅準備にとりかかっている家族がいました．家族は子どもの診断が確定した当初，「子どもの病気は治療法もなく，進行性の疾患で，笑うことも手足を動かすこともできなくなる．また，これから先，何年生きられるのかもわからず，寝たきりの状態になる」という説明を受けました．家族は子どもの将来を考え，生きる意味を見出せず，苦悩したと語っていました．

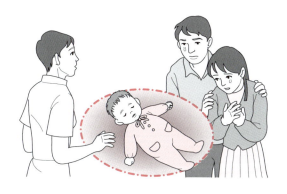

　事例17を，ミッシェルの「不確かさ認知モデル」を用いて考えてみましょう．
　ミッシェルは，不確かさは，意思決定する者が，対象となるものや，出来事に対してはっきりとした価値を見出すことができなかったり，十分な手がかりがないために結果を正確に予測できないときに生じると説明しています．
　ミッシェルは「不確かさ」と判断されるときには，次のような7つの局面，すなわち，①漠然さ（vague），②不明確（unclear），③不一致（inconsistent），④可変性（variable），⑤複雑さ（complex），⑥予測不可能性（unpredictable），⑦新奇性（novel）のうち1つまたはそれ以上が含まれていると説明しています．
　事例の家族は「子どもとともに死ぬことも考えた」と言い，この7つの局面のすべてが含まれるきわめて不確かな状況におかれていたと考えられます．そのような不確かさに影響する因子としてミッシェルは，「刺激因子である症状パターンが安定していること，患者をとりまく出来事を熟知していること，また出来事に調和していること」が不確かさを減らす方向に作用すると説明しています．
　事例17の母親は，「患者会に入る前は，不幸のどん底にいました．自分を責め，子どもに申し訳ない気持ちと今後の生きていく意味を考え，自信もまったくなく，泣いてばかりの毎日でした」と述べています．そして，看護師から紹介された患者会という「信頼できる専門家，ソーシャルサポート，教育」が，直接的，間接的に不確かさを減らす方向に作用したと考えられます．
　ミッシェルの理論を活用することにより，人々の病気に関連した出来事によって生じる不確かな状況をアセスメントし，どのように看護援助していけばよいのかを考える方向性を導き出すことができます．
　また，プリゴジン（Prigogine）の散逸構造（Prigogine & Stengers, 1984/1987）やマーガレット・ニューマン（M. Newman, 1994/1995）の看護理論でも説明されていますが，不確かさの再概念化では，絶え間ない「不確かさ」とともに生きながらも，患者が「不確かさ」を「好機」とみなす場合には，「不確かさ」を新しい機会の源とみなすことができることを明らかにしています．そのような「不確かさの理論」は，患者がそこにいたるプロセスをどのように支えればよいのかを考えるうえで示唆を与えてくれています．

● 文　献

Alligood, M.R. (2014). Nursing Theorist and Their Work (8th Ed.), St.Louis: Elsevier.

Brown, M.A. & Powell-Cope, G.M. (1991). AIDS family caregiving: Transitions through uncertainty. Nursing Research, 40, 338-345.

Baier, M. (1995). Uncertainty of illness for persons with schizophrenia. Issues in Mental Health Nursing, 16, 201-212.

Carter, B.J. (1993). Long-term survivors of breast cancer, Cancer Nursing, 16(5), 354-361.

Charmaz, K. (1995). Identity dilemmas of chronically ill men. In D. Sobo & D.F. Gordon (Eds.), Men's Health and Illness: Gender, Power, and The Body, pp.266-291, Thousand Oaks: Sage.

Fleury, J., Kimbrell, L.C., & Kruszewski, C. (1995). Life after cardiac event: Women's experience in healing. Heart and Lung, 24, 474-482.

Germino, B.B., Mishel, M.H., Crandell, J., et al. (2013). Outcomes of an uncertainty management intervention in younger African American and Caucasian breast cancer survivors. Oncology Nursing Forum, 40(1), 82-92.

Hall, D.L., Mishel, M.H. & Germino, B.B. (2014). Living with cancer-related uncertainty: associations with fatigue, insomnia, and affect in younger breast cancer survivors. Supportive Care in Cancer, 22(9), 2489-2495.

Hilton, B.A. (1992). Perceptions of uncertainty: Its relevance to life-threatening and chronic illness. Critical Care Nurse, 12, 70-73.

猪飼やす子 (2017)．特発性間質性肺炎患者が認知する病気の不確かさと関連要因の探索．日本看護科学会誌，37，399-407．

Katz, A. (1996). Gaining a new perspective of life as a consequence of uncertainty in HIV infection. Journal of the Association of Nurses in AIDS Care, 7, 51-60.

小迫富美恵(1991)．化学療法を受ける癌患者の不確かさの認知と療養生活のコントロールとの関連．日本看護科学会誌，11(3), 30-31．

Lazarus, R,S. & Folkman, S. (1984). Stress, Appraisal, and Coping, New York: Springer.

Mast, M.E. (1998). Survivors of breast cancer: Illness uncertainty, positive reappraisal, and emotional distress. Oncology Nursing Forum, 25, 555-562.

Mishel, M.H. (1981). The measurement of uncertainty in illness, Nursing Reseach, 30(5), 258-263.

Mishel, M.H. & Murdaugh, C.L. (1987)．Family adjustment to heart transplantation: Redesigning the dream. Nursing Reseach, 36, 332-338.

Mishel, M.H. (1988). Uncertainty in Illness, IMAGE; Journal of Nursing Scholarship, 20(4), 225-232.

Mishel, M.H. (1990). Reconceptualization of the uncertainty in illness theory, IMAGE; Jounal of Nursing Scholarship, 22(4), 256-262.

Mishel, M.H. (1997). Uncertainty in Illness Scales Manual, Chapell Hill: University of North Carolina.

Mishel, M.H. (2006). 特別講演 What do We Know about Uncertainly in Illness？ 日本看護研究学会雑誌，29(9), 19-36．

Mishel, M.H., Germino, B.B., Lin, L., et al. (2009). Managing uncertainty about treatment decision making in early stage prostate cancer: A randomized clinical trial. Patient Education and Counseling, 77(3), 349-359.

Nelson, J.P. (1996). Struggling to gain meaning: Living with the uncertainty of breast cancer. Advances in Nursing Science, 18(3), 59-76.

Newman, M. (1994)/手島　恵訳 (1995)．マーガレット・ニューマン看護論，医学書院．

野川道子 (2004)．Mishel の病気の不確かさ尺度 (Community Form)日本語版の信頼性・妥当性の検討．日本看護科学会誌，24(3), 39-48．

野川道子 (2005)．Mishel の不確かさ尺度－成人用 (MUIS-A) の信頼性・妥当性の検討．日本看護科学学会学術集会講演集，25 回，151．

野川道子 (2012)．療養の場を問わず使用できる病気の不確かさ尺度の開発．日本看護科学会誌，32(1), 3-11．

Nyhlin, K.T. (1990). Diabetic patients facing long-term complications: Coping with uncertainty. Journal of Advanced Nursing, 15, 1021-1029.

Pelusi, J. (1997). The lived experience of surviving breast cancer. Oncology Nursing Forum, 24, 1343-1353.

Prigogine, I. & Stengers, I. (1984)/伏見康治訳 (1987)．混沌からの秩序，みすず書房．

Righter, B.M. (1995). Ostomy care: Uncertainty and the role of the credible authority during an ostomy experience. Journal of Wound, Ostomy, and Continence Nurses Society, 22, 100-104.

Taylor-Piliae, R.E. & Molassiotis, A. (2001). An exploration of the relationships between uncertainty, psychological distress and type of coping strategy among Chinese men after cardiac catheterization. Journal of Advanced Nursing, 33(1), 79-88.

Tomey, A.M. & Alligood, M.R. (2002)/都留伸子監訳 (2004). 看護理論家とその業績 (第 3 版), pp.568-590 (鈴木真知子訳), 医学書院 .

Wurzbach, M.E. (1992). Assessment and intervention for certainty and uncertainty. Nursing Forum, 27, 29-35.

17 ローズマリー・リゾ・パースィ
(Rosemarie Rizzo Parse, 1940-)

人間がその人らしくなることを支える
人間生成（humanbecoming）理論

髙橋照子

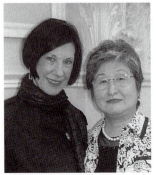

【パースィ（左）と筆者（右），2007年6月7日撮影】

A．理論家の紹介

　ローズマリー・リゾ・パースィ（Rosemarie Rizzo Parse）は，イタリア系の父とドイツ系の母をもって米国のペンシルベニア州ピッツバーグで生まれ育ち，今日もその地で活躍を続けている理論家です（表Ⅱ-55，付録図1）．カトリック系のデュケイン大学看護学部で看護基礎教育を受けたパースィは，修士・博士号ともピッツバーグ大学で取得しています．学位取得後，実践経験を経て母校であるデュケイン大学で教師生活を開始しており，そこでの最後の2年間は看護学部長を務めました．

　この学生時代・教師時代を過ごしたデュケイン大学の学問的風土が，その後の理論構築に大きな影響を与えています．デュケイン大学は，1960〜70年代には米国でもっとも活発な動きのあった現象学のメッカといわれていました．ファン・カーム（van Kaam）やジオルジ（Giorgi）が活躍し，ヴァン・デン・ベルク（van den Berg）らを客員教授とする黄金期に，パースィは看護学部に学生・教師として在籍していたわけです（Parse, 1998/2004, pp.143-157）．

　その後，ニューヨーク市立大学ハンターカレッジ看護研究センターや，シカゴにあるロヨラ大学などで大学院教育，とくに博士課程の研究指導にあたり，パースィ理論を受け継ぐ優秀な人材を育成してきました．その傍ら，ディスカバリーインターナショナル社を創設し，日本でも2回開催した国際看護理論家会議をはじめ，米国・カナダなどの各国で，パースィ理論に関する多くの研修を開催しています．また，1988年に理論・研究・実践を統合する学術誌"Nursing Science Quarterly"を創刊し，編集長として今日まで活躍を続けています．主要著書は，表Ⅱ-56のとおりです．

B．理論の源泉

　パースィは，「生の哲学」の代表者といわれるディルタイ（Dilthey）らの人間科学を源流として，ロジャーズ（Rogers）によるunitary human beingsの看護科学と，ハイデッガー（Heidegger）やサルトル（Sartre），メルロ・ポンティ（Merleau-Ponty）らの実存的現象学の思想を統合して，理論を構築しています．

表Ⅱ-55　パースィの略歴

年月日	略　歴
1940 年 7 月 27 日	米国ペンシルベニア州ピッツバーグで誕生，3 人きょうだいの第二子
1962 年（22 歳）-	デュケイン大学看護学部卒業 ピッツバーグ大学大学院で修士・博士号を取得
-1982 年	デュケイン大学看護学部にて教師 ライト州立大学等で客員教授
1983-1993 年	ニューヨーク市立大学ハンターカレッジ看護研究センター教授 ディスカバリーインターナショナル社創設
1988 年（48 歳）	Nursing Science Quarterly 創刊，編集長として現在にいたる
1991 年（51 歳）	来日　第 1 回国際看護理論家会議主催
1993-2006 年	ロヨラ大学大学院教授
1995 年（55 歳）	来日　第 2 回国際看護理論家会議主催
2004 年（64 歳）	来日　愛知医科大学大学院開設記念講演
2007 年-現在	ニューヨーク大学大学院客員教授，看護学部コンサルタント，現在は特任教授
2008 年（68 歳）	ニューヨークタイムズから看護教育者賞を受賞
2009 年（69 歳）	来日　西武文理大学看護学部開設記念講演

表Ⅱ-56　パースィの主要著書一覧

発行年	書　名
1974 年	Nursing Fundamentals
1981 年	Man-Living-Health：A Theory of Nursing （邦訳：『健康を-生きる-人間：パースィ看護理論』，1985）
1985 年	Nursing Research：Qualitative Methods（共著）
1987 年	Nursing Science：Major Paradigms, Theory, and Critiques
1995 年	Illuminations：The Human Becoming Theory in Practice and Research（編集）
1998 年	The Human Becoming School of Thought：A Perspective for Nurses and Other Professionals（邦訳：『パースィ看護理論：人間生成の現象学的探求』，2004）
1999 年	Hope：An International Human Becoming Perspective
2001 年	Qualitative Inquiry：The Path of Sciencing
2003 年	Community：A Human Becoming Perspective
2014 年	The Humanbecoming Paradigm：A Transformational Worldview

C.　理論の概要

1 ● 理論の観点（特徴）

　「人間生成（humanbecoming）理論」と称されるパースィ理論は，1981 年に「健康を-生きる-人間（Man-Living-Health）理論」として発刊されましたが（付録2参照），その後，米国における辞書のmanの定義が，人間というよりも男性の意味合いが強くなり，1991 年から理論の名称を「人間生成（human becoming）」に変更しています．しかし，理論の内容はまったく変わっていません（Parse, 1991）．また，2007 年には，理論の内容を変えずに言語を精練させ，humanとbecomingの2つの単語を一語としてhumanbecoming（人間生成：日本語訳は変えず）とすることで自らの理論の独自性を明確にしています（Parse, 2007）．

　「健康を-生きる-人間」というのも，パースィ理論の内容を現していると思われます

第II章　各論──看護理論21の理解と実践への応用

表II-57　パースィ理論の考え方の特性

	一般的な考え方	パースィ理論
基本的考え方	因果論的（原因-結果の解明）	非因果論的（主観性の重視）
人　　間	生物的・心理的・社会的・霊的総体としての有機体	関係づくりのパターンによって認知され，状況のなかで自由に意味を選択する開かれた存在
環　　境	人間が適応したり操作して対処していく	人間と天地万物が共につくりあげる
健　　康	身体的・精神的・社会的・霊的によりよい状態	その人が望み，その人が考えるその人らしく生きる過程
看護の目標	健康の維持・増進と疾病の予防・回復	その人の視点から，生活の質（QOL）を高めること
看護実践	看護者-その人（nurse-person）関係に基づく看護診断による看護過程の展開	看護者（nurse with person）が「真に共にあること（true presence）」により，その人と共に展開
看護研究	量的・質的研究方法による	その人の視点から，人間の普遍的現象に焦点を当てたパースィ理論に基づく研究方法による

が，「人間生成」のほうが，より積極的に理論の特性を反映していると考えられます．すなわち，その人がその人らしくなっていく（becoming）ことを，健康を介して援助していこうとすることが看護であると考えるパースィの思想を，よりよく現しているといえるでしょう．

　パースィは，看護学は医学や心理学などの諸概念・理論を借用して成り立つ応用科学ではなく，看護実践・看護現象から理論が構築され，学問体系がつくられるべき基礎科学の1分野であると主張しています．また，パースィ理論は，人間科学としての看護学を支えるものであり，従来の自然科学に基づく一般的な考え方にはっきりと異を唱えています（**表II-57**）．すなわち，因果論的で主観性を排した客観主義的考え方ではなく，どこまでも看護現象が生じている現実のなかで，その人と「真に共にあること（true presence）」に基づいて，目の前にいるその人が何を求め，何を必要としているのかを，その人の側から理解しようすることを大切にしています．私たちが日常的に感じているそのままに，健康にかかわる諸現象を，パースィは看護理論として構築したのです．その点から，パースィ理論は現象学的看護理論といえるでしょう．

2 ● 前提，主要概念，命題

　パースィは，ロジャーズの3つの原理（共鳴性，らせん運動性，統合性），4つの概念（エネルギーの場，開放系，パターン，総次元/汎次元）と，実存的現象学の理念（志向性，人間の主体性），概念（相互構成，共存，状況づけられた自由）を統合して，人間と生成について次の9つの前提を導いています（**図II-17**）．

a. 前　提

　前提1〜9はParse（2012）の図1を翻訳しています．

前提1：天地万物と共にある人間は，リズミカルなパターンを共に構成し合いつつ共存している

⇒人間は，天地万物（universe：自分以外の人だけでなくあらゆる環境や出来事）と相互に影響し合いながら，共に生きていることを意味しています．

図Ⅱ-17　パースィ理論の源泉と前提

前提2：人間は，状況と共に意味を自由に選択し，その決断に責任をもつ開かれた存在である
⇒人間は，天地万物との開かれた相互関係のなかで，自らの生き方を選び，それに責任をもって生きていることを意味しています．

前提3：人間は，パターンを絶えず共に構成している
⇒人間は，天地万物と共に影響し合っているパターンとして認知されることを意味しています．

前提4：人間は，可能性をもって無限に超越している
⇒人間は，人間−天地万物の相互過程のなかで，現実的な諸関連状況をこえて，限りない可能性に向かって選択し生きていることを意味しています．

前提5：生成とは，人間が−健康を生きることである
⇒健康とはその人の独自の考え方・生き方の現れであり，健康を生きることはその人の選択の具体的な表現であり，それが生成（becoming）を意味しているということです．

前提6：生成とは，リズミカルに人間万物（humanuniverse）を共に構成することである
⇒人間と天地万物は，人間万物として相互に分かちがたく影響し合いながら，人間がその人らしく生きる（生成）のだということを意味しています．

前提7：生成とは，価値の決め方のパターンである
⇒その人らしく生きる（生成）ということは，自らが育んできた理想や信念に基づいて生きることであり，その人の生きるスタイル（パターン）であることを意味しています．

前提8：生成とは，可能性をもって超越することである
⇒その人らしく生きる（生成）ということは，人と人とが互いに主体的であり，かつ尊重し合いながら，絶えず変化しながらも可能性を信じて生きるということを意味しています．

前提9：生成とは，人間の具体的な現れである
⇒人間の健康は実体はないが，その人らしく生きる（生成）ことがその人の健康を生きる具体的な表現であることを意味しています．

表Ⅱ-58　前提にかかわる主題と定義

意　味	意味とは，価値づけられたイメージであり，言語化されることもされないこともある動的な変化するものである
リズム性	リズム性とは，人間-天地万物の律動的で逆説的なパターンであり，繰り返すことはなく，個々人・状況によって多様性をもっている
超　越	超越とは，多次元的な体験のなかでもつ希望や夢のように，現実の限界を拡大して無限に新たな可能性を明らかにしていくことであり，変容に力を与えることである

［Parse, R.R.（1998）/髙橋照子監訳（2004）．パースィ看護理論 人間生成の現象学的探求，pp.30-32, 医学書院を参考に筆者作成］

表Ⅱ-59　原理を支える中心的観念（idea, 2007）・命題（postulate, 2012）

無限性 （illumitability）	分けたりまとめたりすることも，予測することもできない絶えまない変化を現している
逆説性 （paradox）	単なる反対のことを意味しているのではなく，パターンの選択として示される複雑なリズムを現している
自由性 （freedom）	存在することのすべての本質の基盤 文脈的に解釈される解放を意味している
神秘性 （mystery）	説明しがたい完全にはっきりとは知りえないこと，当惑させ胸のうちにあること

［Parse, R.R.（2007）. The humanbecoming school of thought in 2050. Nursing Science Quarterly, 20, 308-311；Parse, R.R.（2012）. New humanbecoming conceptualizations and humanbecoming community model：Expansions with sciencing and living the art. Nursing Science Quarterly, 25, 44-52 を参考に筆者作成］

　これらの哲学的前提が，次のように3つの人間生成の前提に統合されています（Parse, 2012）．

> ・人間生成は，意味を構築し，状況と共に自由に選択している
> ・人間生成は，リズミカルな人間万物のパターンを形づくっている
> ・人間生成は，明らかになる可能性をもって無限に共に超越している

　哲学的前提を含めた全前提のすべてにかかわる主題が，**表Ⅱ-58**に示す「意味，リズム性，超越」の3つです．

b．主要概念：原理と概念

　パースィ理論の原理については，当初は明示されていなかった原理を支える存在論の基盤となる中心的な観念（idea, Parse, 2007），のちに命題（postulate, Parse, 2012）として無限性（illumitability），逆説性（paradox），自由性（freedom），神秘性（mystery）を明らかにしています（**表Ⅱ-59**）．3つの原理は当初から内容を変えずに，次のようにすっきりとわかりやすい表現になっています（Parse, 2012）．

　原理1：意味を構成することは，言語化したことをイメージし価値づけることである

　⇒人間は，絶えず逆説性をもちながら，人間であることの計り知れない神秘性のなかで，現実を無限に共に創造することで，本質的には自由に意味を構成しているということです．

　原理2：リズミカルなパターンを形成することは，結合的－分離的であることを，明示的－隠蔽的に，また促進的－限定的にすることである

　⇒人間は，逆説的なリズムを伴って現実を無限に共に創造するなかで，本質的には自由

表Ⅱ-60 原理を構成する概念と定義

	概　念	概念の定義
原理1	イメージすること	明瞭-暗黙的なことを一挙に反省的-前反省的に知るようになること. イメージされたことは問いへの解答である
	価値づけること	自分の価値観に照らして育んできた信念を確認-非確認すること. 選択しそれに基づいて行動すること
	言語化すること	話す-沈黙する・動く-とどまることを通して価値づけられたイメージを表明すること
原理2	明示的-隠蔽的	人間の諸現象は, すべてを同時に明らかにすることでもあり, 隠すことでもあるということ. このリズムの基本は神秘性である
	促進的-限定的	人間は絶えず選択しており, その選択に必ずある機会-制約を生きること
	結合的-分離的	他者や考え・目的・状況とすべて同時に共にあることでもあり, また離れていることでもある. また, 関わり的-隔たり的でもあること
原理3	力を与えること	人間が存在するということは, 人間が力を与える存在であることを意味し, 非存在（まだ知られていないこと）に照らして存在を是認-非是認することの推進的-抑制的過程である
	創生すること	生きることを確信-非確信するなかで, 調和-非調和する新たな方法を工夫すること
	変容すること	親しみのあること-親しみのないことについての考え方を変えることであり, 新しいことを慎重に相互に構成するなかで変化が変化すること

[Parse, R.R.(1998)/髙橋照子監訳(2004). パースィ看護理論 人間生成の現象学的探求, pp.39-59, 医学書院；Parse, R.R.(2012). New humanbecoming conceptualizations and humanbecoming community model：Expansions with sciencing and living the art. Nursing Science Quarterly, 25, 44-52 を参考に筆者作成]

にリズミカルなパターンを形成して, 人間万物（humanuniverse）のリズムを生きているということです.

原理3：可能性をもって共に超越することは, 変容することに力を与え創生することである

⇒人間は, 逆説性をもちながらも人間であることの計り知れない神秘性のなかで, 本質的に自由に現実を無限に共に創造して, それを超越することを可能にしていることを意味しています.

各原理は, それぞれ3つの各概念によって, 多次元的に意味を構成しています. 各概念の定義を**表Ⅱ-60**に示します.

c. 命題：理論構造

パースィは, 理論構造とは, 人間生成理論の原理と概念がもとになっており, 「概念をユニークな方法で相互に関連づけた記述である」（Parse, 1998/2004）と述べています. その理論構造は次のとおりです.

理論構造1：力を与えることは, 明示的−隠蔽的にイメージすることと共に生じる
理論構造2：創生することは, 促進的−限定的に価値づけることと共に生じる
理論構造3：変容することは, 結合的−分離的であることを言語化することと共に生じる

3 ● 理論の説明

今日, パースィは人間生成学派を形成し, パースィ理論に基づく実践・研究を積極的

に推し進めています．パースィ理論においては用語の変遷はみられず，理論の内容も大きくは変わっていませんが，関係づくり（relating）の語が消え，天地万物（universe）と人間（human）が合体し，人間万物（humanuniverse）となったりと微妙な表現の変化が続いています．年を経るごとに，より明瞭に，より着実に看護の独自性を表明する理論になっていくように思えます．すなわち，彼女の理論も生成（becoming）の過程にあるといえるでしょう．

パースィは看護を受ける側の立場に立って考え，看護を受けるその人の生活の質（QOL）を尊重するのが看護者だとしています．その人のQOLは，看護者や医師などの外部の者が判断するのではなく本人が決めることであり，あくまでもその人自らの意思決定に敬意を払うべきと考えています．そのためには，看護者が「真に共にあること（true presence）」を実践することが求められています．いまの瞬間を，その人といっしょに生きること，すなわち，真に共にあることによって，看護実践が成立すると考えているのです．

その看護実践を成立させるためには，看護者がもつ人間や生成（その人がその人らしくなること）に関する前提を明らかにしなければなりません．それが，人間生成理論の「9つの前提」なのです．人間のありようやその人らしくなることについての明確な考えがあってはじめて，専門職者として看護者は看護を受けるその人を尊重しながら，その人の立場に立った看護ができるということなのです．「その人」といっても，それは個人だけを指すのではなく，パースィが看護を考えるときは，必ず家族・地域を含めて考えていることを忘れてはなりません．

9つの前提が3つに統合され，そこから，原理と理論構造が導き出されているのがパースィの人間生成理論なのです．とくに，2007年以降に明確にされた無限性（illimitability），逆説性（paradox），自由性（freedom），神秘性（mystery）という考え方は，看護が出合う健康にかかわる人間の諸現象を理解しようとするとき，前述の原理にかかわる4つの中心的観点です．人間がもつ神秘とも思える無限の可能性と，どこまでも自由に，しかし，良い面や悪い面などの逆説性を伴いながらも，人間は生きているという限りない人間への信頼を現していると考えます．看護者は，人間への揺るぎない信頼に支えられて，他者と真に共にあることが可能になり，その人の立場に立った看護ができるのでしょう．それを表明するように，パースィは，従来使われている看護者−人間関係（nurse-person interpersonal relations）という語に代えて，「その人と共にある看護者（nurse with person）」と表現しています．筆者にとっては，「無限性」と，この「その人と共にある看護者」という語が心に響いています．看護者は本来"共にある（with）"存在だということです．看護者がその人と共に（with person）あるのでなければ看護者ではないということです．

パースィ理論は，看護実践と共に研究方法論にも生かされています．看護研究のテーマもまた，看護を受ける視点から選ぶべきとしています．人間生成学派に属する研究者が解明してきた研究テーマは，「希望」や「笑いと健康」「親密性」「喪失」などの健康にかかわる人間の普遍的現象なのです（後述）．研究方法では単に研究者側で聞きたいことを聞き出すこととは根本的に異なる，真に共にあることによる「対話」を重んじています（Parse, 1999）．

表Ⅱ-61 主要な用語の定義

人　　　間	・天地万物との多次元的な相互作用のなかで意味を共に創造する開かれた存在 ・関係づくりのパターンによって認知される ・状況のなかで自由に意味を選択する
健　　　康	・その人や家族や地域によって体験され表現される，共に創造する生成の過程
看護の中心的現象	・統一体としての人間の生成
看護学の目標	・生活の質（QOL）
看護の実践様式	・いつでもそのときに真に共にあること ・詳細に説明することによって意味を照らし出す ・共にとどまることによってリズムに同調する ・こえることによって超越性を結集する

［Parse, R.R.(1998)/髙橋照子監訳(2004)．パースィ看護理論 人間生成の現象学的探求，医学書院より抜粋］

a. 主要な用語の定義

　人間科学に基づくパースィの人間生成理論において，看護の主要概念とされている人間・健康・看護などについて，どのように定義しているかを**表Ⅱ-61**に示しました．「環境」という用語は用いずに，人間以外のすべてを「天地万物（universe）」としていましたが，近年では，人間と環境は不可分なものとして「人間万物（humanuniverse）」と1語で表現しています．また，今日，看護界で使われている看護診断については，まったく反対の立場をとっていますし，看護介入という用語はパースィ理論とは無縁です．

b. パースィの考える看護

　「看護はサイエンスであり，アートである」と考えるパースィは，人間生成のアートについて，次の3点を明記しています（Parse, 2004/2004）．

> ・意味を照らし出すことは，過去・現在・未来の意味を正確に説明することである
> ・リズムに同調するとは，人間-天地万物の相互作用の過程で生じるリズム（横揺れ，縦揺れ）と共に身をおくことである
> ・超越を結集することとは，まだ起こっていないことに対して現在の意味のある瞬間をこえて進むことである

　これらに導かれる看護実践は，「その人と共にある看護者（nurse with person）」が「真に共にあること」によって具体化されるのです．

D. 理論のクリティーク

1 ● 一貫性（consistency）

　パースィ理論は，その源流を実存的現象学とロジャーズの看護科学に基づくことが明瞭にされ，そこから前提が導かれ，前提から原理と理論構造が導かれているように，論理的一貫性は貫かれています．また，各概念についての定義も明快であり，一貫性の高い理論といえます．

2 ● 簡明性（simplicity）

　パースィ理論の特徴として，哲学的背景が現象学にあるため，現象学の基礎知識がないと深い理解は難しいと思われますが，自らの看護実践に照らして読み進めると，日ごろ出合っている看護の諸現象を解明する大きな手がかりを与えてくれると思います．用語の難

解さの点から簡明とは言いがたいかもしれませんが，論理的には9つの前提を3つにまとめ，3原理もスリムに表現を変えていますし，理論構造は明快な点から，論理的簡明性は高いといえます．

3 ● 有用性（usefulness）

a. 実 践

パースィ理論は，もっとも多くはカナダで実践を導く理論として活用され，Nursing Science Quarterlyにその多くが発表されています．わが国においては，田中が初めて自らの3事例の実践でその有用性を実証しています（田中，2005）．田中は，排尿障害を専門とする看護師として外来患者を受け持ちながら，入院患者のコンサルテーションも担当していました．田中によると，パースィ理論に出合うまでは医学モデルに基づいて，医療者の視点から排尿訓練を教育することが，患者にとってよいことだと信じて疑わなかったそうです．排尿障害についての知識にも技術にも自信をもっている田中は，「バリバリの医学モデル信奉者」として実践を重ねるなかで，行き詰まりを感じているときに出合ったのがパースィ理論だったそうです．

田中は，前述の「パースィの考える看護」に基づいて，これまでの医療者の視点からの一方的な指導に代えて，「真に共にあること」を心がけています．そして，どこまでも患者と家族の意思を尊重し，「意味を照らし出すこと」，すなわち患者と家族が何を考え，どのような願いや望みをもっているのかを明らかにすることに努め，「リズムに同調する」，すなわち，ときには医学的には無謀と思えることも患者らの望みを祈るような思いで許容し，患者らの意向に合わせる，そして「超越を結集する」，すなわち患者・家族を信じて変化が変化をよぶように，患者らの力を発揮できるように努めました．その結果，患者・家族と共に看護者も納得のいく看護が実践できました（田中，2005）．その後，田中は，患者や家族など年齢，性別，疾患の異なる自らの10事例において，また5人の研究協力者（看護者）の5事例を加えて，パースィ理論の有用性を実証しています（田中，2013）．

これら田中の実践的検証研究が示すように，患者の視点から患者と家族が考えるQOLに焦点を当て，どこまでも患者の意向に沿うように看護することを導くのがパースィ理論です．その看護実践は，看護者に看護職者として誇りを与えるとともに，患者・家族に大きな満足感をもたらしています．同時に，そうした看護者・患者・家族らの変化をみている同僚やほかの病棟の看護者たちが，パースィ理論に関心を向け始めるということが，日本ばかりではなくカナダでも起こっていると聞いています．

すなわち，パースィ理論の実践における有用性が高いことは，カナダでも前述の田中が報告する実践例からも実証されています．とくに，田中の報告では，揺るぎない医学的知識と看護技術がベースにあったことが，パースィ理論によって実践が導かれたことを明らかにしています．それは，看護とは肉体をもつその人への具体的な専門的実践行為であり，看護者の看護学・医学等の確かな知識・技術は不可欠ということです．その知識・技術をそれぞれの人・家族・地域の人たちに実践するためには，看護学独自の理論が必要なのです．理論に導かれた実践，あるいは看護行為を支える理論があってこそ，看護者が自らの専門性を発揮し，看護に誇りと自信がもてるのではないでしょうか．それがパースィ

理論であり，実践においてその有用性が発揮されることが多い理論なのです．

b．研　究

　近年，質的研究が盛んになり，看護研究でもっとも多く使われているのがグランデッドセオリーといえるでしょう．それに対してフォーセット（Fawcett, 1999）は，他学問から派生している研究方法（グランデッドセオリーは社会学）による看護研究は，他学問には益をもたらすが看護学には貢献しないと指摘しています．同様に考えるパースィは，自らの人間生成理論から看護学独自の研究方法として，次のような方法を提唱しています．

　研究対象は，健康に関する人間の普遍的な現象であり，それは看護を利用する側からの「生きられた体験」としての現象です．たとえば，希望（Parse, 1990；Thornburg, 1993），悲嘆（Cody, 1991, 1995；Pilkington, 1993），1日ごとにその時を生きる（Mitchell, 1990），笑いと健康（Parse, 1994）などです．ここで，従来の看護研究にみられる「苦痛の緩和」や「排尿障害の看護」などは，看護者側からの視点による研究であることが明らかになります．そして，もっとも大きな特徴が，従来の研究で用いられている「面接」ではなく，「対話的かかわり」によるデータ収集方法です．前者は，研究者が研究のために聞きたいことを聞くのに対して，パースィの提唱する後者は，「真に共にある研究者と参与者との対話」（Parse, 1998/2004）であり，どこまでも参与者の体験世界の理解に努めます．それらの分析方法は，「抽出−統合」として参与者の言葉を概念化し「発見的解釈」をして，考察していきます．このように看護学独自の研究方法によって得られた知見は，人間の体験についての理解を深め，「看護の知識基盤を広げる」（Parse, 1998/2004）といわれており，この点からもパースィ理論の研究における有用性は高いといえるでしょう．とくに，この研究過程において，研究者自身が多くの気づきを得て，看護職者としての誇りと自信をもつことができるようになることは，看護学という実践学にとっては重要なことだと考えます．

c．教　育

　パースィ自身は，専門職者としては看護実践者としてよりも教育者として長い経験を有し，今日なお博士課程で学生や若い教員の研究指導に携わっています．また，Nursing Science Quarterlyの編集長として，多くの研究者たちを育て続けています．その教育者としてのありようは，まさにパースィ理論を生きるがごとく，どこまでも学習者と共にあることによって学習者の力を結集させ，惜しみない援助をしています．

　たとえば，毎年6月に開催されているセミナーにおいても，午前9時から午後4時30分までを時間どおり精力的にかかわりながらも，時には朝または午後の開始1時間前から，博士論文の指導にあたっていました．加えて，セミナーの中間日には参加者全員を，ピッツバーグの中心地にある高層マンションの自宅に招待して，姪御さん手作りの心温まる料理でもてなしてくださり，パースィと参加者，また参加者同士の楽しい有益な相互交流の機会を提供することも忘れないのがパースィです．

　こうした教育者としてのありように加えて，パースィの人間生成理論に基づく具体的なカリキュラムが明示されています（Parse, 1998/2004）．これらはとくに，大学院修士・博士課程のプログラム構築において，看護学の独自性を教育のなかで具体化するうえで参考になるでしょう．

4 ● その他

a. 一般性（generality）

パースィの看護理論は，用語の難解さから，最初の理論書（Parse, 1981/1985）は米国においてすべての看護職者に受け入れられたとはいえませんが，それまでの医学モデルをベースにしたような看護理論にはなじめずに，看護の独自性を模索していた看護者には大きな刺激をもたらしました．日本においても同様の傾向はみられますが，パースィ自身が日本語版序文（Parse, 1981/1985）のなかで指摘しているように，自然と人間の融合を文化のなかにもつ日本やアジア諸国では，この理論はかえって受け止めやすいと思われます．田中らは，日本でのパースィ理論の活用を報告しています（Tanaka, 2012）．

日本語版第2版では，その序に「本書の初版は看護理論であったが，研究と実践の方法論を開発させながら時を経て，1つの学派の思想(school of thought)となって発展した」（Parse, 1998/2004）とパースィが明記しているように，この理論は看護職者だけではなく，「人々の生命・QOLを高めるために，他者と共にあり，その在り方を探し求めている」他の保健医療専門職者にも，実践の指針を提供しています．また，同書（Parse, 1998/2004）が年間優秀図書に選ばれていることからも，一般性が高まっているといえるでしょう．

b. 重要性（importance）

わが国では一時期，「患者中心の看護」をどの病院も標榜していました．それは本質的には，保健医療専門職者にとって永遠のテーマですが，誰にとっての"患者中心"なのかが不明確でした．看護師として勤務し始めた筆者にとっては，それは，医師・看護師などの医療者にとっての"患者中心"にしか感じられませんでした．真に，保健医療を必要としている人たちにとっての，その人たちのための"患者中心"の看護こそが求め続けられるはずです．その看護実践・研究・教育を支える理論がパースィ理論であるといえるでしょう．この点に，パースィ理論の真髄があると考えています．

とくに，今後ますます，情報化・機械化が進み，人間が"もの"のように扱われ，効率化を追求するような社会において，「人間であることのデリケートな情緒への配慮」と「人間の自由と尊厳への関心」（Parse, 2007）を看護の中核にすえるパースィ理論は，これからの社会にとって，ますますその重要性は高まると思われます．

E. 事例で考える —— パースィの実践への応用

事例 18 　複雑な排尿障害をもった Q さんへのかかわり

女性Qさん，77歳．膀胱瘤による排尿障害と直腸がん手術後の神経因性膀胱を合併している複雑な病態をもつQさんは，トイレでの排尿はほとんどなく，すべてオムツ内になされていました．そのためQさんは外出時，紙オムツと着替えを大きなリュックサックに入れて持ち歩かなければなりませんでした．そして朝のゴミ出し時にオムツを捨てるのは重いし，人目も気になり恥ずかしいと言っていました．こうしてQさんの排尿障害は，大量のオムツ購入の経済的負担と同時に，日常生活にも大きな影響を与えていました．

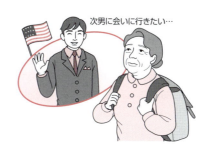

　医師からコンサルテーションを受けた看護師Tは，パースィ看護理論に基づいて，Qさん（長男を事故で亡くしている）の米国に住む次男に会いにいきたいという希望の実現と，日ごろのQOLの向上を目指して，外来で看護を開始しました．まず何よりも，Qさんの排尿障害に対する思いに寄り添う（リズムに同調する）ことに努め，尿失禁の苦痛やそれを治したいというQさんの思いを明らかにしていきました（意味を照らし出す）．そして，Qさんの希望に寄り添い，それをかなえる方法を見出しながら（リズムに同調する），治療方法に対する理解ができるように説明し，話し合いを繰り返していきました（意味を照らし出す）．その間，腟内ペッサリーや間欠的自己導尿の不安に寄り添いながらも（リズムに同調する），その練習に付き添い，指導しながら，「真に共にある」ことによって，Qさんの可能性を信じてもちうる力を発揮できるように「超越を結集する」ことで尿失禁の改善とQOLの向上にいたることができました．Qさんは，大きなリュックサックから解放され，小さなポシェットを大切そうに抱えて看護師Tと共に喜びを分かち合いながらも，排尿の自立後も看護師Tのケアを受け続けたいと申し出てきました（真に共にある）．

　このようにパースィ理論は，その人と共にあることを本分とする看護者（nurse with person）が，「真に共にある」ことによって，看護実践のなかで「意味を照らし出す」「リズムに同調する」「超越を結集する」を繰り返しながら，その人が求めるその人のQOLの向上を目指す看護を確実に導いてくれるのです．

　本事例は，「田中純子（2005）．パースィ理論の日本文化における実践検証—高齢者の排尿に関するQOL向上を目指して，首都大学東京修士論文」に基づいています．

● 文　献

Cody, W.K. (1991). Grieving a personal loss. Nursing Science Quarterly, 4, 61-68.

Cody, W.K. (1995). The lived experience of grieving, for families living with AIDS. In R.R. Parse (Ed.), Illuminations: The Human Becoming Theory in Practice and Research, pp.142-197, New York: National League for Nursing Press.

Fawcett, J. (1999). The state of nursing science: hallmarks of the 20th and 21st centuries. Nursing Science Quarterly, 12, 311-314.

Mitchell, G.J. (1990). The lived experience of taking life day-by-day in later life: Research guided by Parse's emergent method. Nursing Science Quarterly, 3, 29-36.

Parse, R.R. (1981)/髙橋照子訳（1985）．健康を−生きる−人間　パースィ看護理論，現代社．

Parse, R.R. (1990). Parse's research methodology with an illustration of the lived experience of hope. Nursing Science Quarterly, 3, 9-17.

Parse, R.R. (1991). Human becoming: Parse's theory of nursing. Nursing Science Quarterly, 5, 1, 35-42.

Parse, R.R. (1994). Laughing and health: A study using Parse's research method. Nursing Science Quarterly, 7, 55-64.

Parse, R.R.（1998）/髙橋照子監訳（2004）. パースィ看護理論　人間生成の現象学的探求, pp.20-27, pp.30-32, pp.39-59, pp.143-157（髙橋照子訳）, 医学書院.

Parse, R.R.（1999）. Hope: An International Human Becoming Perspective, Burlington: Jones and Bartlett Publishers.

Parse, R.R.（2004）/髙橋照子監訳（2004）. 看護と現象学　人間生成理論からみた QOL を通して. 看護研究, 37（5）, 27-35.

Parse, R.R.（2007）. The humanbecoming school of thought in 2050. Nursing Science Quarterly, 20, 308-311.

Parse, R.R.（2012）. New humanbecoming conceptualizations and humanbecoming community model: Expansions with sciencing and living the art. Nursing Science Quarterly, 25, 44-52.

Pilkington, F.B.（1993）. The lived experience of grieving the loss of an important other. Nursing Science Quarterly, 6, 130-139.

田中純子（2005）. パースィ理論の日本文化における実践検証―高齢者の排尿に関する QOL 向上を目指して, 首都大学東京修士論文（未出版）および personal contact による.

Tanaka, J., Katsuno, T. & Takahashi, T.（2012）. Using Parse's Humanbecoming Theory in Japan. Nursing Science Quarterly, 25, 99-102.

田中純子（2013）. パースィ看護理論の実践的検証研究―「真に共にある」概念の明確化と実践における有用性の検証, 首都大学東京人間健康科学研究科博士論文（未出版）.

Thornburg, P.D.（1993）. The meaning of hope in parents whose infants died from sudden death syndrome. Doctoral Dissertation, University of Cincinnati.（University Microfilms International No. 9329939）.

18 ジーン・ワトソン
(Jean Watson, 1940-)

看護の本質に迫る
ヒューマン・ケアリング・サイエンス

江本リナ

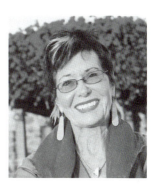

A. 理論家の紹介

　ヒューマン・ケアリング・サイエンスの提唱者であるマーガレット・ジーン・ハーマン・ワトソン（Margaret Jean Harman Watson）は，1940年に米国ウェストバージニア州ウェルチで生まれました（表Ⅱ-62，付録図1）．ワトソンが最初に看護に触れたルイス・ゲール（Lewis Gale）病院附属看護学校を1961年に卒業後，夫の出身地であるコロラド州に移住しました．それ以来，ロッキー山脈の麓のコロラド州ボールダーに住居を構えています．雄大な自然に囲まれたこの土地は，ワトソンの理論の発展を支えています．

　コロラド州に移ったのち，1964年にコロラド大学ボールダー校で看護学士号を取得，1966年にデンバー校で心理学・精神保健看護学の修士号を取得，さらに1973年にボールダー校で教育心理学とカウンセリング領域の博士号を取得しています．これら看護以外の学問を通して，人間の精神性，人間関係などを深く探求しており，ワトソンのヒューマン・ケアリング・サイエンスの構築にも影響を与えました．

　その後，コロラド大学看護学部の教員に就任し，学部長および副学部長などを務め，大学院でのヒューマンケアリング，健康，癒やしを主軸としたカリキュラムの開発を進めました．博士課程開設後1979〜1981年にかけては，博士課程の責任者および副責任者を務めています．1984〜1989年は同大学附属病院の看護副部長も務め，臨床におけるヒューマンケアリングの実践に取り組みました．また，ヒューマンケアリングのアートと科学の進展を目指し，1986年にコロラド大学ヒューマンケアリングセンターを設立し，初代施設長を務めました．

　ワトソンのこれまでの学術的貢献は次のように認められています．1993年に全米看護連盟（NLN）よりMartha E. Rogers賞を受賞，1997年にNLNよりホリスティック[*]看護師としての名誉終身認定を受け，同年にFetzer Institute's national Norman Cousins Awardを受賞，1998年にニューヨーク大学の優秀看護学者として表彰されました．また，2010年に全米ホリスティック看護協会（American Holistic Nursing Association）よりその年の

---
[*] 肉体と精神の全体にかかわること．

表II-62　ワトソンの略歴

年	略　歴
1940 年	米国ウェストバージニア州南部で誕生
1961 年（21 歳）	バージニア州にあるルイス・ゲール（Lewis Gale）病院附属看護学校卒業
1964 年（24 歳）	コロラド大学ボールダー校　看護学士号取得
1966 年（26 歳）	コロラド大学デンバー校　心理学・精神保健看護学の修士号取得
1973 年（33 歳）	コロラド大学ボールダー校　教育心理学およびカウンセリング博士号取得 コロラド大学看護学部の教員に就任
1979 年（39 歳）	"Nursing：The Philosophy and Science of Caring"（邦訳：『看護：ケアリングの哲学と科学』）を出版
1979-1981 年	コロラド大学博士課程責任者を務める
1984-1989 年	コロラド大学附属病院看護副部長を務める
1984-1990 年	コロラド大学看護学部長を務める
1985 年（45 歳）	"Nursing：Human Science and Human Care"（邦訳：『ワトソン看護論―人間科学とヒューマンケア』）を出版
1986 年（46 歳）	コロラド大学ヒューマンケアリングセンター設立
1986-1997 年	コロラド大学ヒューマンケアリングセンター施設長を務める
1992 年（52 歳）	コロラド大学優秀教授（distinguished professor）の称号を授与
1993 年（53 歳）	全米看護連盟（NLN）より Martha E. Rogers 賞
1997 年（57 歳）	NLN よりホリスティック看護師としての名誉終身認定を受ける
1998 年（58 歳）	ニューヨーク大学優秀看護学者（distinguished scholar）の称号を授与
2008 年（68 歳）	The Watson Caring Science Institute 創設
2012 年（72 歳）	"Human Caring Science：A Theory of Nursing" 2nd Ed.（邦訳：『ワトソン看護論 ヒューマンケアリングの科学』第 2 版）を出版
2013 年（73 歳）	米国看護アカデミー（American Academy of Nursing）より，Living Legend の称号を授与

［江本リナ（2011）．Watson によるヒューマン・ケアリング理論の発展と意義．看護研究，44（2），p.150，表 1 をもとに作成］

　最も優れたホリスティック看護師（Holistic Nurse of the Year）に選ばれ，2013 年には，米国看護アカデミー（American Academy of Nursing）より，ホリスティック看護分野で著しい発展や変革を称える最高の称号である Living Legend の称号が与えられました．このほか，国内外の大学から名誉博士号や名誉教授の称号を授与されています．

　ワトソンの関心は常に「ヒューマンケアリング」にあり，看護の本質そのものがケアリングであるということを現在も探求しつづけています．ヒューマン・ケアリング・サイエンスとして 1985 年に "Nursing：Human Science and Human Care"（邦訳：『ワトソン看護論―人間科学とヒューマンケア』）で紹介されて以来（付録2参照），2012 年に "Human Caring Science：A Theory of Nursing" 2nd Ed.（邦訳：『ワトソン看護論 ヒューマンケアリングの科学』第 2 版）も出版され，理論はさらに発展しています．ワトソンの理論は実践において，また教育においても広く活用されています．

　ワトソンは 1997 年に事故に遭い，精神的にも身体的にも苦痛を伴った療養生活を送りました．ワトソン自身ケアリング・ヒーリングプロセスを体験し創造する経験をしたと自ら語っているように（Watson, 1999b），ヒューマン・ケアリング・サイエンスの提唱者にとどまらず，ご自身がヒューマンケアリングの実践者でもあり，体験者でもあります．

B. 理論の源泉

ヒューマン・ケアリング・サイエンスは，ナイチンゲール（Nightingale）やヘンダーソン（Henderson）の看護の本質，レイニンガー（Leininger）やロジャーズ（Rogers），パースィ（Parse），ニューマン（Newman）といった看護理論家の世界観，フェミニスト理論，量子物理学，心理学など広い範囲の考え方を参考にしつつ，精神力動論，現象学，実存哲学，スピリチュアル思想が基盤にあります．たとえば，ケアリングの概念はメイヤロフ（Mayeroff）の哲学から，「対人的」「トランスパーソナル」というとらえ方はカール・ロジャース（Carl Rogers）などの心理学から，「ケア因子」はキュア因子理論から影響を受けています．また，「トランスパーソナル」やケアリングが生じる場のエネルギーといった考えは，量子物理学やホログラム科学の考えに由来します（Watson, 1999/2005）．さらに最も新しいヒューマン・ケアリング・サイエンス理論では，フランスの倫理学者レヴィナス（Lévinas）の思想や，デンマークの哲学者K. Logostrupの思想も取り入れています．

C. 理論の概要

1 ● 理論の観点

ワトソンのヒューマン・ケアリング・サイエンスは看護のありよう，立場といったものを示す看護の本質，看護の哲学に迫った理論です．ヒューマン・ケアリング・サイエンスは，治療や治癒といった医学的立場とは異なり，看護が人間の心と体と魂を癒やすヒューマンケアリングそのものであることを主張し，看護とは何か，看護のあるべき姿について論じています．

2 ● 前提，主要概念，命題

a. 前　提

ワトソンは最初の著書"Nursing：The Philosophy and Science of Caring"（邦訳：『看護：ケアリングの哲学と科学』）においてケアリング科学の7つの前提をあげ，人と人との関係のなかでケアリングは成り立ち，ケアリングによって健康がもたらされ，ケアリングを実践することが看護の目指すところであると述べています（Watson, 1979）（**表Ⅱ-63**）．

さらに，著書"Human Caring Science：A Theory of Nursing" 2nd Ed. においては，看護におけるヒューマンケアリングについて論じており，ヒューマンケアリングの価値観に関する11の前提をあげています（Watson, 2012/2014）（**表Ⅱ-64**）．

b. 主要概念

●ヒューマンケアリング（human caring）

看護におけるヒューマンケアリングとは，「看護の道徳的な理念」（Watson, 2012/2014, p.96）で，「単なる情緒・気づかい・心構え・人のために貢献したいという願望」ではなく，その目的は「人間の尊厳を守り高め，維持すること」にあり，「価値観，ケアへの意思と熱意，知識，ケアリング行為などによって生み出される」と述べています（Watson, 2012/2014, p.51）．

表Ⅱ-63　ケアリング科学の7つの前提

①ケアリングは対人関係のなかでのみ実践でき，適切に提示することができる
②ケアリングはケア因子からなり，人間のニーズを充足する
③効果的なケアリングは健康を増進し，個人もしくは家族の成長を促す
④ケアリングは人々をあるがままに受容するだけでなく，成長の可能性をもつものとして受容する
⑤ケアリング環境は，その時々のその人にとって最善の行為が選択できるという潜在能力の発達を促す
⑥ケアリングは，キュアより健康をもたらす．ケアリングの実践は，身体的知識と人間行動の知識とを統合させたものである．ケアリング科学はキュア科学と補足し合うものである
⑦ケアリングの実践こそが，看護の中心的課題である

［Tomey, A.M. & Alligood, M.R.(2002)/都留伸子監訳(2004)．看護理論家とその業績(第3版)，pp.158-159(野嶋佐由美訳)，医学書院を参考に筆者作成］

表Ⅱ-64　ヒューマンケアリングの価値観に関する11の前提

①ヒューマンケアリングと愛とは，最も普遍的で，最も神秘的で，最も圧倒的な規模の宇宙の力である．それらは遍く存在する原初の心的エネルギーからなる（de Chardin, 1967）
②この叡智やこうしたニーズは見過ごされることが多い．人々は愛し合ったりケアリングをするなかで，お互いを必要としていることがわかっているにも関わらず，お互いに対してうまく振る舞わないことが多い．人間らしさを失わないようにするべきならば，そして愛情深く道徳的なコミュニティや文明へと発展する必要があるならば，我々はもっと互いにケアリングや愛をもたらすことで人間性を育み，文明として発展させ，共生していかなくてはならない（de Chardin, 1967）
③看護はケアリングの専門職であるため，専門職としての実践における理念や倫理，哲学を維持する能力が，文明人としての人間的な発展と社会への看護の使命に影響を与える．ケアリングの倫理的信念を維持することが文明の人間的発展に影響を与え，看護の社会的貢献を決定する
④出発点として，まず自分自身に対して，ケアリングに満ちた愛や許し，思いやり，慈悲をどのように与えることができるかを学ばなくてはならない．そうすることで他の人に真正のケアリング，優しさ，思いやり，愛を提供し，尊重することができるようになる（de Chardin, 1967；Watson, 2008）
⑤看護は，人々の彼らの健康-不健康-ヒーリングに関わることに関して，常にヒューマンケアリングの姿勢をとってきた．
⑥知識に裏付けられ，情報に基づいた，倫理的なヒューマンケアリングは，専門職としての看護の価値観，責任，ふさわしい行動の本質をなす．これが中心的統合的源泉となって，看護職の社会に対する約束が守られ，その存続が保障されるのである（Leininger, 1981）
⑦ヒューマンケアリングは，個人のレベルでも集団のレベルでも，医療サービスを提供するシステムのなかでしだいに強調されなくなっている．しかし，システムが社会に対して倫理的かつ科学的に責任あるものとして存続していくのであれば，また看護がその社会的要請を達成する確かな職業として残っていく必要がある．今こそ，ヒューマンケアリングを復活させなくてはならない
⑧看護師や看護におけるケアリングの価値観は，これまで表に押し出されていなかったので，看護や社会において，ヒューマンケアリングの理念や信念を実践のなかで掲げることが難しくなっている．人類の歴史上かつてない，劇的で混沌とした変化のなかにあるこのポストモダン後の時代において，医学的・技術的・経済的・官僚的管理社会の制度的制約が増大し，ヒューマンケアリングの役割は脅かされている．同時に，人間存在に対する負担や，個人や広く公衆にもたらす結果を考えずに，過激な処置や治療技術が激増している
⑨倫理的・哲学的・認識的・臨床的に努力を行って，ヒューマンケアリングを維持し，向上させることは，現在も将来も看護にとって重要な課題である
⑩ヒューマンケアリングは，人と人との間においてのみ，最も効果的に示され，実践される．間主観的に人と人が関わるプロセスによって，人間らしさという誰もがもっている感覚が生かされる．つまり，相手に自分を重ね合わせ，相手に自分の人間性を映し出すことによって，人間らしさというのはどのようなことであるかを会得できる．しかし，ケアリングの意識は，時間も空間も物性をも超越し，人間性についての意識の深化に影響を与える（Watson, 2008, 2011）
⑪ヒューマンケアリングの価値観，知識や実践，理念を，ケアの理論や実践，教育，研究のなかで保持することによって，看護は人類と社会に対して社会的・道徳的・職業的・科学的に貢献することができる

［Watson, J.(2012)/稲岡文昭・稲岡光子・戸村道子訳(2014)．ワトソン看護論　ヒューマンケアリングの科学(第2版)，医学書院，pp.57-59 本文より引用］

　　　今という瞬間において，看護師と患者はそれぞれ異なる場（現象野）をもっていますが，トランスパーソナルな関係でのケアリングにあるとき，2人で1つの出来事をつづる．そのような相互作用を織りなすのがヒューマンケアリングであると述べています．

18. ジーン・ワトソン　**223**

●トランスパーソナル（transpersonal）

　トランスパーソナルとは，「自我そのものを超え，大いなるものと結びつく」という意味を示したものと述べています（Watson, 2012/2014, p.114）．それは，ケアの瞬間にみられる，個人−身体−自我を超越した人と人とのつながりを指し，そうした関係性を通して双方が影響し合い，与えられた時を共存するものになると述べています．トランスパーソナルは，個人的な身体的−物質的自我を超え，より深い自己，他者，環境，宇宙を共有する深層のつながりをつくり，霊的次元（spirituality）にいたると考えられています．看護師と患者の互いの主観的世界が触れ合い，共に自らの存在のありようをつくりだしていく，2者間の霊的・精神的存在が考慮されたケアを，「トランスパーソナルなケアリング（transpersonal caring）」とよんでいます．

●カリタスプロセス（Caritas process）

　最初に理論を提唱した際，ケアリングは「ケア因子」からなり，ケアリングの核となる10のケア因子（carative factors）があげられていました（Watson, 1979, 1985, 1988）（**表Ⅱ-65**）．ケア因子のうち，第1～第3因子はケアリングの哲学的基盤を形成するもので，専門職としての価値観を与えるものです．第4～第9因子はケアの実践を示し，第10因子は現象や実存を理解することを示しています．

　この10のケア因子は理論の枠組みと看護の焦点を示すものでした．しかし最新のヒューマン・ケアリング・サイエンスにおいて，ケア因子（carative factors）という用語はカリタスプロセス（Caritas process）という用語に改められました（Watson, 2008, 2012）．

　ケア因子（carative factor）を表す「carative」という言葉は，医学の疾病の治療・治癒を表す「curative（治癒）」に対比する言葉としてワトソンによって紹介された造語でした（Watson, 2008）．その後，ヒューマンケアリング，愛，ヒーリング，心，意識，科学，アートなどの側面から，ラテン語の「カリタス（Caritas）」という言葉を用いるようになりました．

　カリタスとは，ラテン語で慈しむ，感謝する，特別な関心を寄せるという意味があり，博愛，哀れみ，思いやり，魂の寛大さを表す言葉で大変尊いものを指します．医学的な意味合いをもったキュアに対比させた言葉ではなく，人の全霊に迫った真のヒューマンケアリングを包括する言葉でヒューマン・ケアリング・サイエンスを表したかったのではないでしょうか．

　ヒューマン・ケアリング・サイエンスの核となった10のカリタスプロセスは，これまでのヒューマン・ケアリング・サイエンスの発展が凝集され，看護師の存在のあり方がより哲学的に，霊的に表されています．

　これまでのケア因子とカリタスプロセスを対比させたものが**表Ⅱ-66**です．

c. 命　題

　図Ⅱ-18は，ヒューマン・ケアリング・サイエンスにおいて，ヒューマンケアリングのプロセス動態を示しています．今という瞬間において，看護師も患者もそれぞれの現象野を有していますが，トランスパーソナルなケアリングにあるとき，2人で1つの出来事を織りなし，ケアのなかで両者の現象野がとりこまれ，その関係は未来へとつながっていきます．

　また，カリタスプロセスはヒューマンケアリングが進められていくときに，具体的には

第Ⅱ章　各論——看護理論21の理解と実践への応用

表Ⅱ-65　10のケア因子

(1) 人間主義的−利他的な価値観の形成 (formation of a humanistic-altruistic system of values)	他者を寛容に受け入れ，尊重し，他者の立場に立って利益を与えます．そして，他者に与えることを通して得られる満足感と，自己の存在感を拡大させます
(2) 誠心誠意−希望の吹き入れ (instillation of faith-hop)	人道の価値観と利他的な価値観を含んでいます．看護師が信念や希望を与えることでホリスティックなケアを提供でき，健康を促進させます
(3) 自己（セルフ）および他者に対する感受性の育成 (cultivation of sensitivity to self and to others)	感情を認識することが自己受容につながり，自己の成長や自己実現が可能となります
(4) 援助−信頼関係の発展 (development of a helping-trust relationship)	看護師と患者との援助−信頼関係を発展させることはトランスパーソナルなケアリングにとって不可欠と考えられています．肯定的感情と否定的感情の両方を表現することを促したり，それらを受容したりする信頼関係には，一致，共感，温かさ，効果的なコミュニケーションを含んでいます
(5) 肯定的感情と否定的感情表出の促進と受容 (promotion and acceptance of the expression of positive and negative feeling)	感情の共有は，看護師や患者の行動や考えを変化させます．看護師は肯定的な感情も否定的な感情も共有できる準備が必要であるという考えです
(6) 科学的問題解決法を体系的に活用しての意思決定 (systematic use of the scientific problem-solving method for decision making)	看護過程の活用は，科学的問題解決方法に基づく看護ケアを可能とし，行動をコントロールすることや予測することが期待でき，自己の軌道修正を助ける方法ともなります
(7) 対人的な教授−学習の促進 (promotion of interpersonal teaching-learning)	患者に十分な情報を与えることで，患者自身がウェルネスと健康に対して責任をもつことができるようになるという考えです
(8) 心的・物理的・社会文化的・スピリチュアルな環境からの支持・保護・矯正の提供 (provision for supportive, protective, and corrective mental, physical, sociocultural, and spiritual environment)	環境に対する主観的な評価は，内的な環境要因と外的な環境要因の相互依存的な関係のなかでもたらされます 内的な環境要因：心的・スピリチュアルな安寧，社会文化的な信念など 外的な環境要因：疫学的・物理的・社会的なもの，快適さ，プライバシーが保たれているかどうか，安全・清潔・美的なもの
(9) 人間的ニーズの充足への援助 (assistance with gratification of human needs)	看護師は，自分自身および患者の身体的・心理的・心理社会的・内的−対人的ニーズを認識し考慮する必要があると考えられています 低次ニーズ：生存に必要な生物身体的ニーズ，機能するために必要な心理身体的ニーズ 高次ニーズ：統合のために必要な心理社会的ニーズ，成長を求める内的−対人的ニーズ
(10) 実存的−現象学的な力の受け入れ (allowance for existential-phenomenological forces)	看護師は，実存的，現象学的なものの見方を用いることで，患者の言動が示す意味を理解し，その背景を理解することができるような存在になると考えられています

[Tomey, A.M. & Alligood, M.R.(2002)/都留伸子監訳(2004). 看護理論家とその業績(第3版), pp.157-158(野嶋佐由美訳), 医学書院を参考に筆者作成]

たらく要因となります．つまり，ヒューマンケアリングの哲学的基盤をもとに，看護師はケアの意思を確認し，患者とのトランスパーソナルな関係を築きながら，ニーズの充足に向けたケアを目指し，また，患者や自分自身の実存的な問題に目を向けることに意義があることを示しています．これらのカリタスプロセスによってヒューマンケアリングは創造されます．

3 ● 理論の説明

ワトソンの理論は，看護のあり方について述べ，ヒューマンケアリングが看護そのものであると主張しています．人間を心・肉体・魂が統合された全体像としてとらえ，看護はそれ

表Ⅱ-66　ワトソンの10のケア因子（オリジナル）とカリタスプロセス

10のケア因子（オリジナル） （Watson, 1979）	カリタスプロセス （Watson, 2008）
1. 価値観の人間的–利他的システム	自己と他者に対する愛情–優しさ/共感と冷静さの実践
2. 信仰–希望をもてるようにする	心を込めてそこに存在していること；自分と他者が信念体系や主観的世界をもてるようにする
3. 自分自身と他者への感受性を磨く	自分自身のスピリチュアルな実践を磨く；自己を超えて真正のトランスパーソナルな存在へ
4. 助けること–信頼，ヒューマンケアの関係	愛情に満ちた信頼とケアリングの関係を維持する
5. プラスの感情もマイナスの感情も表出する	感情の表出を許容する；よく耳を傾け，"その人にとっての物語を理解する"
6. 創造的な問題解決のケアリングプロセス	自己というものを使いこなし，ケアリングプロセスを通して創造的な問題解決を探る；知ること/行動すること/であることというあらゆる方法を用いる；ヒューマンケアリング–ヒーリング過程と様態というアート性に関わる
7. トランスパーソナルな教育–学習	ケアリングという文脈での真の教育–学習；ケアを受ける人が基準とする枠組みに留まる；健康–ヒーリング–ウェルネス・コーチングモデルへと移行する
8. 支援的・保護的，および/あるいは修正的な精神的・身体的・社会的・スピリチュアルな環境	すべてのレベルで治癒環境を創造する；エネルギー・意識・全体性・美しさ・尊厳・平安について，身体的にも非身体的にも，行き届いた環境を整える
9. ニーズの支援	敬意をこめて，丁重に，基本的なニーズを支援する．聖なる実践として，他者の具現化された魂に触れることに，意図的なケアリング意識をもつ．他者の生命力/生命エネルギー/生命の神秘と手を携えて仕事をする
10. 実存的–現象学的–スピリチュアルな力	人間の苦難・死・苦しみ・痛み・喜び・生活の変化すべてについて，スピリチュアルな・神秘的な・未知で実存的な次元に心を開き，注意を払う；"奇跡はありうる"．これが知識基盤と臨床能力の前提とされる

[Watson, J.(2008). Nursing. The philosophy and science of caring(rev. Ed.). Boulder：University Press of Colorado. および Watson, J.(2012)/稲岡文昭・稲岡光子・戸村道子訳(2014)．ワトソン看護論 ヒューマンケアリングの科学(第2版)，p.64，医学書院より引用]

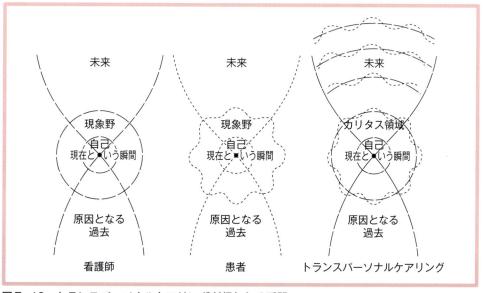

図Ⅱ-18　トランスパーソナルケアリングが行われる瞬間
[Watson, J.(2012)/稲岡文昭・稲岡光子・戸村道子訳(2014)．ワトソン看護論 ヒューマンケアリングの科学(第2版)，p.105，医学書院より引用]

らが調和した本来の健康を目指し，健康の増進，健康の回復，病気の予防にかかわっていると考えられています．そして，カリタスプロセスによってヒューマンケアリングが提供されます．このとき，看護師と患者とは個別の経験世界をもちあわせていますが，互いが交差・共有することで，トランスパーソナルなケアが築かれると考えられています．このトランスパーソナルなケアを，ヒューマン・ケアリング・サイエンスでは重要視しています．

a. 主要な用語の定義

(1) 看　護 (nursing)

ヒューマン・ケアリング・サイエンスが示す理論は，看護のありようや看護活動を表しています．ワトソンによると，看護は健康を増進し，不健康を予防し，病人をケアし，健康を回復することにかかわっているととらえられています．看護，つまりヒューマンケアリングは，「不健康・苦悩・痛み・存在の意味を見いだせるように手を添えることによって，人間性・人の尊厳・統合性・全体性を守り，高め，保持すること」で，患者自身が「自分自身を知り，コントロールし，ケアリングができるようにし，外的な環境がどのようなものであっても内的調和を回復することで自分自身を癒やすことができるように手助けをする」ことを含むと述べています（Watson, 2012, p.65；2012/2014, p.96）．そして，看護師は，人間同士のかかわりのプロセスに"共に参加するもの"（coparticipant）であると述べています（Watson, 2012, p.66）．

(2) 人　間 (personhood)

ワトソンは著書のなかで人を「human being」「person」「life」「personhood」「self」といった言葉で表しつつ，人格を備えた存在，かけがえのない人間，心（mind）・肉体（body）・魂（soul）を宿した存在で，各部分の総和とは異なる存在であると述べています（Watson, 1988, 2012）．また，人のライフ（life）は時間的にも空間的にも継続する，霊的，精神的，情緒的，物理的にユニタリ（unitary）な世界内存在（being-in-the-world）であるとしています（Watson, 1988, 2012, 2012/2014）．

(3) 健康−不健康 (health−illness)

ヒューマン・ケアリング・サイエンスにおいて，「不健康（illness）」とは，必ずしも疾患があることではなく，内面の自分や魂のレベルで自分自身とぎくしゃくしていることを指しています．

一方，「健康（health）」とは，身体（body）・心（mind）・魂（spirit）が統一されて調和がとれていることを指しています．健康の程度は，知覚された自分と経験された自分との一致によると考えられています．また，癒やし（healing）とは，個人の内面のプロセスを指すため，病いが治癒したとしても癒やされた（healing）とはいえない場合もあると述べています（Watson, 2012）．

(4) 環　境 (environment)

ヒューマン・ケアリング・サイエンスにおいて，環境は「世界（world）」とも表されています．「世界」は宇宙におけるあらゆる力で，人に影響を与える環境や状況であるととらえられています．

(5) 現象野 (phenomenal field)

個人の経験世界は1つの「現象野」をもたらします．現象野は本人のみが把握できる，

個人的でとても主観的な世界です．そのため，他者が共感によって推測する以外に知ることはできません．人がさまざまな状況で感じたり対応したりすることは，その人の主観的な現象野によって左右されます．

b．ワトソンの考える世界観

ワトソンは，看護は人の心・肉体・魂の統合にはたらきかけると考えており，全体論的なとらえ方をしています．そして，人と人とのトランスパーソナルといった精神性に触れる次元での，感情や，タッチング，言葉，音，色彩，形などを通した，心・肉体・魂の動きを大切にしています．近年は，自己，他者，自然，宇宙が相互にハーモニーをなすことを追求しており，人間や看護が宇宙のなかでとらえられています．

c．用語の変遷

（1）トランスパーソナルケアリング・ヒーリング

理論の初期において，ワトソンはトランスパーソナルな関係性を重視しています（Watson, 1985）．近年では，ワトソンはヒューマン・ケアリング・サイエンスの土台となっているものが「トランスパーソナルケアリング」であると述べているとおり（Watson, 2000b），ヒューマン・ケアリング・サイエンスの理論の発展に伴い，「トランスパーソナルケアリング・ヒーリング」に重点がおかれつつあります．トランスパーソナルケアリング・ヒーリングにおいては，意識，エネルギー，自由な意思，ヒューマンケアリング，真実性などの概念を新たな前提にすえています．それらは次のとおりです（Watson, 1999/2005）．

①人間は，肉体以上のもので，霊性を秘め，トランスパーソナルな超越的な発展的意識，心・肉体・魂の一体化で，1つに統合した人-自然-宇宙である
②人間と環境のエネルギーの場を認める
③意識をエネルギーとして仮定する
④ケアリングは，ヒーリングと全体性を強力にする
⑤ポストモダンのトランスパーソナルケアリング・ヒーリングモデルは，ケアリング・ヒーリングの発展と再導入が基本となる
⑥ケアリング・ヒーリングプロセスと関係性は，神聖なるものと考えられる
⑦世界観や宇宙観としての一元的意識（すべてのものの結合性）を考える
⑧ケアリングは，人間や惑星の生き残りのための道徳的使命である
⑨ケアリングは，看護や社会のためのグローバルな検討課題である

D．理論のクリティーク

1 ● 一貫性（consistency）

ワトソンは，ヒューマン・ケアリング・サイエンスのなかでヒューマンケアリングについて論じています．これは看護の哲学でもあり，人のとらえ方，看護師と患者との関係のあり方が示されています．ヒューマン・ケアリング・サイエンスの前提となっている信念や，カリタスプロセスによってヒューマンケアリングを成り立たせるものが説明されており，前提，概念，命題において一貫しています．

2 ● 簡明性 (simplicity)

　ワトソンの理論は，理論の源泉でも述べたように広い範囲にわたる学問を基盤にしています．ワトソンの看護のとらえ方やカリタスプロセスのなかで触れているニーズは，ほかの看護理論に通じるものでもあることから，その理解は比較的容易です．しかし，ワトソンの理論は実存主義といった哲学，現象学，行動科学などが基盤となっており，主要概念の抽象度も高く，看護の技術的なことよりむしろ看護のあり方を論じていることから，それらの理解を要するという点では複雑なものになっています．

3 ● 有用性 (usefulness)

a. 実　践

　ホリスティックなアプローチを目指した看護実践では，ヒューマン・ケアリング・サイエンスを取り入れていることが報告され，米国内にとどまらず，国際的な広がりを示しています．それは，ヒューマン・ケアリング・サイエンスの神髄が，看護師が患者とともにそこにいる意味を示すものであり，看護独自の専門性を支えるものだからではないでしょうか．

　もっともヒューマン・ケアリング・サイエンスの実践が活かされている施設として，ワトソン自身が看護副部長を務めたことがある，コロラド州デンバーにある小児病院があげられます．コロラド小児病院では，ヒューマン・ケアリング・サイエンスの実現のために，担当看護師のケアリングモデル (Attending Nurse Caring Model) が導入されました (Watson & Foster, 2003)．それはのちに，患者を担当する医療者のためのケアリング・チームモデル (Attending Caring Team Model) へと発展しました (Watson, 2006)．このモデルは，看護師・患者・家族との統合されたケアリング–癒やしのニーズに向き合うことを目指し，ヒューマン・ケアリング・サイエンスを実践するための指針となっています．

　また，看護管理分野でも注目されており，ナイベグ (Nybeg) のケアリング管理モデルもその一例です (Watson, 2006)．ナイベグのモデルには，看護管理者のとるべき責任として，ケアリングを組織の運営，構造，関係の哲学として理解すること，ケアリングを示す行動やケアリングの姿勢を身につけること，ケアリング–経済–コストの管理人となることなどが含まれています．このモデルをもとに，ナイベグは看護管理者として勤めている病院をマグネット病院へと導きました．日本国内では，現在のところヒューマン・ケアリング・サイエンスを基盤とした医療施設はまだ見当たりませんが，ヒューマンケアリングの価値を看護管理のなかに養っていくことが期待されています (酒井, 2004)．

　ヒューマンケアリングを実践する看護師は，自分自身の感性が磨かれ自己を振り返る機会を得ることになるでしょう．また，ヒューマンケアリングを通して，患者や家族は豊かな信頼関係のもとで回復する力が促されることを，これらの実績が物語っています．

b. 研　究

　ワトソンのヒューマン・ケアリング・サイエンスをより確実なものとするために，理論が提唱された初期に理論的枠組みの研究が行われています (Morse, Solberg, Neander, et al., 1990；Morse, Bottorff, Neander, et al., 1991)．これらは，抽象的なワトソンの概念と理論の関係性について研究しました．それによると，看護状況においてヒューマンケアリ

ングは存在しているものの，対人的関係においては発展途上であることを指摘しています．また，概念の抽象度が高いことや，短い時間しか滞在しない患者との関係性には限界があることなどから，理論の発展の必要性を指摘しました．

しかし，臨床に活かす理論モデルを構築したり，理論モデルを用いたりした実績は，ヒューマン・ケアリング・サイエンスの実践への応用が研究されていることを示しています．なかでも，ヒューマンケアリングを測定する測定用具の開発がなされています（Watson, 2001/2003）（Watson Caring Science Instituteのホームページ）．

近年では，現象学的アプローチを用いて，ヒューマン・ケアリング・サイエンスを基盤とした癒やしを実践する看護師（nurse healer）の体験を探求した研究も行われています（Hemsley, Glass & Watson, 2006）．それによると，患者とトランスパーソナルな関係を交わし，癒やしを提供する看護師としての心と魂の体験が明らかにされています．ワトソンは，人間科学を発展させる方法として質的研究方法が有用であると述べていますが（Watson, 1988），現象学的方法でヒューマンケアリング提供者の内面を描いている例といえます．

c. 教育

ワトソンは，コロラド大学においてヒューマン・ケアリング・サイエンスを基盤としたカリキュラム構築に携わってきました．看護学教育のなかでヒューマン・ケアリング・サイエンスの枠組みが教授され，ヒューマン・ケアリング・サイエンスをもとにした実践が導入されています．コロラド大学以外にもカリキュラム構築を行っている大学は米国内外に及びます．

ワトソンの理論が病態生理学的な点に欠けるとの批判はありますが，ワトソンはあえて看護の具体的な技術ではなく，看護の中心となる看護師−患者関係を表した理論であることを述べています（Watson, 1985）．看護の本質に迫った理論であるからこそ，看護学教育の基盤となりうるもので，また，どの看護のどの領域においても応用可能なものであると考えます．それだからこそ，このヒューマン・ケアリング・サイエンスが国際的に広まり，教育分野においても活用されているのだと考えられます．

4 ● その他

a. 一般性（generality）

ヒューマン・ケアリング・サイエンスは，健康と病気を連続体として考え，人をホリスティックにとらえようとしている点では一般性は高いといえますが，身体的な側面よりは心理社会的な側面を強調しており，そういう点での一般性は低いといえます．看護の道徳的・哲学的なことに触れているこの理論は，何かをなすことよりも，どうあるべきかを問うているため，具体的な指針や技術を求める看護師には確実ではないと感じられるかもしれない，という指摘もあります（Tomey & Alligood, 2002/2004）．しかし，看護の本質にあるものがヒューマンケアリングであるという主張は，人種や文化が違っても，ケアの場が違っていたとしても通じるものであると考えます．

b. 重要性（importance）

ヒューマン・ケアリング・サイエンスは1979年に紹介されて以来，1980年代に理論が広がり，実践への応用も試みられ，1990年代にはさらに国際的な発展へと展開していき

ました．

　これほどまでにヒューマン・ケアリング・サイエンスが浸透していったのには，看護の本質がヒューマンケアリングにあることを堂々と説明し，医学とは区別した看護の専門性を提示したからではないでしょうか．ヒューマン・ケアリング・サイエンスは，ケアの具体的な枠組みを提示しているわけではありませんが，看護師一人ひとりが行うケアにどのような意味があるのかを示し，自分自身のケアを振り返る機会を与え，ケアによって生まれるものを確認することができるものです．また，ヒューマン・ケアリング・サイエンスは，看護師一個人だけでなく，施設全体として取り組めるものを提供しています．

　また，高度医療が進歩するなか，看護もそれに対応した高度な技術が求められています．

　しかし，どのように看護を行うかだけでは本当の意味での看護は成り立たず，どのようにそこに存在するかが重要です．ヒューマン・ケアリング・サイエンスはそのことに気づかせてくれます．

E．事例で考える──ワトソンの実践への応用

 乳児が検査を待たされ，怒りをぶつける母親

　Rさん．30歳代，女性．生後1ヵ月の乳児の母親．子どもが原因不明の発熱のため入院しています．

　腹部超音波の検査があるため，「検査で呼ばれるまでは，子どもには水分の摂取を控えてください」と言われています．朝から母乳もあげずに検査を待っていますが，子どもはお腹が空いて機嫌が悪くぐずついているため，Rさんは子どもをあやすために座ることもままなりません．Rさんは，午前中の早い時間に検査があるものと期待していましたが，11時になってようやく呼ばれ検査へ出かけました．検査が終了して帰室したとたん，Rさんは「何も飲んでいないまま，こんなに待たされるなんて！」と口調も荒く，担当の看護師に怒りをぶつけてきました．

　そこで担当看護師は，Rさんの傍（かたわら）に座りいっしょに子どもをなでながら，「早く検査に行くことができなくて，お子さんにつらい思いをさせてしまいました．泣いて限界なのをずっとあやし続けて，つらかったでしょうね」と答えました．

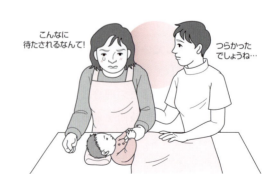

　ヒューマン・ケアリング・サイエンスに基づいて，このときのRさんの経験（現象野）と看護師の経験（現象野）を考えてみましょう．

Rさんは，自分にとって初めての子どもが，初めて病気になったという体験をしています．病気の原因がまだわからないことで，治るものなのか，命にかかわるものなのか，子どもがこれから無事に大きくなることができるのかといった不安を抱えていることでしょう．また，病気になったのは自分の世話のしかたがまずかったかもしれないと，自分を責める気持ちがあるかもしれません．そのため，早く回復する手だてがあるのなら，それにすがりたいと思っていたに違いありません．その道筋となる検査が行われることになったのにもかかわらず，検査を待つことは子どもには苦痛で，それを見て何もできないことがはがゆく，どうしてこんな思いをしなければならないのかと怒りが募っていたと考えられます．子どもの世話を担当している看護師に，その怒りや不満を言わずにはいられなかったことでしょう．

一方，担当看護師はどうだったのでしょうか．Rさんが子どもをずっとあやし続けているのを見て，子どもの我慢に限界が出てきていることを知っていました．けれども，検査の時間を決定できる権限もないため，ただ呼ばれるのをひたすら待っているだけの状況を申しわけなく思っていたことでしょう．そのため，Rさんから怒りをぶつけられたとき，それは当然の思いであると理解できたことと思います．

ヒューマンケアリングにおいて，看護師はRさんにどんなニーズがあるのかを考えます．Rさんは，まず子どもが脱水することなく生理的に安全であること，そして，自分自身の子どもへの思いが伝わることを求めていることでしょう．

このように別々の経験をしているRさんと看護師は，怒りが表れたその場で同じ時間・空間を共有します．看護師がRさんの経験とニーズを理解し，いま感じている気持ちに理解を示す言葉をかけることで，Rさんが少し自分のことを理解してもらえたと感じられるならば，看護師の経験はRさんの経験に取り込まれていきます．その後，たとえRさんが不満を言い続け自分の気持ちを話したとしても，Rさんが看護師に気持ちを開いていることの表れであり，Rさんの経験は看護師の経験に取り込まれることでしょう．こうして，看護師とRさんは，トランスパーソナルな関係を築いていく瞬間を共有することになります．また，Rさんの気持ちを落ち着かせる言葉のトーン，Rさんと話している病室の静けさ，子どもの落ち着きなどはすべて，ヒューマンケアリングを促す環境となります．

● 文　献

Hemsley, M.S., Glass, N. & Watson, J.(2006). Taking the eagle's view: using Watson's conceptual model to investigate the extraordinary and transformative experiences of nurse healers. Holistic Nursing Practice, 20(2), 85-94.

Morse, J., Bottorff, J., Neander, W. & Solberg, S.(1991). Comparative analysis of conceptualizations and theories of caring. Image: Journal of Nursing Scholarship, 23(2), 119-126.

Morse, J., Solberg, S., Neander, W., Bottorff, J. & Johnson, J.(1990). Concepts of caring and caring as a concept. Advances in Nursing Science, 13(1), 1-14.

酒井郁子(2004). ワトソン ケアリングの価値を生み出し引き継ぐという看護管理の本質. 看護管理, 14(4), 337-341.

Tomey, A.M. & Alligood, M.R.(2002)/都留伸子監訳(2004). 看護理論家とその業績(第3版), 医学書院.

Torres, G.(1986)/横尾京子・田村やよひ・高田早苗監訳(1992). 看護理論と看護過程, p.207, 医学書院.

Watson, J.(1979). Nursing: The Philosophy and Science of Caring, Boston: Little, Brown.

Watson, J.(1985). Nursing: Human Science and Human Care, Norwalk: Appleton-Century-Crofts.

Watson, J.(1988). Nursing: Human Science and Human Care(2nd printing), New York: National League for Nursing.

Watson, J. (1988)/稲岡文昭・稲岡光子訳 (1992). ワトソン看護論　人間科学とヒューマンケア, 医学書院.

Watson, J. (Ed.) (1994). Applying The Art and Science of Human Caring, New York: National League for Nursing.

Watson, J. (1999a). Human Science and Human Care, Sudbury: Jones & Bartlett.

Watson, J. (1999b). Postmodern Nursing and Beyond, Edinburgh, Scotland: Churchill Livingstone, W.B.Saunders.

Watson, J. (1999)/川野雅資・長谷川浩訳 (2005). ワトソン 21世紀の看護論　ポストモダン看護とポストモダンを越えて, 日本看護協会出版会.

Watson, J. (2000a). Monograph of Instruments for Measuring and Assessing Caring, New York: Springer.

Watson, J. (2000b). Re-considering transpersonal caring theory and practice. 日本赤十字広島看護大学紀要, 1, 3-9.

Watson, J. (2001). Assessing and Measuring Caring in Nursing and Health Science, New York: Springer.

Watson, J. (2001)/筒井真優美監訳 (2003). ワトソン 看護におけるケアリングの探求−手がかりとしての測定用具, 日本看護協会出版会.

Watson, J. & Foster, R. (2003). The Attending Nurse Care Model: integrating theory, evidence and advanced caring-healing therapeutics for transforming professional practice. Journal of Clinical Nursing, 12, 360-365.

Watson, J. (2005). An overview of Watson's Theory of Human Caring as guide to transforming practice: examples form the field. 日本赤十字看護大学紀要, 19, 65-77.

Watson, J. (2005). Caring Science as Sacred Science, Philadelphia: F.A. Davis.

Watson, J. (2006). Caring theory as an ethical guide to administrative and clinical practices. Nursing Administration Quarterly, 30(1), 48-55.

Watson, J. (2008). Nursing: The philosophy and science of caring (rev. Ed.), Boulder: University Press of Colorado.

Watson, J. (2012). Human Caring Science: A Theory of Nursing, (2nd Ed), Sudbury: Jones & Bartlett Learning.

Watson, J. (2012)/稲岡文昭・稲岡光子・戸村道子訳 (2014). ワトソン看護論　ヒューマンケアリングの科学 (第2版), 医学書院.

19 ノラ J. ペンダー
(Nola J. Pender, 1941-)

個人の健康行動に着目した
ヘルスプロモーションモデル

小西恵美子

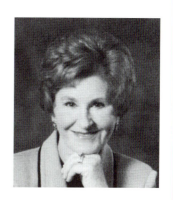

A. 理論家の紹介

　ノラ J. ペンダー（Nola J. Pender）は，1941年に米国ミシガン州ランシングで女性の教育を重視する両親のひとりっ子として誕生しました（**表Ⅱ-67**，**付録図1**）．7歳のときに，入院中の叔母をケアする看護師を見たことが，看護に進む動機となりました．イリノイ州ウエスト・サバーバン病院看護学校に入学，1962年に免許を取得し，内科−外科病棟に勤務しました．この経験から，「医療者の介入は病気の事実が発生したあとになって行われている．これは，人間と環境との健康的なかかわりの大切さを説いてきた看護先駆者の理念に反する」と問題意識をもち，それが，病気を未然に防ぎ，健康の豊かさを享受することは，回避できたはずの病気にかかってしまったあとで対処を試みることよりもはるかによい，との信念に発展し，のちのヘルスプロモーションモデル開発の原点となりました（Pender, 1996/1997）．

　1964年にミシガン州立大学で看護学士課程を修了し，大学院は看護以外の領域に進みます．1965年にミシガン州立大学の人間成長発達の領域で修士号，1969年にイリノイ州ノースウエスタン大学で，心理学（認知プロセスの研究）および教育学で博士号（Ph.D.）を取得しました．このように他領域で学位をとるのは1960年代によくみられたことですが，そこでの知識とさまざまな人々との学問上の出合いが，中範囲理論家としての彼女の貴重なバックグラウンドとなっています（Pender, 1996/1997）．

　1982年に，主著の初版を出版し，人間の健康行動に影響を及ぼす諸因子とそれら因子間の関係を，ヘルスプロモーションモデル（Health Promotion Model：HPM）として発表しました（Pender, 1982）．HPMは1996年に改訂され（第3版），これが改訂HPMとして現在にいたっています（**付録2**参照）．以下の記述では，この改訂HPMを，HPMと記すこととします．ペンダーの主著は現在までに改訂8版に及んでいます（Pender, 1982, 1987, 1996, 2002, 2006, 2011, 2014, 2018）．ペンダーの理論の中枢であるHPMは，第4版以降も最新版まで，HPM自体も，その中身の各因子も，まったく変わっていません．

　「看護の目標は，個人的因子，人間関係の因子，および環境因子をよりよい方向へと変容させる介入を行うことにより，人々の健康を最大限に引き上げることである」と考え，こ

表Ⅱ-67 ペンダーの略歴

年	略　歴
1941 年	米国ミシガン州ランシングで誕生
1962 年（21 歳）	イリノイ州ウエスト・ザバーバン病院看護学校卒業，ミシガン病院の内科-外科病棟勤務
1964 年（23 歳）	ミシガン州立大学で看護学士号を取得
1965 年（24 歳）	ミシガン州立大学で人間成長発達領域で修士号を取得
1969 年（28 歳）	イリノイ州ノースウエスタン大学で心理学・教育学博士号を取得
1982 年（41 歳）	"Health Promotion in Nursing Practice" 初版を出版，ここでヘルスプロモーションモデル（HPM）を発表
1987 年（46 歳）	"Health Promotion in Nursing Practice" 第 2 版出版
1990-2001 年	ミシガン大学看護学部教授，研究部副部長
1991-1993 年	米国看護アカデミー（FAAN）会長
1995 年（54 歳）	初来日，日本看護科学学会等で講演
1996 年（55 歳）	"Health Promotion in Nursing Practice" 第 3 版を出版，ここで改訂 HPM を発表
2002 年（61 歳）	ミシガン大学看護学部名誉教授 "Health Promotion in Nursing Practice" 第 4 版出版
2006 年（65 歳）	"Health Promotion in Nursing Practice" 第 5 版出版
2011 年（70 歳）	"Health Promotion in Nursing Practice" 第 6 版出版
2014 年（73 歳）	"Health Promotion in Nursing Practice" 第 7 版出版
2018 年（77 歳）	"Health Promotion in Nursing Practice" 第 8 版出版

のモデルをもとにいくつかの看護介入の提案をしています．

　学部からポストドクトラル（博士研究員）にわたる看護教育者としてのペンダーの経歴は半世紀に及び，1990年から11年間ミシガン大学看護学部の教授兼研究部副部長を務め，いまは名誉教授です．1991年には，ミシガン州立大学に小児・青少年健康行動研究センターを設立し，若年期に健康行動を獲得することの重要性を検証する学際的な研究チームを組織しました．同校はもとより，米国内でも，国立看護研究所設立（1981年）への尽力や，米国看護アカデミー（FAAN）の会長（1991–1993年）など，看護研究推進に多大な貢献をし，数多くの賞を受け，現在もなお，研究活動と指導を続けています．

B. 理論の源泉

　ペンダーの理論は，自身の看護実践の経験と大学院での人間発達，心理学，教育学の学びがバックグラウンドとなっています．とくに，健康行動に関係する認知プロセスを理解するうえで，心理学は非常に役立ったということです．HPMはそれら学問の知見を統合したモデルです．なかでも，フェザー（Feather）による期待–価値理論（Feather, 1982）と，バンデューラ（Bandura）による社会的認知理論（Bandura, 1986）との出合いはHPMの理論的根拠となっており，ペンダーの主著のなかでそれらの理論の概要が述べられています．また，地域看護の研究において，high-level wellnessに関するダン（Dunn）の著書（Dunn, 1961）との出合いがあり，それらが，前述の看護の目標を述べる背景となりました．

C. 理論の概要

1 ● 理論の観点

ペンダーは中範囲理論家です．中範囲理論とは，実践上の特定の現象に焦点を当てた実践に即した理論とされています．ペンダーのヘルスプロモーション理論の焦点は，人間が健康を増進させるライフスタイルをとったり，特定の健康行動を起こしたりする現象です．

2 ● 前提，主要概念，命題

HPMは，個人が特定のヘルスプロモーション行動をとることに影響する因子にはどのようなものがあり，またそれらがどのようにかかわり合うかをモデルとして提示しています（**図Ⅱ-19**）．病気へのおそれや脅威を健康行動の動機の源とはしておらず，能力志向，接近志向のモデルなので，人生のどの段階でも使用可能なモデルとされています．

a．前　提

HPMの主要な前提は以下の7点です．ペンダーがこれらの前提を通して強調しているのは，個人が健康行動の動機をもつ，開始する，継続する，およびそのために環境を調整するということに，その個人自身が積極的な役割を果たす，という点です．

①人間はそれぞれがもつ健康の可能性が表現できる生活条件を作りだすことを求めている

②人間は自身の能力の査定などの内省的な自己認識ができる

③人間はポジティブと考えた方向に向かう成長に価値をおき，自分が容認できる変化と安定のバランスを得ようとする

④人間は自身の行動を自分で積極的に管理し，整えることを求める

⑤人間はその生物的，精神的，社会的複雑さのなかで，まわりの環境と相互作用し，時間の流れとともに前向きに環境を変え，自身も変わっていく

⑥対人的環境は，人間の生涯にわたりその人に影響を与える．保健医療専門家はそのような対人的環境の一部をなしている

⑦自分の行動を変えるには，人間—環境の相互作用パターンを自ら率先して変えることが不可欠である

b．主要概念

ペンダーの理論の主要概念は，**図Ⅱ-19**に示すHPMを構成する諸因子とされており，それらを**表Ⅱ-68**に示します．また，ペンダーは「健康」について独自の定義をし，健康行動として「ヘルスプロモーション」を重視しつつ，「ヘルスプロテクション」にも注目しています．そこで，それらの概念も，ペンダーの理論の広義の主要概念と考え，**表Ⅱ-69**に示しました．以下，それら概念について説明します．

●ヘルスプロモーションモデルの主要概念（表Ⅱ-68）

HPMはすでに明らかにされた研究知見を統合した概念モデルです．**図Ⅱ-19**にはHPMを構成する概念の諸因子を示します．これらは，(1) 個人の特性と経験，(2) 行動に特異的な認識と感情，(3) 行動の成果，の3つのカテゴリーに分けられます．

(1) 個人の特性と経験

各個人の特性と経験は，これからとっていく健康行動に影響します．

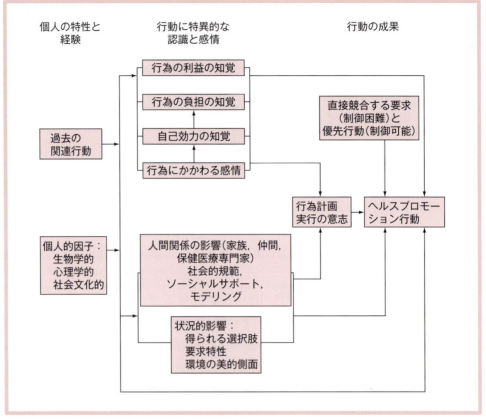

図Ⅱ-19　改訂ヘルスプロモーションモデル（HPM）
［Pender, N.J. (1996)/小西恵美子監訳(1997). ペンダー　ヘルスプロモーション看護論, p.100, 日本看護協会出版会より引用］

①過去の関連行動：過去に行っていた同一または似た行動をどのくらいとっていたか，ということで，健康行動をとる可能性に直接的・間接的に影響する．

②個人的因子：ある行動を予測する個人的因子で，生物学的・心理学的・社会文化的因子がある．それぞれ下記のような内容を含むが，ターゲットとする行動によって決める．

・生物学的因子：年齢，性，BMI，成熟状態，閉経状態，有酸素容量，体力，敏捷性，平衡感覚など

・心理学的因子：自尊心，自己動機，健康状態の知覚など

・社会文化的因子：教育，社会経済的状態，人種，異文化への適応など

(2) 行動に特異的な認識と感情

このカテゴリーのなかの因子は，動機とのつながりがもっとも大きく，看護介入での重要な着目点となります．

①行為の利益の知覚：健康行動から起こるだろうと期待するよい結果．人間は，よい結果が得られそうだと思った活動には時間や資源を投入する傾向があり，行為の利益の知覚は行動をとることに対する重要な動機である．

②行為の負担の知覚：ある健康行動について想像したり，その行動に伴って実際に生じたりする負担や障害で，健康行動への意志に影響する．具体的には，ある行為には手が届かない，お金がかかる，難しい，時間がかかる，（タバコなどをやめることで）

表Ⅱ-68　主要概念：改訂HPMの構成概念

カテゴリー		概　要
個人の特性と経験	過去の関連行動	過去に同一または似た行動をとっていた程度．健康行動をとる可能性に直接的・間接的に影響する
	個人的因子	行動を予測する次の3つの因子： ・生物学的因子（年齢，性，BMI，成熟状態，閉経状態など） ・心理学的因子（自尊心，自己動機，健康状態の知覚など） ・社会文化的因子（教育，社会経済的状態，人種，異文化への適応など） 内容はターゲット行動により選択する
行動に特異的な認識と感情	行為の利益の知覚	健康行動から起こるだろうと期待するよい結果
	行為の負担の知覚	ある健康行動について想像したり，その行動に伴って実際に生じたりする負担や障害で，健康行動への意志に影響する
	自己効力の知覚	ある健康行動の準備・実行がどの程度自分にできるかという判断で，行為の負担の知覚に影響する
	行為にかかわる感情	行動の刺激特性により，行動の前・間・後に起こる肯定的または否定的な感情で，自己効力の知覚に影響する
	人間関係の影響	他者の行動や信念，態度に対する当人の認識で，当人が行動を実行する気になるかどうかに影響する．次の3つがある． ①社会的規範（家族などの重要他者の期待） ②ソーシャルサポート（手段的および情緒的サポート） ③モデリング（他者の行動を手本に学習する）
	状況的影響	状況に対する感じ方や認識のしかたで，行動を促進したり阻害したりする．状況には，得られる選択肢，要求特性，行動をとろうとする環境の美的側面の3つがある
行動の成果	行為計画実行の意志	考えていた行動を実行に導く決意と方策
	直接競合する要求と優先行動	計画した行動をしようとする直前に意識のなかに進入してくる他の行動のことで，やろうとしていた行動を脱線させる可能性が高い
	ヘルスプロモーション行動	HPMの終着点で，その達成により，ポジティブな健康の成果が得られる．例として，健康的な食事，定期的な運動，ストレスマネジメント，ほどよい休養，よい人間関係づくりなど

表Ⅱ-69　主要概念：健康，ヘルスプロモーション，ヘルスプロテクション

概　念	定　義
健康	目標に向けた行動，適切なセルフケア，そして良好な人間関係を通して先天的・後天的な人間の可能性を実現することであり，同時に，身体の統合性を維持し環境との調和を保つために必要のつど調整を行うこと
ヘルスプロモーション	健全状態（well-being）を増大させ，健康の可能性を実現したいという望みを動機とした行動
ヘルスプロテクション	病気になりたくない，早期に発見したい，あるいは病気や障害で生活に不便があっても生活機能を維持したい，という望みを動機とした行動

［Pender, N.J. (1996)/小西恵美子監訳(1997). ペンダー ヘルスプロモーション看護論，日本看護協会出版会をもとに作成］

　　　　満足感がなくなる，などの気持ちをもつこと．想像や現実問題としてそのように予期することは，ある行動をしないでおこうという気持ちにさせる．

③自己効力の知覚：ある健康行動の準備・実行がどの程度自分にできるかという判断で，行為の負担の知覚に影響する．その行動は自分に不向きだし下手だという気持ちがある場合よりも，それに向いていて上手にできるという気持ちがあるほうがはるかに励みになり，その行動を実行する可能性が高まる．

④行為にかかわる感情：行動の刺激特性により，行動の前・間・後に起こる肯定的または否定的な感情で，自己効力の知覚に影響する．ある行動をすることに伴う感情は，

その行動に対する直接的な情動的反応の表れであり，「おもしろいかな，楽しいかな？」などの肯定的な感情を伴う行動は継続につながりやすく，「うんざりかな，不愉快かな？」などの否定的な感情を伴う行動は，実行に移りにくい．

⑤人間関係の影響：他者の行動や信念，態度に対する当人の認識で，当人が行動を実行する気になるかどうかに影響する．ここでいう「他者」としてとくに重要なのが，家族，仲間，保健医療専門家である．他者からの影響の受けやすさは発達段階で異なり，とくに思春期ではその影響が顕著である．また人間関係の影響をとくに重視する文化もある．影響としては次の3つがある．

- ・社会的規範（家族などの重要他者の期待）：個人が行動をとるかとらないかの基準になる．
- ・ソーシャルサポート（手段的および情緒的サポート）：他者から常に与えられるサポートは資源としてはたらく．
- ・モデリング（他者の行動を手本に学習する）：健康行動で次々にやっていかなければならない課題を示してくれる．また，行動変容の重要な戦略ともなる．

⑥状況的影響：状況に対する感じ方や認識のしかたで，行動を促進したり阻害したりする．状況には，(a)得られる選択肢，(b)要求特性，(c)環境の美的側面，の3つがある．(b)の「要求特性」とは，行動を起こさせることへの状況や環境の特性のことで，たとえば建物を禁煙にすると，その環境は禁煙行動を起こさせる要求特性をもったことになる．状況や環境の重要性について，ペンダーは「人間は，気持ちが通じ合い，互いに関係をもち，安全で安心できると感じられる状況や環境の中で最もよく物事を行うことができる．健康行動には楽しく面白い環境が望ましい」と述べている．

(3) 行動の成果

①行為計画実行の意志：考えていた行動を実行に導くには，次の2つの認知プロセスがある．(a)あらかじめ考えていた時間と場所で実行しようと決意する，(b)実行する方策を考える．意思や義務感だけあって方策がないと，意気込みはよいが行動をすることはできない，ということになりがちであり，看護師はクライエントの方策立案を助けることが大切である．

②直接競合する要求と優先行動：計画した行動をしようとする直前に意識のなかに進入してくる他の行動のことで，やろうとしていた行動を脱線させる可能性が高い．直接競合する要求とは，自分のコントロールがほとんど及ばないような，まわりの偶発的な出来事が起こり，迅速に対処しないといけないものである．優先行動とは，味や香りに誘われて低脂肪でなく高脂肪の食品を選んでしまうなど，魅力の強い他の行動のことで，自己規制と自己制御の訓練により自己コントロールが可能である．

③ヘルスプロモーション行動：HPMの終着点で，その達成により，ポジティブな健康の成果が得られる．例として，健康的な食事，定期的な運動，ストレスマネジメント，ほどよい休養，よい人間関係づくりなど．

●健康にかかわる主な概念（表Ⅱ-69）

(1) 健　康

健康については，今もなお広く使われている「疾病のない状態」以外の諸定義を紹介し

論じたうえで，健康の定義は疾病のあるなしにかかわらずあらゆる人に適用できるもので
なくてはならないとして，実現性と安定性を組み入れた健康の定義を行っています．

「健康とは，目標に向けた行動，適切なセルフケア，そして良好な人間関係を通して先
天的・後天的な人間の可能性を実現することであり，同時に，身体の統合性を維持し環境
との調和を保つために必要のつど調整を行うことである．」

(2) ヘルスプロモーションとヘルスプロテクション

①定　義

ペンダーによる，これら2つの概念の定義は次のとおりです．

> ・ヘルスプロモーションとは，健全状態（well-being）を増大させ，健康の可能性を実現し
> たいという望みを動機とした行動である
> ・ヘルスプロテクション（または疾病予防）とは，病気になりたくない，早期に発見した
> い，あるいは病気や障害で生活に不便があっても生活機能を維持したい，という望みを動
> 機とした行動である

②両概念の違い

ペンダーは，前述のとおり，「ヘルスプロモーション」と「ヘルスプロテクション」の
両方を重視していますが，この2つの概念の違いについて次のように述べています．

- 両者のもっとも重要な違いは行動の底流にある動機である．パースィ（Parse）は，
「ヘルスプロテクションは，疾患のプロセスを妨げるために行動することであり，問
題志向のアプローチであって，焦点は疾病プロセスを排除または遅らせるために環
境，行動，および身体の防御能力を改善する戦略を見つけることにある．これに対し
てヘルスプロモーションとは，人間–環境の相互作用プロセスにおける人生の流れの
質を高めるために行動することを意味する」と述べている．

- ヘルスプロテクションの底流には安定志向の傾向があり，その中心質問は，「病気や
けがの回避につながる条件とは何か？」である．他方，ヘルスプロモーションの底流に
は実現志向があり，その中心質問は，「最適な健康につながる条件とは何か？」である．

- 両概念の理論上の相違は次の3点である．

    ①ヘルスプロモーションは病気やけがに限定していない．ヘルスプロテクションはそ
    れらに限定される．

    ②ヘルスプロモーションの動機は「接近（アプローチ）」である．ヘルスプロテクシ
    ョンの動機は「回避」である．

    ③ヘルスプロモーションはポジティブな健康の可能性の拡大を追求する．ヘルスプロ
    テクションは健康と安寧に対して攻撃が起こるのを妨げることを追求する．

- 介入の視点ではヘルスプロテクションとヘルスプロモーションの両方を重視する必要
がある．実際には，ヘルスプロテクション（回避）もヘルスプロモーション（接近）
も，多くの健康行動の動機としてはたらく．両者は相互に補完し合うプロセスであ
る．介入では，中年期以降は「接近」（ヘルスプロモーション）と「回避」（ヘルスプ
ロテクション）の混合モデルを適用すべきである．これに対し，健康な子どもから青
年期までの間は慢性の病気は遠い先のこととしかみえず，「接近」の動機をとる典型
例と考えるべきである．

240 第II章　各論──看護理論21の理解と実践への応用

c. 命　題

ペンダーの理論の命題は次の14点で，それらがHPMに表されています．

①個人が過去にとっていた行動およびその人の先天的・後天的特性（すなわち生物学的・心理学的・社会文化的因子）は，ヘルスプロモーション行動についての信念・感情・実行に影響する．

②人間は，自分に利益になると期待される行動を実行しようとする．

③ある行動に対する負担の知覚は，行動への意図を妨害し，また実際の行動を制約するとともに，間接的にも，行動に影響する．

④ある行動に対する自己効力の知覚，すなわち，自分はできるという思いは，行動への意図を高めるとともに実際に行動する可能性を高める．

⑤ある行動に対する自己効力の知覚が大きいほど，その行動への負担の知覚は小さくなる．

⑥ある行動に対する肯定的な感情は自己効力感を高め，それがまた，肯定的な感情を高める．

⑦ある行動に伴う肯定的な感情・情緒は，その行動をとろうという意志をもちやすくし，またそれを実行する可能性を高める．

⑧重要他者が行動の模範を示したり，その行動をするように期待したり，また，その行動ができるように援助やサポートを提供したりすると，ヘルスプロモーション行動への意志と実行の可能性が高まる．

⑨家族，仲間，保健医療専門家は人間関係の影響の重要な源である．これらの人々によって，ヘルスプロモーション行動への意志と実行が強められたり弱められたりする．

⑩外的環境における状況的影響は，ヘルスプロモーション行動への意志と実行を促進したり阻害したりする．

⑪行為計画実行の意志が強いほど，ヘルスプロモーション行動が長期に持続する可能性が高い．

⑫行為計画実行の意志があっても，迅速な対応が必要で，本人の制御が困難な競合する要求が起こると，望んでいた行動は起こりにくい．

⑬行為計画実行の意志があっても，目的とする行動よりも他の行為のほうが魅力的で好ましいと思うと，望んでいた行動は起こりにくい．

⑭人間は，健康的な行動に励みとなるものをつくりだすために，認識，感情，人間関係および物理的な環境を修正することができる．

D. 理論のクリティーク

1 ● 一貫性 （consistency）

HPMは，人間がヘルスプロモーション行動をとることにかかわる因子（概念）とその因子間の関係を表したものです．モデルの前提，中心概念，および命題はすでに示したとおりであり，それらは一貫しています．

2 ● 簡明性（simplicity）

HPMの焦点は，人々が健康を増進させるライフスタイルをとったり，特定の健康行動を起こしたりする現象に絞られており，簡明です．ヘルスプロモーション行動にかかわる10の因子は検証された根拠に基づいており，因子間の関連は論理的に記述され，わかりやすく図示されています（**図Ⅱ-19**）．以上から，簡明性の高い理論であるといえます．

3 ● 有用性（usefulness）

a. 実　践

中範囲理論は実践に即した理論とされており，ペンダーの理論は本来実践を目指しています．HPM理論の実践への有用性は次の点から支持されると考えます．

①看護は歴史的に，人間と環境との健康的なかかわりを重視し，人間の健康レベルを引き上げることを目標としており，ICN（国際看護師協会）看護師の倫理綱領（2012）は，看護師の4つの基本的責任のトップに健康増進をあげている．ペンダーのヘルスプロモーション理論が看護の理念によく合致していることは明らかである．

②1970年代にペンダーが研究に着手したヘルスプロモーション行動は，米国内および地球規模の政策目標の先がけとなった．21世紀は，健康に対する自らの責任が強調されるヘルスプロモーションの時代といわれ，時代にマッチした実践理論ということができる．

③科学的根拠が求められている看護実践において，行動科学や心理学を含む広い領域で得られた科学的根拠をヘルスプロモーション看護の実践に提供している．

④このモデルにおける概念は，具体的かつ平易な言葉で記述されており，また多くの研究・実践で検証されているため，実践に応用しやすい．

⑤人生の全段階にわたって適用可能であり，家庭，学校，職場，地域における介入戦略を具体的に提案している．

⑥また，健康行動の研究・介入のためのツールをいくつか開発しており，それらを，HPMのモデル自体とともに，実践に用いることができる．

⑦この理論は，ヘルスプロモーション看護の実践のためのすべての過程に適用することが可能である．ペンダーの主著では，アセスメント，ケアプラン，介入，評価のプロセスを念頭において，ヘルスプロモーション看護の戦略を記述している．

b. 研　究

HPM理論は，次のとおり研究で使用され，検証され，測定用具が開発されています．

①HPMは，健康を増進させるライフスタイルおよび特定の健康行動を予測する研究の理論的枠組みとして用いることができる．

②モデルは看護や行動科学等の広い領域からの研究知見をもとに組み立てられている．またこのモデルは多くの検証が必要であり，その検証研究の成果を主著に反映させてきている．

③モデルから導かれたツール"Health Promoting Lifestyle Profile"は個人のヘルスプロモーション行動への介入に重要な情報を提供する．

④このモデルの対象として，最初に適用可能であることが検証された成人に続き，小児

や青少年への適用可能性も検証されている.

⑤この理論は，さらなる研究の必要性も示唆している．たとえば，環境要因に関する研究の必要性，グローバルな健康戦略への研究の必要性など．

⑥以上のように，HPM自体が，その妥当性検証のための多くの研究テーマを提供しており，またそれがこのモデルの洗練に寄与している．

c. 教育

次のとおり，この理論は教育に有用であり，看護教育で実際に用いられています．

①HPMは，病気になってからのケアを志向した過去の看護教育を経て，現在は看護基礎教育や大学院教育に導入されている．

②主著で提示されているライフスタイルアセスメントや家族アセスメントなどは教育用ツールとしても使われている．

③学生に対する実践教育「地域-大学間のヘルスプロモーションパートナーシップ」の実施例等を具体的に記している．

④最近の主著では，各章の末尾に学習課題を提示しており，授業に役立てることができる．

日本では，小児・成人・老年看護，母性・助産・地域・産業・家族看護，公衆衛生看護，あるいはリハビリテーション看護や慢性期看護など，急性期から慢性期まで，ほぼあらゆる領域の看護教科書でペンダーの理論をとりあげています．また看護以外でも，保健医療一般や公衆衛生等でペンダーの理論が活用されています．ペンダーの理論を枠組みとした研究も数多いので，検索・検討してみてください．

4 ● その他

a. 一般性（generality）

ペンダーの理論が焦点をおく現象は個人の健康行動です．もちろん，この理論を用いた介入や研究では地域や企業などの集団にアプローチすることが多いのですが，焦点はそのなかの一人ひとりの個人にあります．

この理論の前提は，前述のとおり，個人が「行動の動機をもつ，開始する，継続する，およびそのために環境を調整するということに，当人自身が積極的な役割を果たす」ことにあるので，理論の適用範囲は，一定レベル以上の意思決定能力をもつ人ということになり，年代的には，成人以上での適合性が最も高いとされますが，最近は小児や青少年についても適用可能性が検証されています．若年期から健康を目指すセルフケアが重要であるとして，いくつかの介入戦略が述べられています．

理論が及ぶ実践の場に関しては，主著第3版で，家庭，学校，職場，看護センター，および地域をあげています（Pender, 1996/1997）．第4版では，"Empowering for Self-Care Across the Life-Span（人生の全段階にわたるセルフケアのエンパワーメント）"と題する第4章で，オレム（Orem）のセルフケア理論における3つの看護システムと実践の場との関連を次のように整理し，とくに，③の支持教育システムにおける看護実践を焦点に，具体的な実践を述べています（Pender, 2003）．

①代償システム（compensatory nursing system）：看護師は急性期病院等で患者（クラ

イエント）にトータルケアを提供する.

②部分代償システム（partially compensatory nursing system）：看護職者（看護師・保健師・助産師）はリハビリテーション施設や長期療養施設等でケアを提供する.ここでは看護職者とクライエントはケアの責任を共有する.

③支持教育システム（educative-developmental nursing system）：健康に対する第一義的責任はクライエント自身がもち,看護職者は教育・指導・コンサルティングの機能を果たす.ヘルスプロモーションとヘルスプロテクションのためにセルフケアが最も適しているのがこのシステムである.ここに含まれる看護活動は次のように数多くある.運動・フィットネス,栄養・体重コントロール,ストレスマネジメント,リスクの低減,ソーシャルサポートシステムの維持,暴力的行動や薬物使用の回避,学校・職場・コミュニティの健康のための環境調整と改善など.

この考えはその後の版にも引き継がれており,ペンダーの理論の主な適用の場は支持教育システム,次いで部分代償システムと考えられます.しかし,HPMは,延命や救命志向からQOL志向へのシフトを進めている臨床実践にも有用であることを忘れてはなりません.

b. 重要性（importance）

看護実践,教育,研究に対するこの理論の影響力・重要性については,これまでの記述から明らかです.ペンダーは,20世紀のゴールは疾病予防であったが,21世紀はヘルスプロモーションがゴールであるとして,看護は本来ヘルスプロモーションを目標としているので,健康政策面にもっと影響を及ぼすことができると強調しています.

また,第6版以降では,ITによる遠隔地との通信や健康記録（electronic health record）のデータベース化など,情報化社会を見据えた具体的提案も行っています.

E. 事例で考える——ペンダー理論の実践への応用

事例 ⑳　骨粗鬆症だが,運動を復活させたいSさん

Sさんは65歳の女性.若いときは体を動かすことが嫌いで,太り気味で疲れやすかった.30歳代半ばごろに,スポーツ選手であった弟が,Sさん夫妻に,「ジョギングとはこういうものだ」と言って,公園で実際に走りながら,長時間続く走り方や靴の大切さなどを教えてくれた.翌日から,夫とともに少しずつ走り始め,だんだんとジョギングが生活のなかに定着し,50歳ごろまでは夫とマラソン大会に出場して入賞したりした.ジョギングの習慣がついて以来,肥満も疲れやすさもなくなり,山登りなども積極的にするようになり,「この生活を続ければ歳をとっても健康でいられるだろう」と信じていた.

ところが,63歳のときに室内で転び,肋骨骨折をして整形外科医院を受診.医師は骨密度低下を指摘し,骨粗鬆症治療薬を処方した.また「ライフスタイルとかいうが,やっぱり薬を飲まなくちゃだめだ.もうジョギングはやめなさい,また転んだらどうする」と言った.Sさんは,医師の助言に従ってジョギングをやめ,いまは骨粗鬆症治療薬を定期的にのんでいる.しかし最近,その整形外科医院の看護師に「何かまた,運動をしたいのですけど」と語った.

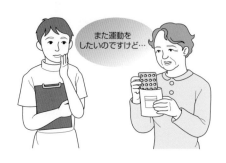

　ヘルスプロモーションについては，さまざまな立場からの理論・モデルがありますが，ペンダーは看護の立場から理論を展開しています．その理論では，特定の「ヘルスプロモーション行動」（ターゲット行動ともいう）に関係する因子をHPMで提示するとともに，健康行動に対するさまざまな戦略についても，関連する諸概念とともに具体的に提示しています．

　Sさんは，骨折する63歳まではもっぱら〈接近志向〉で，ジョギングという〈ヘルスプロモーション行動〉を継続していました．そのきっかけに寄与したのが弟で，〈人間関係の影響〉の第一次源である家族の役割が大きいことがわかります．公園という〈美的側面〉をもつ環境で，弟の走りを「モデル」に学習し，ジョギングの楽しさを知り，〈行為にかかわる感情〉が肯定的にはたらきました．そのことが，できそうだという自信となって〈自己効力の知覚〉に寄与し，またそれが〈行為の負担の知覚〉を小さくし，続けようという〈行為計画実行の意志〉をもたせました．ジョギングの継続には，夫と一緒ということや大会で入賞という〈人間関係の影響〉も無視できません．また，Sさん自身の粘り強い性格（〈個人的因子〉）から，ジョギングのかわりにテレビなどの誘惑（競合する〈優先行動〉）に屈せずにジョギングを継続することができました．Sさんは，骨折するまでは「この生活を続ければ歳をとっても健康でいられるだろう」と信じており，まさに〈ヘルスプロモーション〉が彼女の健康行動の強い動機だったわけです．

　しかし，骨折がきっかけで，彼女には〈回避志向〉が芽生えました．医師という〈人間関係の影響〉からジョギングをやめ，また，骨粗鬆症治療薬を定期的にのむようになり，それまでのヘルスプロモーション行動からヘルスプロテクション行動に移行しました．しかし最近，「また運動したい」という望みを診療所の看護師に語りました．つまり，今のSさんは，〈ヘルスプロテクション〉と〈ヘルスプロモーション〉の両方を志向しているといえます．

　看護師は〈人間関係の影響〉の重要な源です．そのような現在のSさんに対し，どんなことができるでしょうか？ 患者であるSさんの立場にたち，次のようなことを考えてほしいと思います．

・医師は「また転んだらどうする」と，問題への〈回避志向〉をあらわにしているが，看護師は，人間の健康レベルを引き上げることを目標とする専門職者である．
・Sさんの心のなかに今もある〈ヘルスプロモーション〉志向を医療専門家として大切に考える必要がある．
・ジョギングをやっていたという〈過去の関連行動〉が重要だ．また，彼女は以前の健康的な生活をいとおしく思っている様子がある．

・なんらかの健康行動を提案・指導すれば，彼女の性格から，きっとそれを継続するだろう．Sさんへのはたらきかけとして，どのようなことが考えられるだろうか？

● 文　献

Bandura, A. (1986). Social Foundations of Thought and Action: A Social Cognitive Theory. Englewood Cliffs: Prentice Hall.

Dunn, H.L. (1961). High-level wellness, Arlington: Beaty Press.

Feather, N.T. (1982). Expectations and Actions: Expectancy-Value Models in Psychology. Hillsdale: Lawrence Earlbaum Associates.

Pender, N.J. (1982). Health Promotion in Nursing Practice, New York: Appleton-Century-Crofts.

Pender, N.J. (1987). Health Promotion in Nursing Practice (2nd Ed.), New York: Appleton & Lange.

Pender, N.J. (1996)/小西恵美子監訳(1997). ペンダー ヘルスプロモーション看護論，日本看護協会出版会.

Pender, N.J., Murdaugh, C.L. & Parsons, M.A. (2002). Health Promotion in Nursing Practice (4th Ed.), Upper Saddle River: Prentice Hall.

Pender, N.J., Murdaugh, C.L. & Parsons, M.A. (2006). Health Promotion in Nursing Practice (5th Ed.), Upper Saddle River: Prentice Hall.

Pender, N.J., Murdaugh, C.L. & Parsons, M.A. (2011). Health Promotion in Nursing Practice (6th Ed.), Upper Saddle River: Pearson.

Pender, N.J., Murdaugh, C.L. & Parsons, M.A. (2014). Health Promotion in Nursing Practice (7th Ed.), Upper Saddle River: Pearson.

Murdaugh, C.L., Parsons, M.A. & Pender, N.J. (2018). Health Promotion in Nursing Practice (8th Ed.), Upper Saddle River: Pearson.

20 パトリシア・ベナー
(Patricia Benner, 1943-)

臨床技能の習得段階と
ナラティブスによる看護の言語化

佐藤紀子

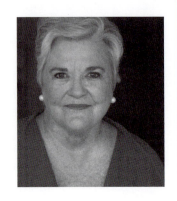

A. 理論家の紹介

　パトリシア・ベナー（Patricia Benner）は，現在も活躍中の理論家の一人であり，その著作は米国のみならず世界各国の看護師の実践の指南書となっています．ベナーは1943年に米国バージニア州のハンプトンに生まれ，カリフォルニア州で育ち，カリフォルニア州にあるパサディナ大学で看護学を学び，1970年カリフォルニア大学サンフランシスコ校で修士号，1982年にカリフォルニア大学バークレイ校で博士号を取得しています（**表Ⅱ-70**，**付録図1**）．

　臨床経験は急性期，集中治療，訪問看護などと幅広い分野にわたり，主任看護師としての仕事も経験しています．1970年からは本格的に研究に取り組み，1982年にはカリフォルニア大学サンフランシスコ校の生理学的看護学科の准教授，1989年には教授になりました．

　初めて来日し，日本の看護師にその研究成果からのメッセージを伝えたのは，1984年1月に行われた聖路加看護大学第16回公開講座でした．そのとき，ベナーは「看護における理論の必要性」というテーマで講演をしましたが，内容はベナーの博士論文（1982）に基づく内容であり，日本では『ベナー看護論』（Benner, 1984/1992；Benner, 1984/2005）として紹介されています．その後も日本にはたびたび訪れて講演や研修を行っていますが，その内容は毎回更新されています．「新人からエキスパートへ」という初期のドレイフェス・モデルを基盤にした研究成果をはじめとして，「卓越した看護師のもつ臨床知について」「リスクマネジメントへの適応」「ナラティブスを通した看護実践力発展への支援」に関するものなどであり，日本の看護師に多くの影響を与えています．

　臨床家，研究者，看護理論家という立場での業績をもつベナーですが，彼女は第二次世界大戦が終わる前に米国で誕生しています（**付録2**参照）．現在，米国は資本主義社会を象徴する国家であり，ソビエト連邦崩壊後には世界最強の国になりました．そのような背景をもつベナーは，現在多くの国で起きている看護師不足について，「その重い責任に見合うだけの権限も社会的認知も与えられないことでいっそう深刻になっている」と厳しく指摘し（Benner & Wrubel, 1989/1999, pp.398-399），現在の看護師がおかれている労働

表Ⅱ-70　ベナーの略歴

年	略歴
1943 年	米国バージニア州ハンプトンで誕生. その後, カリフォルニア州で育つ
1964 年（21 歳）	カリフォルニア州のパサディナ大学で人文・社会学を専攻し, 学士号を取得
1970 年（27 歳）	カリフォルニア大学サンフランシスコ校で看護学修士号取得. その後, 同校で卒後看護師研究者となる. 急性期内科, 外科, クリティカルケア, 在宅看護の臨床経験をもつ
1982 年（39 歳）	カリフォルニア大学バークレイ校でリチャード・ラザルスの研究助手をしながら, ストレスとコーピングを専攻し, 博士号を取得. その後, カリフォルニア大学サンフランシスコ校看護学部の生理学的看護学科の准教授
1984 年（41 歳）	"From Novice to Expert：Excellence and Power in Clinical Nursing Practice" 出版（後に『ベナー看護論』として出版される） 聖路加看護大学公開講座のために初来日
1985 年（42 歳）	米国看護学士院会員として認められる
1989 年（46 歳）	カリフォルニア大学サンフランシスコ校の教授になり, 現在にいたる. "The Primacy of Caring"（邦訳：『現象学的人間論と看護』）出版
1994 年（51 歳）	"Interpretive Phenomenology" 出版（邦訳：『解釈的現象学』）
1999 年（56 歳）	"Clinical Wisdom and Interventions in Critical Care" 出版（邦訳：『看護ケアの臨床知』）
2004 年（61 歳）	ベナー来日.「ナラティブス」に関する研修会を開催. 同時に『エキスパートナースとの対話—ベナー看護論・ナラティブス・看護倫理』が出版される
2010 年（67 歳）	"Education Nurses：A Call for Radical Transformation"（邦訳：『ベナー ナースを育てる』）が, 米国の看護雑誌 "American Journal of Nursing" 年間優秀書籍賞を獲得

環境の改革を訴える一人の看護師でもあります.

　ベナーは看護師の仕事の意味や価値を高く評価し, 看護師のもつ知識をさまざまな視座から発掘し, 光を当て, 言語化するという重要な仕事をし続けています. また, 看護師の実践の卓越性を示すことで看護師を勇気づけ,「人を気遣い世話をする」ことの実践者である看護師を応援し続ける理論家であるといえるでしょう. しかし, 2011年に翻訳出版された『ベナー ナースを育てる』（Benner, et al., 2010/2011）では, 現在の米国における看護教育について厳しい批判をしています. 看護は状況の中で実践されていることから, 看護を「状況下のコーチング」を用いて指導することができる教員や看護師の存在が必要であることを強調しています.

B.　理論の源泉

　ベナーは, 著書のなかでたびたびヘンダーソン（Henderson）を引用しています. たとえば, ヘンダーソンとグラディス・ナイト（G. Nite）の共著である『看護の原理と実際』（Henderson & Nite, 1978/1981）の「看護婦はだれであれ, あるべき姿を真にとっている場合は, 心のはたらかせ方において, 書物を著す学者と本質的に同じだと言えるということである」という文章を引用し, デカルト（Descartes）に象徴される機械論的な人間観を批判しています. つまり, 理論は現実を単純化した骨格なのであって, 実際の世界は常に理論より複雑であるという前提を述べています. 一方, ヘンダーソンもベナーの仕事を高く評価し, ベナーの著書『現象学的人間論と看護』（Benner, 1989/1999）に以下のような紹介文を書いています.

　「深い思想に満ち, 読者の熟考を促してやまない本書に, 一言紹介の文を寄せたいと思

248　第Ⅱ章　各論——看護理論21の理解と実践への応用

います．（中略）その研究は，私の見るところ，看護の臨床に照準を合わせた調査研究とはどういうものかを看護界に教え，その内容の高さと射程の広さゆえに，現場の看護婦の実践にも看護教育にも少なからぬ影響を与えたのでした．」

　ベナーの理論に影響を与えたのはヘンダーソンに代表されるような看護師だけではありません．ベナーはカリフォルニア大学バークレイ校ではリチャード・ラザルス（Richard Lazarus）の研究助手として，ストレスとコーピングについての研究をしました．さらに同校の哲学教授ヒューバート・ドレイフェス（Hubert Dreyfus）と研究法の専門家であるスチュアート・ドレイフェス（Stuart Dreyfus）の開発した「技能習得に関するドレイフェス・モデル」を活用した研究にも着手しました．ベナーの書いた多くの共著は，ベナーの学問的基盤の広さと深さを表しています．また，ベナー自身は現象学的なものの見方を，哲学者のハイデッガー（Heidegger）やキルケゴール（Kierkegaard），メルロ・ポンティ（Merleau-Ponty）から，さらに知のとらえ方はポラニー（Polanyi）からの影響を受けていると述べています．しかし，ベナーの場合，理論の源泉は臨床の実践場面にあることはいうまでもありません．

C. 理論の概要

1 ● 理論の観点

　ベナーの理論を理解するためには，彼女の書いたさまざまな著書や論文を時間軸に沿って網羅的にみる必要があります．日本ではベナーの看護理論として紹介されている『ベナー看護論』（Benner, 1984/1992）ですが，この著書の原著のタイトルは"From Novice to Expert：Excellence and Power in Clinical Nursing Practice"です．一般に，看護理論は看護という非常に抽象的な概念を説明するために，「人間」「健康」「環境」「看護活動」という4つのサブ概念を用いています．つまり，通常は「患者＝クライエント」と「看護行為」の両方を扱うとされています（Stevens, 1979/1982）．

　このことから考えると，ベナーの看護理論を説明するのには，前述の『ベナー看護論』と"The Primacy of Caring"（邦訳：『現象学的人間論と看護』）（Benner & Wrubel, 1989/1999），"Clinical Wisdom and Interventions in Critical Care"（邦訳：『看護ケアの臨床知』）（Benner, et al., 1999/2005）の3冊が必要であろうと考えます．『ベナー看護論』は看護師の臨床技能の習得段階と卓越した臨床家である看護師のもつ臨床力について記述されていますし，『現象学的人間論と看護』にはさまざまな状況にある患者のことが，患者その人の観点から述べられています．つまり，ベナーの看護論の観点は，看護師であれ患者であれ，当事者の観点から記述されていることであるといえます．さらに近年の著作"Education Nurses：A Call for Redical Transformation"（邦訳：『ベナー　ナースを育てる』）（Benner, 2010/2011）に示されているように，優れた看護師を育成するために看護教育が洗練されなければならないことについても言及しています．

2 ● 前提，主要概念，命題

a. 前　提

　ベナーの理論の前提になる考え方は，人間と看護実践に関する現象学的な見方です．す

なわち，人間を常に状況のうちにおかれているものとしてとらえ，状況から切り離した理論では説明しつくせない複雑さが常に存在していると主張し，看護実践は応用科学や科学技術を超える「道徳的アートである」という前提に立っています．そのため，看護師の臨床技能を述べる際も，病をもつ人間がどのようにその状況に対処しているのかを述べる際も，状況やその人のおかれている世界と切り離して述べることはしていません．

　ベナーはドレイフェス・モデル*を基盤とした，看護師の臨床技能の習得段階を明らかにしましたが，「このモデルは，すべての実践的状況は公式のモデルや理論，あるいは教科書の記述で説明できるよりも，はるかに複雑であるとみなしている」（Benner, 1984/2005, p.153）と述べています．

b．主要概念

　ベナーは自分が開発しようとしている理論を「解釈的理論」であると述べています（Benner & Wrubel, 1989/1999）．ベナーの看護理論に用いられる主要概念について表にまとめました．まずドレイフェス・モデルに基づく「看護師の臨床技能の習得段階」に関する主要概念を中心に（**表Ⅱ-71**），そしてベナー看護論を理解するために**表Ⅱ-71**に述べたもの以外の概念についてもまとめました（**表Ⅱ-72**）．また，ベナーが明らかにした看護実践の領域については**表Ⅱ-73**に示しています．

c．命　題

　前述の**表Ⅱ-71**と**表Ⅱ-72**で整理した概念は互いに影響し合っているので，それぞれの概念を関連づけながらベナーの理論の骨子を説明します．

　「看護師の臨床技能の習得段階」は，日本の看護界でも広く知られています．これはドレイフェス・モデルを基盤としていますが，ベナーは多くの看護師を対象とした研究の結果から，ドレイフェス・モデルを看護師の臨床技能と結びつけてこの概念を用い，「初心者」「新人」「一人前」「中堅」そして「達人」という5つの臨床技能の段階について述べています．この5つの段階は直線的な変化として表されるのではありません．

　「初心者」は看護学生，あるいは臨床経験をもっていても新たな分野で仕事をする場合の臨床技能を指しています．最初の段階である「初心者」は状況の属性を把握することはできますが，そこで繰り返し起こる出来事や文化を知らないので，マニュアルやガイドライン，また指導者を必要としています．その場で少し経験を積むと，「新人」の段階になります．状況判断の鍵となるような繰り返し起きるパターンを知り，状況の局面が少しずつ理解できるようになります．2番目の段階である「新人」の時代はおおよそ2〜3年続き，この間に看護師の技能は徐々に拡大していきます．看護学生のときに学習した多くの理論的知識と，臨床で獲得した実践的知識を用いながら経験を積み重ねます．その結果，意識的で入念な計画を立てる能力を獲得し，3番目の段階である「一人前」の技術習得段階へと移行します．

---

* **ドレイフェス・モデル（Dreyfus model）**：1972年から1980年にかけて，カリフォルニア大学バークレイ校のスチュアート・ドレイフェスとヒューバート・ドレイフェスがチェスの選手と飛行機のパイロットの研究から導き出したモデルである．これによると，人が技能を習得し熟練するには，新人（novice），少し経験を積んだ新人（advanced beginner），一人前（competent），中堅（proficient），達人（expert）の5段階を経るとしている．これらの段階は2つの側面における変化に反映されるものである．その1つは，抽象的原理に頼っていたのが，過去の具体的な経験を模範として用いるようになる変化である．他方は，対応すべき状況のとらえ方と理解における変化である．すなわち，状況は初めは同じような重要度をもつ要素が集まってつくりあげられているようにみえるが，次第に重要な要素を一部に含んだ全体的なものとしてみえるようになる（Benner, 1984/1985, p.19）．

250 第Ⅱ章 各論——看護理論21の理解と実践への応用

表Ⅱ-71 「看護師の臨床技能の習得段階」に関する主要概念

概　念	定　義
初心者レベル (novice)	ドレイフェス・モデルの技術習得段階の1つ．背景にある状況を理解していないため，その状況を安全にこなすには，文脈に左右されないルールや属性が必要とされる．看護学校の1年生の多くは初心者のレベルからスタートする．また，1つの実践領域でより高いレベルの技能をもつ看護師であっても，自分の知らない領域または状況におかれれば，初心者のレベルに分類されることもありうる
新人レベル (advanced beginner)	ドレイフェス・モデルの技術習得段階の1つ．新人レベルの看護師はかろうじて及第点の実務をこなすことができる．すなわち状況判断の鍵となる，繰り返して発生する状態を察知するに足る十分な数の臨床状況に対処してきたか，あるいはそれを指導者に指摘されてきた看護師であり，状況の局面を理解するに足る経験をもっている
一人前レベル (competent)	ドレイフェス・モデルの技術習得段階の1つ．この段階の特徴は意識的で入念な計画作成ができることである．そうした計画をもっていれば現在および予測される将来の属性と局面において，何が重要で何が無視できるのかがわかる．この一人前レベルの段階では，効率の向上がはかられることが証明されている
中堅レベル (proficient)	ドレイフェス・モデルの技術習得段階の1つ．中堅看護師は，状況を局面ではなく一体としてとらえ，その実践には格率（maxim）（☞**表Ⅱ-72**参照）を指針として用いる．中堅と一人前のレベルの間にはその実践において質的な飛躍または不連続がある．そして，状況のどの局面が最主要点なのかを認識できる．彼らは，状況の背景への深い理解で，その状況を直観的に把握する
達人レベル (expert)	ドレイフェス・モデルの技術習得段階の1つ．達人である看護師が，状況を理解して適切な行動を起こすのに，もはや分析的な原理（規則や方針や格率）に頼らなくてもよくなったときに到達するもの．達人看護師は状況を直観的に把握し，他の診断や解決の方法があるのではないかと苦慮することなく，正確な方法に照準を合わせることができる

［Benner, P.（1984）/井部俊子他訳（1992）．ベナー看護論—達人ナースの卓越性とパワー，医学書院；Tomey, A.M. & Alligood, M.R.（2002）/都留伸子監訳（2004）．看護理論家とその業績(第3版)，医学書院を参考に筆者作成］

　「一人前」から4番目の段階である「中堅」に移行する際には，それまでのように経験の長さではなく，経験の質が影響します．そのため，何年くらい経験を積めば「一人前」から「中堅」になるのかについては言及されていません．このことについてベナーは「一人前」から「中堅」に移行するためには，質的な飛躍が必要であると述べています（Benner, 1984/2005, p.30）．臨床で多くの状況とそこで起こるパターンを経験し，同僚に自分の経験したことを例示しながら考えることで，質的差異の識別ができるようになり，格率（**表Ⅱ-72**）に導かれ，状況を直観的に把握できるようになってきます．これが「中堅」といわれる技能段階です．そして，全体をみるという「中堅」の技能をもった看護師が，臨床でさらに経験を積むと「達人」の技能をもちます．主要点に照準を当てるので，状況を直観的に把握し，ほかの診断や解決方法があるのではないかと苦慮することなしに，正確な方法に照準を合わせることができます．

3 ● 理論の説明

　ベナーは，看護師が多くの経験を積むなかで，その看護師のそれまでの状況の理解や受け止め方を変えてしまうような範例をインタビューによって聴き取り，記述し，解説しています．そしてその成果が臨床知識の開発につながっています．

a. ナラティブスを用いた臨床知識の開発

　ベナーの看護論には，当初から「範例」という概念を用いて，看護師が語った事例，あるいは記述した多くの事例が紹介されています．2004年にベナーが来日した際，「ベナー

20. パトリシア・ベナー　251

表Ⅱ-72　その他の概念

概　念	定　義	概念間の関係・その他
状況の局面 （aspects of situation）	以前の経験のなかから認識され，理解されている状況の特徴．状況の局面は文脈なしには説明できない	ある状況のなかには量的に理解できる特徴と，文脈のなかでしか理解できない特徴がある．状況の局面は，経験がない場合には認識することが難しい．たとえば，患者の学習の受け入れ態勢が整っているかどうかを察知することなどである
状況の属性 （attribute of situation）	実際の臨床状況を前もって経験しなくても十分に説明できる，定量的な特性．たとえば看護師は状況についての事前の知識がなくても，体温や血圧の測定とその解釈は学べる	
質的差異の識別 （graded qualitative distinctions）	人間の知覚能力はものごとの違い（差異）を見分けるので，それを単純な量的測定に還元することはできない．質的差異の識別には，達人の認識力が必要であり，それは鑑識家がもっている能力に似ている．未熟児の筋の緊張，チアノーゼの程度，あるいは呼吸抑制などは，質的差異の識別の例である	質的差異の識別は，状況の局面を把握することによって可能となる
直観的把握 （intuitive grasp）	背景にある類似したあるいは異なる状況，および体得してきた知恵や技能に基づいて，状況を直接理解すること．直観的把握は「あてずっぽう」などではなく，先行する経験に基づいた知覚能力があってこそのものである	状況を理解するために部分や要素を収集し，全体像を描き出すことは必要がなくなり，達人としての実践が可能となる
主要点 （salience）	状況のなかのある局面が，重要度が高い，または低いものとして目立って見える状態．それは知覚や体得された知識で感じるものであり，この能力によって状況のどの局面が重要かそうでないかを入念に計算する必要がなくなる	
経験 （experience）	その人があらかじめもっていた概念と期待に本人自身が能動的に働きかけて，それが更新されたときのみ経験とよぶ．この「否定的な」経験のとらえ方は肯定的な結果をもたらす．理論の理解を助けたり，あるいは逆に阻害するような現実上のエビデンスに，疑問をぶつけたり，否定することで理論的理解が深まり，経験は獲得される	経験というのは物理的な時間の長さをいうのではなく，ある出来事に真摯に向かい合い，その成果を吟味し意味づけることで積まれていく
理論的知識 （theoretical knowledge）	現実の状況が発生するための必要十分条件を公式に文書化したもの．理論的知識は「それを知っていること」であって，出来事の相互作用と因果関係についての公式的説明を含む	理論的知識は，明示知あるいは形式知とも相互互換的に使われ，実践的知識は暗黙知という言葉と相互互換的に使われることがある．この2つはまったく別々の知識の種類であり，ベナーはこの双方からつくりだされる臨床知識について言及している．臨床知識の開発には，ナラティブスが有効であることが示唆されている
実践的知識 （practical knowledge）	技能を直に実践したり，文化的な対応を実践するなかで獲得される知識．実践的知識をもっているということは「それを知っている」ことではなく「どうすればいいかを知っている」ということである．多くの技能はなぜその技能が可能かの公式の説明なしに獲得される．その例として自転車に乗ることや，水泳といったごく普通の技能がある．これらは，いまだに納得のいくきちんとした説明がなされていない	
臨床知識の開発 （clinical knowledge development）	臨床経験から獲得した実践的知識またはノウハウを検証し，解説すること．臨床知識は専門的実践のなかに埋もれており，それは実際の臨床現場における解釈学的，民俗学誌的研究により発見または発掘できる	
能力 （competency）	技能化された行為を解釈的に定義したものであり，その意図，機能，および意味によって特定され，記述される．この用語はベナーの一人前を示すcompetentとは関係がない	
分野 （domain）	看護実践における領域とは，意図，機能，および意味が類似した能力の集合体である	

（つづく）

表Ⅱ-72 その他の概念（つづき）

概　念	定　義	概念間の関係・その他
例示 （exemplar）	1つあるいはそれ以上の意図，意味，機能，およびほかの臨床状況に容易に応用しうる成果を伝える臨床状況の例．例示は臨床家にとって範例となる場合がある	臨床家は自分の体験した臨床状況をナラティブスとして例示することで，実践的知識や理論的知識を確認することができる．そのなかで，範例を発見することもある
範例 （paradigm case）	臨床家の理解のしかたや受け止め方を変えてしまうような臨床上のエピソード．こういったケースは臨床家の心に深く刻まれる．また，現在行っている看護実践を照合する対象となる．範例は，臨床家が予測をしたり，見通しを立てたりする基盤となる．教訓が単純なものなら伝達は容易である．しかし，内容がより複雑でさらに多くの範例や知識を必要とする場合には，伝える相手の臨床家に知識や範例に関する類似した蓄えがないかぎり伝わらない	
格率 （maxim）	指示されたことがどのような意味をもっているかがわかっている人に役立つ，熟練した実践行為に関する簡潔な記述．たとえば，スポーツの世界での格率には「ボールから目を離すな」といったものがある．この助言は初心者にはほとんど意味がないが，熟練した選手はそれでわかる	
専門的技能 （expertise）	臨床家が，理論的・実践的知識を実際の臨床の場で検証し磨きをかける場合においてのみ発展する．類似のあるいは非類似の臨床状況を全体的にとらえて相互比較を行う過程で発展するものである	

［Benner, P.（1984）/井部俊子他訳（1992）．ベナー看護論―達人ナースの卓越性とパワー，医学書院；Tomey, A.M. & Alligood, M.R.（2002）/都留伸子監訳（2004）．看護理論家とその業績（第3版），医学書院をもとに作成．概念間の関係については筆者加筆］

表Ⅱ-73　臨床実践の領域

1. 援助役割
2. 教育とコーチングの機能
3. 診断とモニタリングの機能
4. 容態の急変を効果的に管理する
5. 治療処置と与薬を実施し，モニターする
6. 医療実践の質をモニターし，確保する
7. 組織能力と役割遂行能力

［Benner, P.（1984）/井部俊子監訳（2005）．ベナー看護論 新訳版―初心者から達人へ，p.39，医学書院より引用］

博士のナラティブス」というテーマで研修会が開催されました．そのなかでベナーは，「看護師が実際の臨床状況からの経験を第一人称で語る」こととその意義について，"ナラティブス"という言葉を用いて紹介しました．このとき，同時に『エキスパートナースとの対話―ベナー看護論・ナラティブス・看護倫理』が出版されましたが，これは米国の雑誌American Journal of Nursingに連載された"A Dialogue with Excellence"を翻訳したものです．ベナーは読者である看護師に対し，ナラティブスを書くことを勧め，投稿を募っています．そして投稿されたナラティブスのなかから臨床知識を発見し続けています．

b. 看護のサブ概念について

　ベナーは，ほかの理論家が看護のサブ概念として「人間」「健康」「環境」「看護活動」を中心に記述しているのとは異なり，看護師の技能の習得過程を中心に記述しています．「看護活動」以外の3つのサブ概念については，さまざまな著書のなかから読み取ることができますので，以下に説明します．

（1）人　間

これはベナーとルーベル（Wrubel）の共著である『現象学的人間論と看護』（Benner & Wrubel, 1989/1999）に書かれており，「人間とは己れを解釈する存在である．つまり予め決められた姿を持って世界に参入するのではなく，人生を生きていく中で次第に自らのあり方を定義されてゆくのが人間である」（p.47）としています．

（2）健　康

健康（health）は，査定されうるものとして定義されています．一方，安寧（well-being）は健康または全体性についての人間の経験であり，安寧であるということと病気であることとは，世界内存在として別個のあり方で，健康は単に疾患や病気がないということではない，と述べられています（Tomey & Alligood, 2002/2004, p.182）．

（3）状　況

ベナーとルーベルは環境（environment）という言葉は用いず，状況（situation）という用語を使います．これは状況のほうが，人々の集まりである環境の社会的定義として，意味が伝わりやすいからです（Tomey & Alligood, 2002/2004, pp.182-183）．

D．理論のクリティーク

トメイ（Tomey）によれば，ベナーの理論は「哲学」として分類されています．ここでいう「看護哲学」とは，「分析，推論，論証を通じて，看護にまつわる現象の意味を明らかにする」「哲学は，看護という専門領域が目指す方向を示し，専門職として新たな理論的把握を可能にするような学問的基盤を形成して，看護の知に寄与する」（Tomey & Alligood, 2002/2004, p.67）とされています．ここでは，この考え方に従ってベナーの理論をクリティークします．

1 ● 一貫性（consistency）

上述したように，ベナーの理論はいまだ進化し続けているといえます．その足跡をたどると，第一にはドレイフェス・モデルを基盤とした看護師の臨床技能の習得段階を明らかにし（表Ⅱ-71），第二に看護実践の領域を特定し（表Ⅱ-73），第三に卓越した実践をする達人看護師の範例を紹介し，そして第四にいまも継続しているナラティブスを用いた臨床知識の開発の試みです．これらはベナーと同僚たちの研究成果を表していますが，すべては1982年の研究成果から発しています．その意味で，分析，推論，論証を通じて，看護にまつわる現象の意味を明らかにするための一貫性のある理論であると考えます．

2 ● 簡明性（simplicity）

ベナーの理論は，哲学的背景としてハイデッガーやキルケゴール，メルロ・ポンティ，ポラニーからの影響を受けています．そのため，ベナーの述べる人間存在について理解する際には，哲学的な知識を必要とします．少し難解な部分ではあります．しかし，必ずしも哲学の知識をもたない場合でも，ベナーの提示する範例やナラティブスは，多くの卓越した実践について具体的に述べられているため，看護師の経験をもつ人であれば共感的に，自分の体験を結びつけて理解することができます．

3 ● 有用性（usefulness）

a. 実　践

　現在，世界各国の看護師がベナーの看護論に惹きつけられています．国際学会での発表では多くの看護師がベナーを引用している事実もあります．ベナーの理論が現実の看護実践の場で生まれていることがその理由であろうと考えます．看護師は，経験を積むなかで豊かな実践知を獲得していきますが，自らその意味や価値を発見することには困難があります．しかし，ナラティブスを通して自身の経験を客観的に見つめること，同僚からの対話を通したフィードバックを得ることで，自らの実践に光を当て，経験として蓄積することが可能になります．また，ベナーの示した5つの臨床技能の段階は，看護師自らが自身の成長を確認し，次への目的をもって実践を積み上げることを助けます．一方，自分以外の看護師の実践を聞いたり，読んだりした看護師は，自らの実践と結びつけ，個人的な知識として取り入れ，蓄積することができます．ベナーは，卓越した実践に包含される「ケアリング—気遣い」「臨床判断」「倫理」について述べています．自身の実践をこの3つの視点から吟味することも，実践力を高めることにつながるでしょう．

　一方，ベナーは病む人にも焦点を当てています．人間は自身のおかれた状況のなかで意味を見出し，自身の力で困難に対処していきます．そして看護師からの「気遣い」を受け取った患者は，「気遣われたこと」で，「自らを気遣う力」を取り戻し，対処能力を発揮します．

b. 研　究

　ベナーの理論を基盤とした研究は内外で数多く行われています．トメイによれば，臨床看護師スペシャリストの行動の民俗学誌的研究にベナーのアプローチを活用したもの（Fenton, 1985），臨床知識の発達と看護のキャリア発達段階を識別するための研究（Balasco & Black, 1988；Silver, 1986），初級および上級のプリセプター用のワークショップの開発（Nederveld, 1990）などがあります．

　日本においては，ベナーの臨床技能の習得段階を基盤とした「看護婦の臨床判断の構成要素と段階と院内教育への提言」（佐藤, 1989）や，透析医療における看護の質と量を分析した研究，ベナーの援助役割からみた看護の質の評価に関する研究（城戸・羽馬他, 2002），臨床実習における学生の人間関係形成をベナー理論を用いて分析した研究（水畑・菊井, 2005）などがあります．

c. 教　育

　ベナーは「看護師の臨床技能の習得段階」について言及しています（Benner, 1984/2005）．この著書は，主に継続教育において用いられてきました．この論文に提示されている「学生（novice）」については，初心者レベルとして説明されています．

　しかし，2010年の著書『ベナー ナースを育てる』では，学生への教育を根本から変革することを主張しています．つまり，現在のような医療システムの変革の中では，①看護の知識と科学を学ぶ，②熟練したノウハウと臨床的倫理的思考を学ぶ，③倫理的態度とその形成を学ぶための徒弟教育（apprenticeship）が重要であるという指摘です．このことは，看護教育者にとってもこれからの看護教育を考える重要な問いかけになっています．

E. 事例で考える——ベナーの実践への応用

　この事例は，ある大学病院に勤務するMという看護師のナラティブです．看護師Mは，社会貢献のできる職業につきたいと考え，看護師になって17年目になります．看護学校卒業後，現在の病院に就職し，脳神経外科，泌尿器・婦人科，個室病棟，整形外科病棟を経て，現在，整形外科・形成外科病棟師長として勤務しています．

事例 21　患者の体の痛みを聴いた看護師 M

　Tさん，56歳，男性．転落外傷にて破裂骨折（骨盤・右大腿・右脛骨・腓骨）・左大腿骨頸部骨折があり保存療法を行っていました．床上安静を強いられ，日常生活のほとんどが病室での生活になっていました．既往歴に統合失調症があり，幻聴などの症状はあるものの，肝機能障害があるため内服治療ができず，専門医が定期的に面接をすることで病気の安定をはかっていました．

＊

　Tさんとの出会いは，私が病棟配置交代になり，Tさんの入院治療が始まって2ヵ月ぐらいのときでした．配置交代後まもないころ，私はTさんの背部の処置の介助につく機会があり，そこで側臥位で処置を受けるTさんの体を支える担当をしました．側臥位になることで，下肢の疼痛が増すことは，医師もTさんもわかっていることが想像できました．私はTさんの苦痛をできるだけ短時間にしようとしましたし，早く処置を終わらせようとしている医師たちの間での暗黙の了解も感じ，私も短時間で終わらせることに協力しました．処置をしている間，私はTさんに声をかけました．Tさんは沈黙している状態ではありましたが，必死に痛みに耐えていると感じました．私は，Tさんが背部の処置が必要になって1ヵ月，この状態で処置が継続されていたことが容易に想像できました．私は，Tさんがこれまでの期間，このような処置の時間を耐えてきたのだと思うと，いたたまれない気持ちになりました．また，毎日，処置の時間が来るのを恐怖にさえ感じていたことを，Tさんの処置の際の表情から想像していました．医師と私は，Tさんにねぎらいの言葉をかけ，処置は終了しましたが，Tさんはぐったりして無表情でした．私は，骨折の部位や現在の治癒状態，疼痛を訴えた位置や動かし方などを考えました．今の固定方法では骨癒合部に負荷がかかり，疼痛を助長させていることがわかりました．そのため，次の処置の際には，骨癒合部に負荷をかけないように固定を強化し，あせらず処置が行えるように，安楽枕を置く位置を工夫し，苦痛が少なく側臥位を維持できるように配慮しました．その結果，Tさんは，処置中に前回のような苦痛に耐えている表情がなく，会話をしながら過ごすことができました．処置終了時には「今日は痛くなかったよ」と笑顔で答えていました．また，翌日私がTさんのベッドサイドに行くと，笑顔で私を迎え入れてくれ，「僕の痛みを聴いてくれてありがとう」と話してくれました．

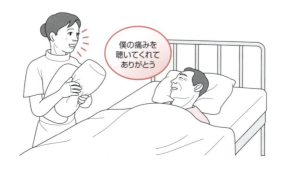

256 第Ⅱ章 各論——看護理論21の理解と実践への応用

　上記の事例は，看護師MがTさんの"体の痛みを聴く"という内容のナラティブです．

　この事例は，看護師がTさんに心を留め，Tさんの「体の痛み」を聴いたことから生まれています．正確に言うと，Tさんは言葉では痛みを語らず，「耐える」「我慢する」という身体言語を用いて，看護師に痛みを伝えていました．転落外傷のため下半身に多数の骨折箇所をもつTさんは，床上安静を強いられ，毎日背部の処置を受けていました．処置のためには側臥位の姿勢を保たなくてはならず，Tさんは処置の間ずっと痛みに耐えていました．そして処置中は看護師の声かけにも返答はなく，処置が終了してもぐったりとして無表情のままでした．この状態が1ヵ月近く続いていると知った看護師は，なんとかしなくてはと考え，処置の場を変革しました．卓越した実践を行う看護師は「その場の状況を患者にとって良い方向へと変える力＝変革する力」を発揮することがあるのです．看護師の行った変革は，彼女の言葉を使うと，反芻（はんすう）からスタートしています．これは骨折の部位，現在の治癒状況，疼痛を訴えた（といっても，言葉で伝えたのではなく看護師が観察から読み取った疼痛ですが）位置や動かし方…これらを順番に反芻し，関連づけていく過程で，看護師にはいまの固定方法では骨癒合部に負荷がかかり，疼痛を助長させていることがわかったのです．そして次の処置の際は骨癒合部に負荷をかけないように固定を強化し，あせらず処置が行えるように安楽枕を置く位置を工夫するという計画を考え，苦痛がなく側臥位を維持できるように配慮しました．まさに臨床の場での仮説検証のような気持ちで，このやり方を実践し，Tさんの反応をみたのでしょう．この場面では，細心の注意を払いながら，なるべく短時間で処置を行おうとしている外科医たち，処置を行う際の側臥位のとり方にいままでの知識や経験を総動員し工夫し配慮する看護師，そしていつもと異なる進行状況と苦痛の少ない時間を体験しているTさんの様子が伝わってきます．そしてこの時間をつくりだしたのは，看護師です．

　Tさんは処置終了後「今日は痛くなかったよ」と笑顔で答え，翌日Tさんのベッドサイドに行った看護師を笑顔で迎え入れ，「僕の痛みを聴いてくれてありがとう」と話しています．この実践には，ベナーがエキスパートの実践の特徴としてあげている「ケアリング」，つまり相手の関心に気遣うこと，優れた「臨床判断」，そして患者にとって善であることを実行する「倫理」が包含されていると考えられます．

　本事例と考察は，拙著（佐藤紀子（2007）．看護師の臨床の『知』—看護職生涯発達学の視点から，医学書院）から事例（pp.72-74）と解説（pp.80-82）を転載したものです．

● 文　献

Balasco, E.M. & Black, A.S.(1988). Advancing nursing practice: Description, recognition, and reward. Nursing Administration Quarterly, 12(2), 52-62.

Benner, P. (1984)/聖路加看護大学公開講座委員会(1985)．看護における理論の必要性．看護研究，18(1), 3-47.

Benner, P. (1984)/井部俊子他訳(1992)．ベナー看護論—達人ナースの卓越性とパワー，医学書院．

Benner, P. (1984)/井部俊子監訳(2005)．ベナー看護論　新訳版—初心者から達人へ，医学書院．

Benner, P.(1985). Quality of Life: A phenomenological perspective on explanation, and understanding in nursing science. Advances in Nursing Science, 8(1), 1-14.

Benner, P. (1987). A dialogue with excellence. American Journal of Nursing, 87(9), 1170-1172.

Benner, P. & Tanner, C.(1987). Clinical judgment: How expert nurses use intuition. American Journal of Nursing, 87(1), 21-31.

Benner, P. & Wrubel, J. (1989)/難波卓志訳(1999)．ベナー/ルーベル現象学的人間論と看護，医学書院．

Benner, P.(1994)/相良ローゼマイヤーみはる監訳(2006)．ベナー解釈的現象学　健康と病気における身体性・ケアリング・倫理，医歯薬出版．

Benner, P., Tanner, C. & Chesla, C.(1996). Expertise in Nursing Practice: Caring, Clinical Judgment, and Ethics, New York : Springer.

Benner, P., Hooper-Kyriakidis, P. & Stannard, D.(1999)/井上智子監訳(2005)．ベナー　看護ケアの臨床知―行動しつつ考えること，医学書院．

Benner, P. 編著/早野真佐子訳(2004)．エキスパートナースとの対話―ベナー看護論・ナラティブス・看護倫理，照林社．

Benner, P., Sutphen, M., Leonard, V. & Day, L.(2010)/早野 ZITA 真佐子訳(2011)．ベナー ナースを育てる，医学書院．

エキスパートナース編集部(2004)．「ベナー博士のナラティブス（看護の語り）」研修会資料，エキスパートナース・フォーラム 2004，照林社．

Fenton, M.V.(1985). Identifying competencies of clinical nurse specialists. Journal of Nursing Administration, 15(12), 31-37.

藤木くに子(2003)．透析医療における看護の質と量　看護度設定とその効果．臨床透析，19(3)，321-327.

Henderson,V. & Nite, G.(1978)/荒井蝶子他訳(1981)．看護の原理と実際，メヂカルフレンド社．

城戸由美・羽馬由恵他(2002)．ベナー看護論の援助役割からみた看護の質の評価　急性心筋梗塞患者5例の看護記録を分析して．奈良県立三室病院看護学雑誌，18, 38-39.

水畑美穂・菊井和子(2005)．臨床実習における学生と患者の人間関係形成におけるプロセス　ベナーおよびワトソン理論による分析．川崎医療福祉学会，15(1), 149-159.

Nederveld, M.E. (1990). Preceptership: One step beyond. Journal of Nursing Staff Development, 6, 186-189.

佐藤紀子(1989)．看護婦の臨床判断の構成要素と段階と院内教育への提言，看護，41(4), 127-143.

Silver, M. (1986). A program for career structure: A vision becomes a reality. The Australian Nurse, 16(2), 44-47.

Stevens, B.J.(1979)/中西睦子・雨宮悦子訳(1982)．看護理論の理解のために―その分析/適用/評価，メディカル・サイエンス・インターナショナル．

Tomey, A.M. (1989)/都留伸子監訳(1991)．看護理論家とその業績，医学書院．

Tomey, A.M. (1994)/都留伸子監訳(1995)．看護理論家とその業績(第2版)，医学書院．

Tomey, A.M. & Alligood, M.R. (2002)/都留伸子監訳(2004)．看護理論家とその業績(第3版)，医学書院．

筒井真優美編 (2015)．看護理論家の業績と理論評価，医学書院．

21 キャサリン・コルカバ
(Katharine Kolcaba, 1944-　)

看護における12の側面をもつ
コンフォート：ニード・ケア・
アウトカムモデル

川名るり

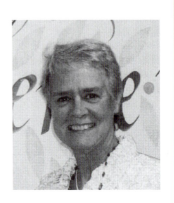

A. 理論家の紹介

キャサリン・コルカバ（Katharine Kolcaba）は，米国オハイオ州のクリーブランドで1944年に生まれました（**表Ⅱ-74，付録図1**）．クリーブランドにある聖ルカ病院付属看護学校を卒業後，3人の子育てをしながら，内科・外科看護，長期療養ケア，在宅ケアなどにおいてスタッフナースとしての実践経験を重ねていきます．1984年からは認知症ケア病棟のヘッドナースを務めます．ここでの経験は，その後にコンフォート研究を始める土台となりました．1980年代後半，子どもが独立したことを機に，働きながら学位取得を目指すことを決意します．1987年にはケース・ウェスタン・リザーブ大学のフランシス・ペイン・ボルトン看護学部の看護学修士課程を最初の登録看護師として修了した．

コルカバは大学院修士課程修了後，アクロン大学看護学部の教員に就任しました．そして，大学での専任教員を務めながら再びケース・ウェスタン・リザーブ大学で学び，1997年に看護学博士号を取得しました．

理論開発の過程では，認識論を専門とする哲学者の夫とともにコンフォートの概念分析を行いました．この概念分析は看護学，医学，心理学，神学，精神医学，人間工学などの広範囲な分野の文献レビューをもとに行われたもので，今日のコルカバのコンフォート理論構築における基礎固めに不可欠なものとなっています．その後，コルカバはコンフォートを定義づけ，中範囲理論として位置づけ，介入研究としてコンフォート理論の検証を行っていきます．

コルカバの学術的な貢献は世界的にも広く認められています．コルカバは，2003年にSigma Theta TauよりExcellence in the Utilization of Nursing Researchを受賞するなど数々の賞を受けています．コルカバは，2007年にフルタイムでの教育を引退しますが，その後も名誉准教授として，また，自身の地元地域における教区看護プログラムの創設者，コーディネーターとして，教育，研究，コンサルテーションなどで活躍しています．2003年に"Comfort Theory and Practice：A Vision for Holistic Health Care and Research"（邦訳：『コンフォート理論―理論の開発過程と実践への適用』）が出版されて以来（**付録2参照**），学部生や大学院生，看護実践家との，ウェブサイト「Comfort Line」などでの活発な議

21. キャサリン・コルカバ　259

表Ⅱ-74　コルカバの略歴

年	略　歴
1944 年	米国オハイオ州クリーブランドで誕生
1965 年（21 歳）-	聖ルカ病院付属看護学校を卒業 内科・外科看護，長期療養ケア，在宅ケアなどでスタッフナースを務める
1984 年（40 歳）	認知症ケア病棟のヘッドナースを務める
1987 年（43 歳）	ケース・ウェスタン・リザーブ大学のフランシス・ペイン・ボルトン看護学部で看護修士号取得
1987-2007 年	アクロン大学看護学部の教員に就任
1991 年（47 歳） 1991-2001 年	コンフォートの概念分析を "Journal of Advanced Nursing" に発表 コンフォート理論の開発
1997 年（53 歳）	ケース・ウェスタン・リザーブ大学で看護学博士号を取得
2001 年（57 歳）	コンフォート理論の "Evolution of the mid range theory of comfort for outcomes research" を発表
2003 年（59 歳）	"Comfort Theory and Practice：A Vision for Holistic Health Care and Research"（邦訳：『コンフォート理論—理論の開発過程と実践への適用』）を出版 Sigma・Theta・Tau より Excellence in the Utilization of Nursing Research 授与
2007 年（63 歳）	アクロン大学看護学部名誉准教授
2008-2010 年	アクロン大学非常勤教員
2009-2014 年	ウルスラ大学非常勤教員 教区の看護プログラムの創始，コーディネーター他

論を通して，看護実践におけるコンフォート理論の活用を発展させ続けています．

B．理論の源泉

　　コルカバにとって「コンフォート（comfort）」という言葉は，修士課程のとき，認知症の療養者に"多くの時間そうあってほしい"と願う望ましい状態を表現しようとして，考え抜いた末に思い浮かんだ言葉でした．その当時，看護においてコンフォートという言葉は，まだ明確には定義づけられていませんでしたが，遡ることナイチンゲールの時代からすでに患者にとって不可欠な要素として位置づけられていました．

　　コルカバは博士課程において本格的にコンフォートという言葉を用いた研究を開始し，帰納法，演繹法，遡及法*という3つの理論的推論によって「コンフォートの中範囲理論」（図Ⅱ-20）を開発しました．その理論開発の過程では理論の基礎として3つの主要となる哲学的な観点を取り入れました．①人間を基盤としたホリズム（holism：人は刺激に対して全人的に反応し，その反応は個々の反応の総和よりも大きいとする考え），②ヒューマンニード（human needs：人は健康のために満たされるべき基本的ニードがあり，それが満たされるとやる気が生み出されるという考え），③ヒューマン・プレス（human press, p.263参照）です（Murray, 1938/1961）．このホリズムの思想はコルカバ自身の研究（Kolcaba, 1994）と哲学者である夫の研究（Kolcaba, R., 1997）が融合したものです．ヒューマン・プレスは，人間のニードに心理学的アプローチをした米国の心理学者であるヘンリー・マレー（Henry Murray）による理論です．

---

*　**遡及法**（abduction/retroduction）：観察できる事象から考え方を導く推論の1つの形式．失敗の原因を探ったり，仮説を形成したりするのに用いられる．帰納法と演繹法についてはp.16を参照．

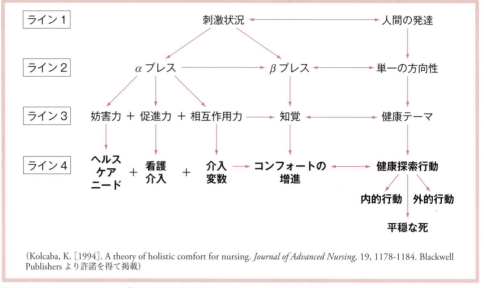

図Ⅱ-20　ヒューマン・プレス理論を基礎としたコンフォート理論
[Kolcaba, K. (2003)/太田喜久子監訳(2008)．コンフォート理論―理論の開発過程と実践への適用，医学書院より引用]

　また，コンフォート理論の主要概念であるコンフォートのタイプ（緩和，安心，超越）を創出するにあたっては，コンフォートについて述べている3人の看護理論家の考えを取り入れました．オーランド（Orlando）の相互関係理論，ヘンダーソン（Henderson）のホメオスタシスを維持すべき人間の基本機能についての考え，パターソン（Paterson）の看護師の援助により患者が困難を克服できるという考えを参考に，自身の概念の解釈を確固たるものにしていきます．このようにして，コルカバはコンフォート理論を看護やヘルスケアにおいて具体性のある中範囲理論として構築しました．

　理論開発の1994年当初，コルカバはコンフォートの概念を患者，家族を対象に適用させてアウトカム（介入の成果）をみていました．しかし，現在は施設やコミュニティのアウトカムに重きをおく研究へと発展させています．そこでは，アウトカムの指標を従来の患者死亡率や院内感染率などのネガティブな指標ではなく，患者満足度，施設の財政面の安定などのポジティブな指標に視点を移した枠組みへと拡張させています．

C. 理論の概要

1 ● 理論の観点

　コルカバのコンフォート理論は，ヘルスケアにおける包括的でホリスティック（全人的）なコンフォートの本質に迫った理論です．

　コンフォート理論では，コンフォートな状態にいたるための先行要件，コンフォートな状態とコンフォートな状態が増進されることによるさらなるアウトカムの向上が直線的モデルで構成されています．簡単にいうと，患者のニードがケアによって満たされ，コンフォートな状態にいたる（増進する）と，結果として，さらに患者の回復力は向上するというニード・ケア・アウトカムの一連の流れが直接的に図式化されているのです．

　コルカバはコンフォート理論を構築するうえで，フォーセット（Fawcett, 1984）の看護

21. キャサリン・コルカバ　**261**

表Ⅱ-75　コルカバが定義したメタパラダイム概念

概　念	内　容
看護（nursing）	患者，家族あるいはコミュニティのコンフォートニードについての意図的なアセスメント
患者（patient）	プライマリ，第三次，予防的なケアを含めた，ヘルスケアを必要としている個人，家族，コミュニティ
環境（environment）	患者，家族，コミュニティをとりまく側面，コンフォートを増進させるために操作できるもの
健康（health）	患者，家族，コミュニティが，コンフォートを増進することによって，至適に機能すること

［Kolcaba, K.（2003）/太田喜久子監訳（2008）．コンフォート理論—理論の開発過程と実践への適用，pp.67-68, 医学書院を参考に作成］

表Ⅱ-76　コンフォート理論の主要な前提

1. 人間は複雑な刺激に対して，ホリスティックに反応する
2. ホリスティックな反応は，個々の刺激に対する経験よりも同時に経験するほうが大きくて強い
3. コンフォートは，看護やヘルスケアに関する学問と密接に結びついた，望ましいホリスティックなアウトカムである
4. 人間は基本的なコンフォートのニードをもち，それを満たそうと，また，満たされた状態であり続けようと努力する．それは，積極的な努力である
5. コンフォートを与える手段の効果は，6つの感覚（触覚，嗅覚，味覚，聴覚，視覚，潜在的なレベルで感じる感覚）で知覚される
6. コンフォートは個別性のあるもので，痛みがないこと以上のものである

［Kolcaba, K.（2003）/太田喜久子監訳（2008）．コンフォート理論—理論の開発過程と実践への適用，pp.67-76, 174, 医学書院を参考に作成］

学のメタパラダイム概念（ある学問を体系化する中心的概念）を，**表Ⅱ-75**のように定義しています．

2 ● 前提，主要概念，命題

a. 前 提

コルカバは，『コンフォート理論—理論の開発過程と実践への適用』の中で，コンフォート理論の主要な前提について**表Ⅱ-76**のように説明しています．

b. 主要概念

コルカバはコンフォートの状態には3つのタイプ（緩和，安心，超越）があり，コンフォートは4つのコンテクスト（状況）で生じる（身体的，サイコスピリット的，環境的，社会文化的）と述べています．コンフォートおよび，その他さまざまな主要な概念が定義されています（**表Ⅱ-77**）．

c. 命 題

コルカバの最初のコンフォート理論は，1994年に発表され，そこには6つの理論的提言として，コンフォート理論の中のそれぞれの概念がどのように関連し合っているかが説明されています（命題）（**表Ⅱ-78**の1〜6）．2001年にはコンフォート理論の最後のラインに施設の統合性が追加され（**図Ⅱ-21**），3つの理論的提言（命題）が加わりました（**表Ⅱ-78**の7〜9）．

表II-77　コンフォート理論における主要概念と定義

■ヘルスケアニード（health care needs）
　コンフォートのニードであり，受け手の従来からのサポートシステムでは満たすことのできないもの

■コンフォートケア（comfort care）
　患者の身体的，サイコスピリット的，環境的，社会文化的なコンフォートニードの対処に焦点を当てたヘルスケアの観点．３つの構成要素をもつ．①適切で適時な介入，②思いやりと共感のプロジェクトを提供する方法，③コンフォートにするという意図

■コンフォートを与える手段（comfort measures）
　受け手のコンフォートニードを満たすよう計画された看護介入
　・テクニカルな手段（technical comfort measures）：恒常性の維持や疼痛管理を目的とした介入．バイタルサインや血液生化学のモニタリングなどがある
　・コーチング（coaching）：回復や統合に向けて現実的な計画を助けることを目的とした介入．不安の軽減，安心感や情報の提供，傾聴などがある
　・魂のためのコンフォートフード（comfort food for the soul）：形のない方法で困難な課題に向かう患者を力づける，看護師と患者との間での深い結びつきを通して超越を目指す介入．マッサージ，環境調整，イメージ誘導法，手を握ることなどがある

■介入変数（intervening variables）
　看護師や機関はほとんどコントロールできないが，コンフォートケアの計画，コンフォート研究の方向性や成功に影響を及ぼす因子．たとえば，過去の経験，年齢，態度，情緒状態，サポートシステムや，虐待のあるような家庭，ショッキングな診断名など

■コンフォート（comfort）
　コンフォートを与える手段によって受け手が経験する状態．３つのタイプのコンフォート（緩和，安心，超越）に対するニードが，経験の４つのコンテクスト（身体的，サイコスピリット的，環境的，社会文化的）において満たされることにより，強められる即時的な経験．ここでいうコンフォートのコンテクストとは，コンフォートがどのように経験されるか，知覚されるかを意味する
　● ３つのコンフォートのタイプ（type of comfort）
　　・緩和（relief）：具体的なコンフォートニードが満たされた状態
　　・安心（ease）：平静もしくは満足した状態
　　・超越（transcendence）：問題や苦痛を克服した状態
　● ４つのコンフォートのコンテクスト（contexts of comfort）
　　・身体的コンフォート（physical comfort）：身体的感覚，ホメオスタシス機構，免疫機能などにかかわるもの
　　・サイコスピリット的コンフォート（psychospiritual comfort）：自尊心，アイデンティティ，セクシュアリティ，人生の意味などの自己の内的認識にかかわるもの．高次の秩序や存在にかかわるもの
　　・環境的コンフォート（environmental comfort）：人の経験の外的背景にかかわるもの（温度，光，音，におい，色，家具，風景など）
　　・社会文化的コンフォート（sociocultural comfort）：個人，家族，社会的関係にかかわるもの（財政，教育，ヘルスケア従事者など）．家族の伝統，儀式的行事，宗教的慣例

■健康探索行動（health seeking Ðhaviors）
　・内的行動（internal behaviors）：外から見えない臨床検査を通して得られるデータなど
　・外的行動（external behaviors）：外から見える歩行などの機能改善，セルフケア行動など
　・平穏な死（peaceful death）：症状がうまくコントロールされ，死を受け入れることなど

■施設の統合性（institutional integrity）
　ヘルスケア組織が備えるヘルスケア提供者の完全で全人的，健全，公正，専門的，倫理的な質や状態

［Kolcaba, K. (2003)/太田喜久子監訳（2008）．コンフォート理論―理論の開発過程と実践への適用，医学書院を参考に作成］

　ライン4

　ヘルスケアニード ＋ 看護介入 ＋ 介入変数 → **コンフォートの増進** → 健康探索行動 → 施設の統合性

　(Kolcaba, K. (2001). Evolution of the mid range theory of comfort for outcomes reserch. *Nursing Outlook*, 49(2), 86-92 からの許諾を得て改変)

図II-21　施設の統合性に関連したコンフォートケアのための理論的枠組み
［Kolcaba, K. (2003)/太田喜久子監訳(2008)．コンフォート理論―理論の開発過程と実践への適用，医学書院より引用］

表Ⅱ-78　コルカバによるコンフォート理論の提言（命題）

1. 看護師は患者・家族の現存のサポートシステムでは満たされていないコンフォートニードを確認する．
2. 看護師はそれらのニードに取り組むための介入を計画する．
3. 介入計画と成功の見込みがあるかどうかの決定には介入変数を考慮する．
4. 介入が効果的で，ケアリング方法に組み込まれていれば，コンフォート増進のための即時的なアウトカムは達成され，介入はコンフォートを与える手段となる．コンフォートケアはこれらの要素のすべてを必要条件とする．
5. 患者と看護師は望ましい現実的な健康探索行動に同意する．
6. コンフォートの増進が達成すれば，患者はさらにコンフォートを増進する健康探索行動をとるよう強化される．
7. 患者がコンフォートケアによって強められた結果として健康探索行動をとるとき，看護師と患者はヘルスケアにさらに満足し，患者はより健康に関連した（診断に適合した）アウトカムを示す．
8. 専門職としての労働環境は，患者と施設により良いアウトカムを生み出す．
9. 特定の施設で患者と看護師がヘルスケアに満足しているとき，合衆国において健康に対する施設の果たす責任を社会が承認することは，施設の存続と繁栄に寄与するであろう．

(Kolcaba, K. (2001). Evolution of the mid range theory of comfort for outcomes reserch. *Nursing Outlook,* 49 (2), 86-92 からの許諾を得て改変)

[Kolcaba, K.(2003)/太田喜久子監訳(2008)．コンフォート理論—理論の開発過程と実践への適用，医学書院より引用]
1～6 は 1994 年に発表された主要な 6 つの提言，7～9 は 2001 年に追加された 3 つの提言．

3 ● 理論の説明

　図Ⅱ-20にはコルカバのコンフォート理論の全容が体系的に示されています．もっとも上段にあるライン1は，もっとも抽象度が高い概念です．ライン1からライン3にはコルカバによってヒューマン・プレス理論が図式化されており，コルカバの開発したコンフォート理論の枠組みはライン4に図式化されています．

　ヒューマン・プレス理論（ライン1からライン3）では，特定の状況下（刺激状況）におけるニードとプレスの関係が示されています．マレーによればαプレスはネガティブな力（妨害）とポジティブな力（促進），それらの相互作用力からなるものです．βプレスはαプレスの力全体がもたらす効果に対する個人の知覚です（Murray, 1938/1961）．

　コルカバはこのヒューマン・プレス理論の下位概念としてヘルスケアに特化した概念を導き，コンフォートの中範囲理論の概念枠組み（ライン4）を構築しました．コンフォート理論（ライン4）では，主要概念であるコンフォートの先行要件と結果がしっかりと組み込まれているので理論を理解するのに役立ちます．

　コルカバはコンフォートを12の属性の分類的構造で示しました（**図Ⅱ-22**）．このすべてが満たされた状態が総コンフォート（ホリスティックなコンフォート）の状態です．この図によってコンフォートのニードを視覚化させ，コンフォートな状態にあるかをアセスメントすることができます．たとえば，痛みのある患者の身体的コンフォートを，苦痛は和らいでいるか（緩和），苦痛なく平静は保たれているか（安心），苦痛が悪化したときの対処を見出しているか（超越）といった観点からアセスメントできます．4つの側面と3つのタイプを念頭におくことでコンフォートが阻害されている要因をホリスティックに見つけ出すことができるのです．コンフォートな状態は，看護介入によってもたらされる肯定的なアウトカムです．医療現場はストレスが多いために，ケアの受け手が，すべてが満たされた総コンフォートな状態になるのは非常にまれなことだとコルカバはいいます．そのため，看護師は以前と比較してコンフォートが高められることを目指します．

	緩和	安心	超越
身体的			
サイコスピリット的			
環境的			
社会文化的			

(Kolcaba, K., & Fisher, E. (1996). A holistic perspective on comfort care as an advance directive. *Critical Care Nursing Quarterly*, 18(4), 66-76. [Aspen Publishers の許諾を得て改変])

図II-22　コンフォートの分類的構造
[Kolcaba, K. (2003)/太田喜久子監訳(2008). コンフォート理論―理論の開発過程と実践への適用, 医学書院より引用]

　コンフォートの先行要件はヘルスケアニード，看護介入，介入変数と考えられます．看護師は患者の満たされていないヘルスケアニードをアセスメントし，看護介入，すなわち，コンフォートを与える手段（テクニカルな手段，コーチング，コンフォートフード）を計画します（表II-77）．コンフォートのニードを的確にアセスメントすることは，コンフォートの状態を目指すうえで極めて重要です．

　介入の評価は，介入以前と比較してコンフォートな状態が高められているかどうかを評価しますが，その際，ケアの受け手のコンフォート全体の知覚には介入変数が影響します．たとえば，初期の乳がん患者にとっては，年齢，婚姻状況，経済状況，子どもの数や年齢といった第三者の介入では解決しないものが介入変数となり，コンフォート状態の知覚に影響を与える重要な要素となります．介入変数は患者，家族側の要因であることが多く，臨機応変に対応が必要だと考えられています．コンフォート理論における介入変数は，コンフォートの先行要件に位置づけられると考えられます．

　コルカバはコンフォートの12の分類的構造を示しつつも，コンフォートはホリスティックなので各側面は相互に関係し合うため，ケアの受け手はコンフォートの各側面を明確に区別して知覚しているわけではないとしています．たとえば，マッサージするだけでも，温かく思いやりのあるケアが提供され，心地よい環境が整えられていれば，コンフォートの4つのコンテクストを同時に高めることができるのです．コルカバが大切にしているのは，化学療法や悲嘆に伴う痛みがある状態で緩和や安心が達成されないときでも，看護師は患者がそれまでしてきたことができるように超越を目指し，不安を乗り越えられるよう励まし，コンフォートを与える手段によって介入するということなのです．

　コルカバはコンフォートの増進という意図を伴って，思いやり・ケアリングのある（コンフォートのある）方法で介入することをコンフォートケアといい，看護におけるその重要性を提唱しています．コンフォートには，温かみがあり柔軟で，やる気を起こさせる特質があります．

患者のコンフォートが増進されると，患者の健康探索行動が強化されて，健康探索行動がとられ，さらにコンフォートが増進されると考えられています．**図Ⅱ-20**ではコンフォートの増進が患者の健康探索行動と関連することが示されています．現在は，さらにコルカバはコンフォート理論をアウトカム研究へと発展させ，コンフォートの中範囲理論の最後のラインに，施設の統合性を加えました．看護の質改善のために，肯定的なアウトカムを増やすことを目指していることが示されているのです．

D. 理論のクリティーク

1 ● 一貫性（consistency）

　コルカバのコンフォート理論のもっとも包括的な哲学的観点はホリズムです．ホリズムと中範囲理論であるコンフォート理論との概念間のつながり，また，コンフォート理論の概念枠組みも明確に体系的に図式化され，説明されています．

　コルカバはコンフォートをアセスメントする測定用具を開発しています．これはコンフォートを細分化して評価してしまうとホリスティックな反応，すなわち，人間の経験の複雑さが損なわれてしまうことを懸念し，ホリスティックな反応をみることを重視して作成されています．このように，理論は細部にわたり整合性をもち，首尾一貫しています．

2 ● 簡明性（simplicity）

　すでに説明したように，コンフォート理論で扱う現象は看護やヘルスケアの現場のコンフォートに焦点が当てられています．またコンフォートの概念は，この理論の中で明確に定義されており，その説明も実践的で理解しやすいものになっています．患者のニーズに焦点を当てた看護やヘルスケアの実践を扱っているという理論の範囲内においては，その他の諸概念の説明や関係もわかりやすく明瞭です．

3 ● 有用性（usefulness）

a. 実　践

　コルカバはコンフォート理論を自身の認知症ケア実践の経験をきっかけに，常に実践に立ち戻りながら帰納的に生み出してきました．そのため，この理論は実践的で汎用性が高いと考えられます．

　実際の実践への適用としては，分娩時のケア，放射線療法，認知症ケア，周手術期，ホスピスケア，急性期ケア，整形外科看護，在宅看護などの領域で介入の評価や枠組みとして活用されていることがすでに報告されています（Kolcaba, 2003/2008）．その後，子どもの痛みをめぐる小児看護領域への適用（Kolcaba & DiMarco, 2005）や，抑うつ障害を伴う精神科看護領域への適用（Apóstolo & Kolcaba, 2009），退役軍人のヘルスケア領域への適用（Boudiab & Kolcaba, 2015）など，現在も実践での応用範囲は拡大しています．

b. 研　究

　コルカバは，有効な介入によりコンフォートが増強されることを，乳がん患者や尿失禁患者を対象とした研究で検証し，さらには，尿失禁患者を対象とした研究ではコンフォートの増進が健康探索行動の増加に影響することを検証してきました（Kolcaba, 2003/2008）．

また，コルカバはすでに述べたように，コンフォートの測定用具を開発しています．開発された一般コンフォート質問票はコンフォートの分類的構造に一致した因子構造をもち，その有用性はすでに実証されています．

図Ⅱ-20のライン4は，コンフォートの中範囲理論を示しています．コルカバは，新たに実践的なコンフォート研究を開始する際には，具体的状況を表す，より狭い概念をライン4の下位概念としておき，ライン5として新たに概念の枠組みを導くことで，誰もが独自の研究の場に応用させることが可能であるとしています．また，独自の研究領域の操作的定義を行うことで，誰もが一般コンフォート質問票を独自の質問票へデザインすることが可能になります．コルカバは，コンフォート理論に関してオープンに議論することによって，理論が発展していくことを望んでいます．

なお，日本語訳の一般コンフォート質問票（Kolcaba, 2003/2008）には信頼性・妥当性が記載されていないため，使用する場合には信頼性・妥当性の確認が必要になるでしょう．

c. 教　育

コンフォート理論は教育カリキュラムや教育プログラムに指針をもたらすことが可能であることがすでに報告されています．看護学士課程でのコンフォートに関する教育ガイドラインに従って，高齢者を対象にした実践（Cox, 1996）や，地域の健康教育における応用（Kolcaba, 2003/2008）が報告されています．

現在，コルカバは管理的な観点から，ケアの構造や組織化におけるコンフォート理論の有用性を検証し，患者へのガイドラインに役立つかどうかという点に重きをおいた試みを継続しています．看護師のホリスティックなコンフォートは職場への定着率や長期欠勤，労働意欲，採用において重要な要因になると考え，ひいては患者のケアのために重要であることに着眼しているのです．医療環境におけるコンフォート理論の実践的な応用についても報告されています（Kolcaba, Tilton & Drouin, 2006）．

4 ● その他

a. 一般性（generality）

コルカバの理論はコルカバ自身の豊富な臨床経験や実践研究をもとにして帰納的に生み出され，広く演繹的に仮説検証され，そして遡及法を用いて理論を拡張させているため，理論はどの領域，範囲においても説得力をもった内容となっています．これによって，広く理解され，さまざまな実践の状況，文化，年齢層，また，研究，教育に応用されるにいたっていると考えられます．

看護においてコンフォートという概念が歴史的にも広く使われてきたように（明確な定義はなく，さまざまに用いられていますが），看護，ヘルスケアの場面においてコンフォートという概念は一般的に受け入れやすいものであることがわかります．コルカバはさらにコンフォート理論をコミュニティに拡張する研究を続けていますが，研究を拡張するうえでも，コンフォートは常に患者にとって重要であるということをぶれることなく強調しています．このように，コンフォートを常に患者にとってのアウトカムとしている点でも，一般性が高いと考えられます．

b. 重要性（importance）

　コンフォート理論は新しい理論であり，コルカバはコンフォート理論を用いるときには，介入の有効性も測定し，評価することが重要だと考えています．その際，看護成果分類（Nursing Outcomes Classification：NOC）を活用することを推奨していますが，このNOCや看護介入分類（Nursing Intervention Classification：NIC）では，すでにコルカバのコンフォート理論の文献が参考文献として数多く引用されています．このことから，看護の成果や介入を形づくるうえで，コンフォート理論の重要性が高まっていると考えられるでしょう．

　日本では，2011年に日本看護科学学会看護学学術用語検討委員会が「看護学を構成する重要な用語」の中で，「安楽（comfort）」という用語をコルカバのコンフォートの定義をそのまま用いて再定義しています．それまでの「安楽」の概念と比較すると，この定義には「個人が知覚する経験」であり，「強化されるもの」であることが，新たに含まれています．この点はコルカバの概念の特質でもあり，コルカバのコンフォート研究は学術的な重要性をもつものへと広がりをみせているといえるでしょう．

E. 事例で考える ── コルカバの実践への応用

事例 22　コンフォートのニードをもつCさんへのケア

　Cさん，75歳，男性．5年前に妻を亡くし一人暮らし．突然の事故による外傷後，首から下の神経に麻痺が出現しました．突然に生じた感覚神経，運動神経，自律神経麻痺のため，動くことも感じることもできなくなりました．食事は全介助で嚥下に時間を要します．排尿の感覚はなく，寝たきりの状態です．

　受傷直後からCさんは，病室の天井をただ眺めるか，隣のベッドとの間を仕切るカーテンを眺めるだけの時間を過ごしていました．入院2日目，受け持ち看護師FがCさんの検温にいくとCさんはただ黙って涙ぐんでいました．その後もほとんど口をきいてくれませんでした．しばらくして廊下を通り過ぎると，強い口調で何かを訴えているのが聞こえてきました．そばに行き声をかけると「水が飲みたい」「首の固定（装具）があたって痛い」と言い，いら立っている様子がうかがえました．

＊

　看護師FはCさんの体験している苦痛を少しでもやわらげたい，手術になるならば少しでもよい体調で臨めるように整えたいと考え，介入を計画しました．体位やベッドの工夫，清潔な衣類の提供，不快なにおいの除去につとめ，皮膚の赤みには除圧を行い，また直接触れてマッサージを行い，栄養状態の低下を防ぐために栄養科と相談して食事を工夫することにしました．ショッキングな病名そのものもCさんの安らぎを妨げると考えました．ナースコールに代わる方法を提案し，傾聴，専門用語をできるだけ使用しない情報の提供など，コミュニケーション方法の工夫をし，家族や重要他者との面会の調整や平穏な環境調整にもつとめました．そして，これらが病棟の看護として統一できるようにチームメンバーと共有しました．

＊

　手術のための転院当日，Cさんは穏やかな表情で看護師Fへ次のように語りかけました．「天井を見るだけの毎日は本当に苦痛でした．入院したばかりのときはナースコールは押せないし呼んでも誰も来てくれない．首の装具が痛いと言っても固定だからしかたないと聞き

> 入れてもらえない．でも今は，とても気持ちが前を向いています．少しでもよい状態で手術に臨むことができたこと，あなたのケアに感謝の気持ちでいっぱいです．もう動けないかもしれないことは理解しています．でも，望みは捨てていないのです」．

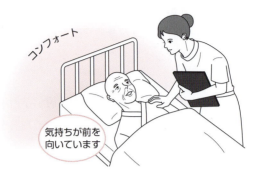

　上記の事例は，コンフォート理論に方向づけられ，看護が展開されているとみることができるでしょう．さまざまな不快を体験していたCさんが，身体的，サイコスピリット的，環境的，社会文化的側面で知覚する，緩和，安心，超越の例を含んでいると考えられます．たとえば，Cさんの体験していた不快を，首や皮膚の苦痛（身体的），聞き入れてもらえない自尊心の傷つき（サイコスピリット的），天井やカーテンを眺める閉鎖的空間，不快なにおい（環境的），家族や重要他者からの孤立（社会文化的）などの側面から理解できます．また，診断名はCさんにとって，まさにコンフォートに影響を与える因子（介入変数）であり，介入の妨げになっていたと考えられます．Cさんのようにコンフォートニードが高い状況では，看護師の介入，たとえば，除圧（テクニカルな手段），傾聴や情報提供（コーチング），平穏な環境調整（コンフォートフード）などの手段によって，すべてを満たすことができるわけではありません．しかし，Cさんは明らかに以前と比較して，コンフォートが高められた状態にあることが理解できると思います．

　コンフォートな環境は，温かみがあるもので，単に安全な環境ではなく，単なるなぐさめでもないのです．「気持ちが前を向いています」という語りにみられるように，看護師Fのコンフォートにする行為が機能したことが理解できるでしょう．また，Cさんの「もう動けないかもしれないことは理解しています．でも，望みは捨てていないのです」という語りにみられる，"もしかしたら"という望みをもつことは，現状を理解していないこととは違います．ニードが満たされたときに強められる，やる気を起こさせる特性が示されています．このようなCさんの発言は，介入によりニードが満たされ，コンフォートが増進された結果であると理解できるのです．

● 文　献

Alligood, M.R. (2014). Nursing theorists and their work (8th Ed.), St. Louis: Elsevier.

Apóstolo, J. & Kolcaba, K. (2009). The effects of guided imagery on comfort, depression, anxiety, and stress of psychiatric inpatients with depressive disorders. Archives of Psychiatric Nursing, 23(6), 403-411.

Boudiab, L.D. & Kolcaba, K. (2015). Comfort Theory: Unraveling the Complexities of Veterans' Health Care Needs. Advances in Nursing Science, 38(4), 270-278.

Butcher, K.H., Bulechek, M.G., Dochterman, M.J., et al. (2018)/黒田裕子・聖隷浜松病院看護部訳 (2018). 看護介入分類 (NIC)(原著第7版), エルゼビア・ジャパン.

Chinn, P.L. & Kramer, M.K. (2011). Integrated knowledge development (8th Ed.), St. Louis: Mosby.

Cox, J. (1996). Assessing patient comfort in radiation therapy. Radiation Therapist, 5(2), 119-125.

Fawcett, J. (1984). The metaparadigm of nursing: Present status and future refinements. The Journal of Nursing Scholarship, 16(2), 84-49.

Fawcett, J. (2013). Contemporary nursing knowledge analysis and evaluation of nursing models and theories (3rd Ed.), Philadelphia: F.A. Davis.

Kolcaba, K. (1991). A taxonomic structure for the concept comfort. Image: Journal of Nursing Scholarship, 23(4), 237-240.

Kolcaba, K. & Kolcaba, R.(1991). An analysis of the concept of comfort. Journal of Advanced Nursing, 16(11), 1301-1310.

Kolcaba, K. (1994). A theory of holistic comfort for nursing. Journal of Advanced Nursing, 19(6), 1178-1184.

Kolcaba, K. (1995). Comfort as process and product, merged in holistic nursing art. Journal of Holistic Nursing, 13(2), 117-131.

Kolcaba, K. & Fox, C. (1999). The effects of guided imagery on comfort of women with early stage breast cancer undergoing radiation therapy. Oncology Nursing Forum, 26(1), 67-72.

Kolcaba, K. & Steiner, R. (2000). Empirical evidence for the nature of holistic comfort. Journal of Holistic Nursing, 18(1), 46-62.

Kolcaba, K. (2001). Evolution of the mid range theory of comfort for outcomes research. Nursing Outlook, 49(2), 86-92.

Kolcaba, K. (2003). Comfort Theory and Practice：A Vision for Holistic Health Care and Research, New York: Springer.

Kolcaba, K. (2003)/太田喜久子監訳 (2008). コンフォート理論―理論の開発過程と実践への適用, 医学書院.

Kolcaba, K. & DiMarco, M.A. (2005). Comfort theory and its application to pediatric nursing. Pediatric Nursing, 31(3), 187-194.

Kolcaba, K., Tilton, C. & Drouin, C. (2006). Comfort Theory: A Unifying Framework to Enhance the Practice Environment. The Journal of Nursing Administration, 36(11), 538-544.

Kolcaba, R. (1997). The Primary holisms in nursing. Journal of Advanced Nursing, 25(2), 290-296.

黒田裕子監修 (2015). 看護診断のためのよくわかる中範囲理論 (第2版), 学研メディカル秀潤社.

Meleis, A.I. (2012). Theoretical nursing: Development and progress (5th Ed.), Philadelphia: Lippincott Williams & Wilkins.

Moorhead, S., Swanson, E., Johnson, M., et al. (2018)/黒田裕子・聖隷浜松病院看護部訳 (2018). 看護成果分類 (NOC)(原著第6版), エルゼビア・ジャパン.

Murray, H. (1938)/外林大作訳編 (1961). パーソナリティー, 誠信書房.

日本看護科学学会看護学学術用語検討委員会 (1995). 看護学学術用語, 正文社.

Panno, J.M., Kolcaba, K. & Holder, C. (2000). Acute Care for Elders (ACE): a holistic model for geriatric orthopaedic nursing care. Orthopaedic Nursing, 19(6), 53-60.

Schirm, V., Baumgardner, J., Dowd, T., et al. (2004). NGNA. Development of a healthy bladder education program for older adults. Geriatric Nursing, 25(5), 301-306.

Tomey, A.M. & Alligood, M.R. (2004)/都留伸子監訳 (2009). 看護理論家とその業績 (第3版), 医学書院.

Vendlinski, S. & Kolcaba, K. (1997). Comfort care: a framework for hospice nursing. American Journal of Hospice & Palliative Care, 14(6), 271-276.

Walker, L.O. & Avant, K.C. (2011). Strategies for theory construction in nursing (5th Ed.), Upper Saddle River: Prentice Hall.

付　録

付録1 本書における看護理論家一覧

　自身が興味をもっている実践領域で使える看護理論を知りたい．そのような思いで本書を手に取られた人も多いのかもしれません．適用できそうな理論に出合うにはまず各理論の特徴を知る必要があります．第Ⅰ章「2．看護理論とは」「3．看護理論を実践に活かす」（p.6-13参照）に記載されている通り，看護理論の理解には，理論の構成要素である「前提」「概念」「命題」を理解することが必要です．しかしながら，理解するための用語が少し難しいと感じる人もいるかもしれません．そこで，上記とは異なる入口から理論と出合う機会として「本書における看護理論家一覧」を作成しました．ここではこの一覧の役割をお伝えします．

　本書の第Ⅰ章「1．看護学とは」（p.2-5参照）に記載されている看護学の中心概念「人間」「環境」「健康」「看護」は，看護を学ぶ者にとってなじみのある用語でしょう．そこで，この一覧では，「人間」「環境」「健康」の3つの概念を軸に枠組みを作成し，これらが本書の各理論でどのように書かれているのかを示しました．理論家の年代的差異も考慮して，それぞれ，「人間あるいは患者」「環境」「健康あるいは病気」としました．なかには，これらの概念に言及していない理論もありますが，一覧にすることで，言及がないことがわかることも重要であると考えました．看護学の中心概念として「看護」を取り扱うことには議論があるものの（p.3参照），看護理論には，「看護」あるいは「看護師」についてなんらかの言及があることを考慮して，「看護・看護師」の枠組みを設け，各理論において「看護」あるいは「看護師」がどのようにとらえられているのかを示しました．加えて，「看護師-患者関係」のとらえ方を示す理論も少なからずあり，理論を活用するときには大切な視点になると考えて加えました．

　また，一覧には，出生年および没年，出生地，理論を発表した年とそのときの年齢・活動（居住）地，理論の特徴，理論に影響を与えた事象も入れました．これらは理論の構成要素である「前提」を理解する手がかりになりますが，それだけではなく，各理論の焦点の類似点や相違点を比較したり，時代背景や文化的影響の関連をとらえたり，あるいは，理論家同士の関係をみたりするときに有用と考えました．

　以上の内容を地図（**付録図1**）と一覧（**付録表1**）で示していますが，これらは本書の第Ⅱ章「各論」における記述をもとに作成したことを付け加えておきます．皆さんの実践領域と本書にある看護理論との共通性を見つけ，各理論を精読する手がかりにしていただければと思います．

付録1　本書における看護理論家一覧　273

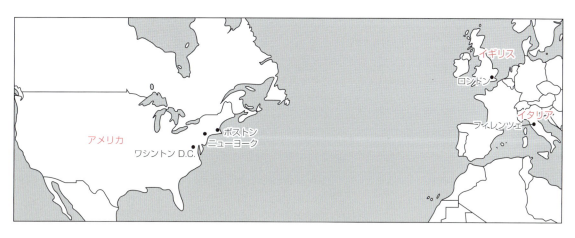

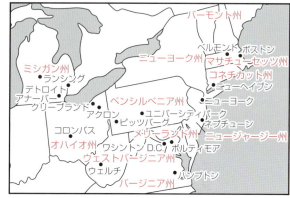

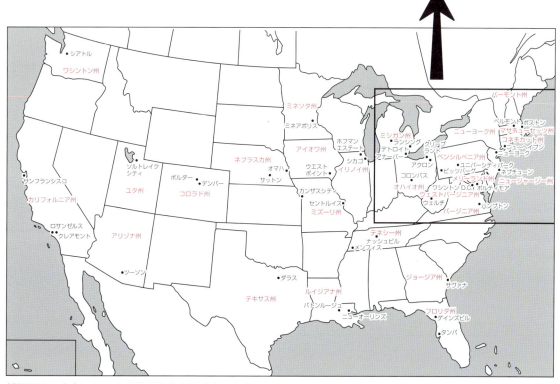

付録図1　本書における看護理論家と関連する都市

付録1　本書における看護理論家一覧

付録表1　本書における看護理論家一覧

理論家	出生年・没年 出生地	出版時の居住地	著作（原題）	著作（邦題）	出版年	出版時年齢	
1.ナイチンゲール	（1820-1910）フィレンツェ，イタリア	ロンドン 英国	Notes on Nursing : What It Is, and What It Is Not	「看護覚え書」	1859	39歳	
2.ヘンダーソン	（1897-1996）カンザスシティ（ミズーリ州），米国	ニューヘイブン（コネチカット州）米国	Basic Principles of Nursing Care	「看護の基本となるもの」	1960	63歳	
3.ウィーデンバック	（1900-1998）ドイツ（幼少時に米国に移住）	ニューヘイブン（コネチカット州）米国	Clinical Nursing : A Helping Art	「臨床看護の本質：患者援助の技術」	1964	64歳	
		ゲインズビル（フロリダ州）米国	Meeting the Realities in Clinical Teaching	「臨床実習指導の本質：看護学生援助の技術」	1969	69歳	
4.ペプロウ	（1909-1999）ペンシルベニア州，米国	ニューヨーク（ニューヨーク州）米国	Interpersonal Relations in Nursing : A Conceptual Frame of Reference for Psychodynamic Nursing	「人間関係の看護論」	1952	43歳	

環　境	人間・患者	健康・病気	看護・看護師	看護師－患者関係	理論の特徴	理論に影響を与えた事象など
	病気に対する回復力をもつ	病気とは,個体の癒やそうとしているはたらきが中断すること 症状は病気特有のものではなく,生活の世話が欠けていることによる	観察によって患者の状況を把握するだけでなく,変化までも予測しうる		環境 自然治癒力	ビクトリア朝 産業革命による公衆衛生の悪化 クリミア戦争
	基本的には自分の欲求を満たすための体力・意思力・知識をもっている自立した存在	基本的欲求を変容させる病理的状態として12の状態をあげている	人間の基本的欲求（ニード）に根ざしている 人間のニードの共通性と個別性に着目 さまざまな健康レベルにある人が看護の対象	優れた看護師は「患者の皮膚の内側に入り込む」ことで患者と一体感を感じることができる	基本的ニード 看護の機能	心理学者ソーンダイクの基本的欲求
	患者とは保健医療の分野で働く人から,ケアであれ,指導・助言であれ,なんらかの援助を受けている個人 予防的な保健指導を受けている人も患者とみなされる		患者の「援助へのニード」を満たす 実践は,援助へのニードの明確化,援助の実施,成果の確認で構成される 看護実践には,事実に基づく知識,思索的知識に基づいた実践的知識が必要 実践する看護師には,判断力,技術,手順的技能およびコミュニケーション技能が必要		看護の援助技術 哲学性が強い	コミュニティ助産師としての経験 同僚であったオーランドの「看護の探求：ダイナミックな人間関係をもとにした方法」
その人のもつ家族,学校,職場,文化,習慣などの対人環境を指す	不安定な平衡状態のなかで生きている存在 人間は自分のニードによってひきおこされた緊張を自分のやり方で減らそうと努力できる存在	創造的,建設的,生産的,個人的な生活や,地域における社会生活を営むためのパーソナリティの発展と,現在とは異なった他の方向に向かう人間的プロセスを意味する	有意義な,治療的な,対人的プロセス 地域社会にある個々人の健康を可能にする他の人間的な諸プロセスと協働して機能する 創造的,建設的,生産的,個人的な生活や,地域における社会生活を営むためのパーソナリティの発展を助長することを目的とした教育手段 看護師の役割：見知らぬ人,無条件な代理母,相談者,情報提供者,リーダー,代理人,大人	健康問題をもつ患者の人格の成長を促し,患者の自立や大人としての責任を引き受けることを促進する	対人関係モデル 精神力動的看護からの発展	精神看護学の発展,専門性の確立に貢献 ハリー・スタック・サリヴァン（精神科医）の対人関係理論

付録1　本書における看護理論家一覧

理論家	出生年・没年 出生地	出版時の居住地	著作（原題）	著作（邦題）	出版年	出版時 年齢	
5.ロジャーズ	(1914–1994) ダラス(テキサス州), 米国	ニューヨーク (ニューヨーク州) 米国	An Introduction to the Theoretical Basis of Nursing	「ロジャーズ看護論」	1970	56歳	
6.オレム	(1914–2007) ボルティモア (メリーランド州), 米国	ワシントン D.C. 米国	Nursing : Concepts of Practice	「オレム看護論：看護実践における基本概念」	1971	57歳	
7.ジョンソン	(1919–1999) サヴァナ (ジョージア州), 米国	ロサンゼルス (カリフォルニア州) 米国	A Philosophy of Nursing	「看護の哲学」	1959	40歳	
			The Nature of a Science of Nursing	「看護の科学」	1959	40歳	
			The Behavioral System Model for Nursing	「看護のための行動システムモデル」	1980	61歳	
8.レヴァイン	(1920–1996) シカゴ (イリノイ州), 米国	シカゴ (イリノイ州) 米国	Introduction to Clinical Nursing	「臨床看護入門」	1969	49歳	
			Conceptual Model for Nursing Practice	「看護実践の概念モデル」	1989	69歳	
9.アブデラ	(1919–2017) ニューヨーク (ニューヨーク州), 米国	ニューヨーク 米国	Patient-Centered Approaches to Nursing	「患者中心の看護」	1960	41歳	

環　境	人間・患者	健康・病気	看護・看護師	看護師ー患者関係	理論の特徴	理論に影響を与えた事象など
パターンによって識別でき，還元不可能な総次元/汎次元のエネルギーの場	環境との相互作用により変化し続けているが，決して元に戻らない 人間はエネルギーの場であり，どこまでも無限で時間や空間をこえた存在	文化や個人によって定義づけられる価値	看護は人間とその環境の相互作用を対象とする 看護は抽象的な知識体系であり，人間とその世界についての科学でありアートである		看護科学 人間と環境を4つの主要概念とホメオダイナミックスの原理で説明	1930～40年代のヘルスプロモーションへの視点が基盤 物理学 ナイチンゲールの影響による自然治癒力への視座
	自立しており，セルフケアに向けて主体的に行動できる 成熟した人は生命や健康，幸福を維持していくうえで環境から受ける刺激に対して意図的に行動できる能力（エージェンシー）を有する	形態面および機能面で健全であり，全体として欠けていないこと	対象のセルフケアに向けられる	人がセルフケアできなくなったとき，それが予測されるときにケアするのが看護 看護システムとは，看護師が熟考し実施する組織化された一連の意図的行為 ①完全代償システム ②部分代償システム ③支持的・教育的システム	セルフケア セルフケア不足 看護システム理論 相互行為をシステムとみなす	
行動を規定する，各個人特有の変数としての環境要因	多数の行動の集合体からなる行動システム 人間の行動システムは，ある程度の規則性と恒常性を有する不可欠なもの 多くの個人は，外的な影響への適応力と一般的な変動へのストレス耐性を備える	健康：行動システムのバランス 病気：行動システムのバランスが崩れた状況	個人の身体的・社会的健康が脅かされた状況において，患者の行動を至適レベルに組織づけ統合するようにはたらく外的な調整力	患者という「行動システム」がバランスを維持できるように援助する	行動システムモデル	システム論 行動科学
人間が持続的かつ能動的にかかわる場 内的環境と外的環境がある	全体としての個人または開放系のシステム 有機的組織体として環境とつねに相互作用しつつ統合性を維持しようとする存在	健康とは，適応あるいは変化の1つのパターンであり連続体である 健康はそれ自体が存在しているのではなく，個人が属している集団の特性や信念によって決定される	看護とは，他者との関係性に基盤を置く学問分野		保存モデル 人間の全体性・統合性 人間と環境との相互作用	大学院時代の教員であるベランドとの出会い デュボスの適応概念 セリエのストレス理論 エリクソンの発達理論 ギブソンの知覚理論
「21の看護問題」のうちの1つとして，治療的環境を創造，維持することをあげている	身体的，情緒的，社会的ニーズをもつ		看護は個人から社会にいたるまでのサービス 看護師の態度や知的能力，看護技術に基づき，病気の有無を問わず，人々が健康上のニードに対処できるよう援助したいと願う気持ちと，援助に必要な能力を形成するというアートとサイエンスの上に築かれたもの	援助的関係	「21の看護問題」の分類 問題解決法への発展 専門職としての看護師養成	1950年代の看護が直面した問題 ・専門職としての実践領域を明確にすること ・理論的根拠を確立すること 米国公衆衛生局行政官としての実践

理論家	出生年・没年 出生地	出版時の居住地	著作（原題）	著作（邦題）	出版年	出版時 年齢	
10.キング	(1923-2007) ウエストポイント（アイオワ州），米国	コロンバス（オハイオ州）米国	Toward a Theory for Nursing : General Concepts of Human Behavior	「看護の理論化：人間行動の普遍的概念」	1971	48歳	
		タンパ（フロリダ州）米国	A Theory for Nursing : Systems, Concepts, Process	「キング看護理論」	1981	58歳	
11. オーランド	(1926-2007)	ニューヘイブン（コネチカット州）米国	The Dynamic Nurse-Patient Relationship	「看護の探求：ダイナミックな人間関係をもとにした方法」	1961	35歳	
		ベルモント（マサチューセッツ州）米国	The Discipline and Teaching of Nursing Process	「看護過程の教育訓練：評価的研究の試み」	1972	46歳	
12.トラベルビー	(1926-1973)	バトンルージュ（ルイジアナ州）米国	Interpersonal Aspects of Nursing		1966	40歳	
			Intervention in Psychiatric Nursing: Process in the One to One Relationship	「対人関係に学ぶ看護：トラベルビー看護論の展開」	1969	43歳	
			Interpersonal Aspects of Nursing (2nd Ed.)	「人間対人間の看護」	1971	45歳	
13.レイニンガー	(1925-2012) サットン（ネブラスカ州），米国	ワシントン D.C. 米国	Nursing and Anthropology: Two Worlds to Blend	「看護学と人類学：融合する2つの世界」	1970	45歳	
		ソルトレークシティ（ユタ州）米国	Transcultural Nursing: Concepts, Theories and Practice	「文化を越えた看護：概念，理論，実践」	1978	53歳	
		デトロイト（ミシガン州）米国	Culture Care Diversity and Universality: A Theory of Nursing	「レイニンガー看護論：文化ケアの多様性と普遍性」	1991	66歳	

環境	人間・患者	健康・病気	看護・看護師	看護師ー患者関係	理論の特徴	理論に影響を与えた事象など
力動的相互行為システムのうち, 社会システムとしての家族, 宗教, 学校, 職場などがある		健康は, ライフサイクルにおける動的な状態			相互行為システム	哲学者カントの人間観
	社会的な存在であり, 知覚, 理性, 認識力, コントロール能力, 目的をもち, 行為志向・時間志向の存在		保健専門職には, 個々人が自分のヘルスケアについて意思決定を行えるような情報を提供する責任がある	看護師と患者は役割の異なる対等な人間として位置づけられる 二者間の相互行為に6要素(行為, 障害, 対応, 共同目標の設定, 手段の探求, 手段への同意)が存在したとき目標を達成できる	力動的 目的達成理論 9つの主要概念 8つの命題	
	身体上の制約, 医療に対する否定的反応, ニード伝達能力の不足により苦痛や不安を生じ, それらは, 言語的, 非言語的に表現される	患者の不安や苦痛の原因として①身体上の制約, ②医療に対する否定的反応, ③ニード伝達能力の不足の3側面からとらえている	専門職としての看護の機能は, 患者が負いきれない, または負いきれなくなってきた心身両面の問題を代わって背負う, 援助する行為	患者と看護師との直接的な相互作用の過程 〈看護状況〉	患者と看護師との相互作用の過程に焦点をあてた看護のプロセス 「プロセスレコード」による訓練の有効性の実証 精神保健	精神保健のコンサルタントとしての実践
	独自的でとりかえのきかない個体 つねに生成, 進化, 変化のプロセスにあり, 過去を思いおこし, 未来を予測する能力は人間独自のもの 「患者」はレッテルであり, 実際には存在しない	主観的健康：自分の身体的, 情緒的, 精神的状態について, それぞれの人が受け止めるとおりの評価に一致するもの 客観的健康：診察, 臨床検査による測定, 教会指導者や心理相談員による評価などで識別できる病気, 不具, 欠陥 主観的健康と客観的健康とが異なる場合もあり, 個人が自身の健康をどのように認識しているかが大切	看護とは対人関係のプロセス 病気や困難な体験を予防する, あるいは立ち向かう, また, それらの体験のなかに意味が見出せるように, 個人や家族, 地域社会を援助する 看護師も一人の人間として要求をもつ	援助的人間関係 「看護師ー患者」関係ではなく, 人間対人間の関係を確立することが必要 両者のニードを満たすことが重要であり意味がある	人間対人間の関係モデル 精神看護	実存哲学, 実存分析 オーストリアのユダヤ人精神科医フランクルの考え方 エール大学時代オーランドから教えを受ける
世界観や社会システムなど, 個人の健康とケアに対して影響を与える構成要素として, サンライズイネーブラーを用いて示している	人間は, 文化ケアのなかで生活しており, その人生経験は, どのような文化においてもその人々にとっては意味があり重要なこと	個人の日常的な役割を果たす能力を表す	ケアは看護の本質であり, 看護の中心的, 優先的, 統合的な最重要点	「見知らぬ人ー友人モデル」で関係性を確認する指標を示す	文化に調和したケア 民族看護学 サンライズイネーブラー	人類学

理論家	出生年・没年 出生地	出版時の居住地	著作（原題）	著作（邦題）	出版年	出版時年齢	
14.ニューマン	(1933-2018) メンフィス (テネシー州), 米国	ユニバーシティパーク (ペンシルベニア州) 米国	Theory Development in Nursing	「看護における理論の開発」	1979	46歳	
		ミネアポリス (ミネソタ州) 米国	Health as Expanding Consciousness (2nd Ed.)	「マーガレット・ニューマン看護論：拡張する意識としての健康」	1994	61歳	
			Transforming Presence: The Difference That Nursing Makes	「変容を生みだすナースの寄り添い：看護が創りだす違い」	2008	75歳	
15.ロイ	(1939-) ロサンゼルス (カリフォルニア州), 米国	ロサンゼルス (カリフォルニア州) 米国	Introduction to Nursing: An Adaptation Model	「ロイ看護論：適応モデル序説」	1976	37歳	
16.ミッシェル	(1940-) ボストン (マサチューセッツ州), 米国	ツーソン (アリゾナ州) 米国	Uncertainty in Illness	「病気における不確かさ」理論	1988	48歳	
17.パースィ	(1940-) ピッツバーグ (ペンシルベニア州), 米国	ピッツバーグ (ペンシルベニア州) 米国	Man-Living-Health: A Theory of Nursing	「健康を一生きる一人間：パースィ看護理論」	1981	41歳	
		シカゴ (イリノイ州) 米国	The Human Becoming School of Thought: A Perspective for Nurses and Other Professionals	「パースィ看護理論：人間生成の現象学的探求」	1998	58歳	
18.ワトソン	(1940-) ウェルチ (ウェストバージニア州), 米国	デンバー (コロラド州) 米国	Nursing: The Philosophy and Science of Caring		1979	39歳	
			Nursing: Human Science and Human Care	「ワトソン看護論：人間科学とヒューマンケア」	1985	45歳	
			Human Caring Science: A Theory of Nursing (2nd Ed.)	「ワトソン看護論：ヒューマンケアリングの科学」（第2版）	2012	72歳	

環　境	人間・患者	健康・病気	看護・看護師	看護師ー患者関係	理論の特徴	理論に影響を与えた事象など
		健康は、「病気」の状態や病状も含む	看護の目的は、人々を良くする、あるいは病気の予防だけでなく、意識をより高いレベルへと進化させること		マーサ・ロジャーズの理論を基盤としている 「健康」が理論の中心概念となっている	母親の看病体験 マーサ・ロジャーズ（看護科学） ベントフ「意識の進化」やボーム「隠された秩序」（物理学） ヤング「人間の進化のプロセス」（科学）
	人は意識のパターンで認められる 人は意識をもつのではなく、人は意識である	健康は疾患と非疾患の統合 疾病と健康は分離できない実態であり、より大きな全体のパターン				
統一体としての進化するパターン	拡張する意識のプロセス	全体性をあらわす進化する統一体としてのパターン 人と環境との間の対話的な過程	看護の目的は、看護ケアが必要な人々に変容をもたらす存在感を与えること	看護の現象は、健康の統一的なとらえかたによる看護師と患者のダイナミックな関係		
個人、集団を取り囲み発達と行動に影響を与えるすべての条件、状況、影響因子 人間の適応レベルに影響を与える刺激（焦点刺激、関連刺激、残存刺激）	人間は、適応する能力をもつシステム 環境の変化に順応する、環境を変化させる 4つの適応様式を持つ：①生理的様式、②自己概念様式、③役割機能様式、④相互依存様式	健康とは、環境との相互作用を反映し、統合された健全、完全な状態、あるいはそれに近づいている状態とそのプロセス	4つの適応様式における適応を促進する 適応システムへのインプットとその反応をアセスメントし、刺激を操作する		一般システム理論（ベルタランフィ）、適応レベル理論（ヘルソン）が源泉 適応モデル（環境に対する人間の適応）	宗教的バックグラウンド UCLA時代のドロシー・ジョンソンとの出会い
	不確かな状況に置かれた人		構造の提供者：刺激因子の解釈において不確かな状況に置かれた人を援助することができる人		不確実性 評価のための尺度がある	ラザルス、フォークマンのストレスコーピングに関する研究（心理社会学）
人間と天地万物がともにつくり上げる	関係づくりのパターンによって認知され、状況のなかで自由に意味を選択する開かれた存在	その人が望み、その人が考えるその人らしく生きる過程 その人や家族や地域によって体験され表現される、共に創造する生成の過程	その人の視点から、生活の質を高めること 看護実践は、看護者が「真に共にあること」により、その人と共に展開	その人と共にあること	人間生成理論 現象学的看護理論	実存的現象学 マーサ・ロジャーズ（看護科学）
環境に対する主観的な評価は、内的な環境要因（心的・スピリチュアルな安寧、社会文化的な信念など）と外的な環境要因（疫学的・物理的・社会的なもの、快適さ、安全・清潔など）の相互依存的な関係のなかでもたらされる	心・肉体・魂を宿した存在であり、各部分の総和とは異なる 人のライフは時間的にも空間的にも継続する、霊的、精神的、情緒的、物理的に分けることできない「世界内存在」	健康：心・肉体・魂が統一され調和していること 不健康：内面の自分や魂のレベルで自分自身とぎくしゃくしていること	看護は、健康を増進し、不健康を予防し、病気をケアし、健康を回復することにかかわっている	看護師と患者の間に援助ー信頼関係を発展させていくことはトランスパーソナルなケアリングにとって欠かせないこと カリタスプロセス	ケアリング ヒューマンケアリング	メイヤロフ（哲学） カール・ロジャーズ（心理学） マーサ・ロジャーズ（看護科学）

理論家	出生年・没年 出生地	出版時の居住地	著作（原題）	著作（邦題）	出版年	出版時 年齢	
19.ペンダー	(1941-) ランシング （ミシガン州), 米国	ホフマンエステート （イリノイ州） 米国	Health Promotion in Nursing Practice		1982	41歳	
		アナーバー （ミシガン州） 米国	Health Promotion in Nursing Practice (3rd Ed.)	「ペンダーヘルス プロモーション 看護論」	1996	55歳	
20.ベナー	(1943-) ハンプトン （バージニア州), 米国	サンフランシスコ （カリフォルニア州） 米国	From Novice to Expert: Excellence and Power in Clinical Nursing Practice	「ベナー看護論： 達人ナースの卓 越性とパワー」	1984	41歳	
			The Primacy of Caring: Stress and Coping in Health and Illness	「ベナー/ルーベ ル 現象学的人間 論と看護」	1989	46歳	
			Clinical Wisdom and Interventions in Critical Care	「看護ケアの臨床 知：行動しつつ 考えること」	1999	56歳	
21.コルカバ	(1944-) クリーブランド （オハイオ州), 米国	アクロン （オハイオ州） 米国	Comfort Theory and Practice: A Vision for Holistic Health Care and Research	「コンフォート理 論：理論の開発 過程と実践への 適用」	2003	59歳	

環　境	人間・患者	健康・病気	看護・看護師	看護師-患者関係	理論の特徴	理論に影響を与えた事象など
状況的影響の3側面，①選択肢，②要求特性，③美的側面は，ヘルスプロモーション行動を促進したり阻害したりする	個人は保健行動の動機をもち，開始し，継続する，そしてそのために環境を調整するということに，個人自身が積極的な役割を果たす	目標に向けた行動，適切なセルフケア，そして良好な人間関係を通して先天的，後天的な人間の可能性を実現すること 身体の統合性を維持し，環境との調和を保つために必要のつど調整を行うこと	看護の目標は，個人的因子，人間関係の因子，および環境因子をより良い方向へと変容させる介入を行うことにより，人々の健康を最大限に引き上げること	家族や仲間，保健医療提供者は人間関係の影響の重要な源であり，これらの人々によってヘルスプロモーション行動への意志と実行が強められたり弱められたりする	ヘルスプロモーションモデル ヘルスプロテクション	バンデューラの社会的認知理論 フェザーの期待-価値理論
「状況」を用いて，人の集まりである環境の社会的に定義している	人間をつねに状況のうちに置かれているものとしてとらえる，状況から切り離した理論では説明し尽くせない複雑さがつねに存在している それを解釈する存在	健康は査定されうるもの	「初心者」「新人」「一人前」「中堅」「達人」の5つの臨床技能の段階を示す「看護師の臨床技能の習得段階に関する概念」 看護実践における領域とは，意図，機能，および意味が類似した能力の集合体 臨床家が，理論的・実践的知識を実際の臨床の場で検証し磨きをかける場合においてのみ発展する	臨床家の理解のしかたや受け止め方を変えてしまうようなケースは臨床家の心に深く刻まれ，現在行っている看護実践を照合する対象となる	看護師の臨床技能の段階 解釈的理論	ドレイフェス・モデルを基盤 ヘンダーソン
個人，家族，コミュニティを取り巻く側面 コンフォートを増進させるために操作できるもの	ヘルスケアを必要とする個人，家族，コミュニティ	個人，家族，コミュニティがコンフォートを増進することによって至適に機能する	個人，家族，コミュニティのコンフォートニードについての意図的なアセスメント	患者と看護師は望ましい現実的な健康探索行動に同意する	コンフォートの3つのタイプ（緩和，安心，超越）に対するニード ホリスティックなコンフォートを目指すコンフォートケア	哲学者（認知論）である夫 オーランドの相互関係理論 ヘンダーソン パターソン

（西田志穂作成）

付録2　看護の歴史

看護の歴史①　ナイチンゲールから第二次世界大戦まで

(※) **太字は本書に掲載の理論家**

西暦	看護の明確化	看護実践（専門職）	看護研究	看護教育	社会状況	他の学問分野	日本の看護の状況
1850	59 **ナイチンゲール，F.「看護覚え書」**「癒すのは自然のみである」「看護がなすべきことは，自然が患者に最も働きをかけやすい状態に患者をおくことである」	54-56 **ナイチンゲール**自らの監督のもと，ケアを提供する婦人たちと外科医の集団を組織・傷病兵の衛生環境を改善する	56 **ナイチンゲール**統計学を駆使して，軍病院ならびに民間病院の惨状を暴き出す・看護やルスケアを改善する方法についての自分の考えを系統化し，正当性を主張するために利用した→組織化		53-56 クリミア戦争	57 パストゥール 酵母発見　59 ダーウィン「種の起源」	
1860				60 聖トマス病院にナイチンゲール看護婦訓練学校開設	61-65 南北戦争（米）63 デュナン 赤十字国際委員会の前身を創設　64 赤十字条約	65 メンデル 遺伝の発見　67 マルクス「資本論」　ノーベル ダイナマイト発明	68 明治維新 東京に大病院，横浜に軍病院ができる 軍病人が使用される
1870		「看護婦，一般の人々に看護婦は病人を世話し医師などの指示に従順に守るべき人」と考えられるようになった	看護研究を行う人は非常に少なかった	73 ニューヨーク，ボストン，ニューヘイブンに看護学校設立。1900年までに看護学校の数は400まで急増。しかしその後の看護学校は看護婦の基礎教育訓練を大学が行うべきと考えなかった	←19世紀より病院の増加	77-1931 エジソン 諸発明	74 医制公布　77 西南戦争 博愛社（日本赤十字社の前身）設立
1880					82 米クララ・バートン 米国赤十字社設立	82 コッホ 結核菌発見	84 有志共立東京病院看護婦教育所発足　86 京都看病婦学校，桜井女学校付属看護婦養成所設立
1890	93 **ナイチンゲール，F.「病人の看護と健康を守る看護」** 人間の病気についての看護要求の普遍性を述べる・本来の看護は，病気ではなく病人をケアすること	94 NLNE（NLNの前身）米国看護婦養成学校監督者協会　97 ANA 設立		94 NLNE もっと優れた看護教師が必要・教師養成には，教育学部または師範学校が最適との結論を出す　99 ロブ，ナッティングの努力でコロンビア大学ティーチャーズ・カレッジに病院経済学の講座ができる	94 日清戦争　97 労働者保護法（英）	95 レントゲン X線発見	90 日本赤十字社病院看護婦養成所発足　91 濃尾地震で看護活躍（日赤，慈恵，順天堂など）

西暦	看護の明確化	看護実践（専門職）	看護研究	看護教育	社会状況	他の学問分野	日本の看護の状況
1900	州の認可を得て学校を設立し、無認可看護婦を排除することで、看護の質を確保する看護活動の法的保護を得る	公衆衛生看護 (public health care) が発展	00 AJN 創刊 00-50《研究テーマ》・伝染性疾患の患者：結核、猩紅熱、顔面疹ほか・衛生、消毒、内科的外科的無菌法・母体および乳児の高死亡率など		04 日露戦争 08 メディカルスクールのランク付け（米）	00 フロイト「夢判断」 05 アインシュタイン「一般相対性理論」	08 大関和「実地看護法」発刊 09 萩原タケ、第2回INC大会に出席
1910	看護を定義する必要性が高まる 16 NLNE（ナッカー，K.）「公衆衛生看護教育における看護婦養成学校の責任」	看護学生は病院の看護の役割を最上級生は主任の役割を負った。卒業生は公衆衛生看護婦か病院で看護学校の師長や校長になった。ほとんどが家庭や病院で個人の付添看護婦をした 病院看護 (hospital care) 付添看護 (private duty care) 法律により看護は医師の監督のもとに仕事をすべくと規定された病院は登録看護婦を雇うようになり、学生の起用は少なくなった	コロンビア大学ティーチャーズ・カレッジの卒業した看護カリキュラム関連病院に関する研究などを行った	09 ミネソタ大学看護学校が看護学部に 12 ナッチング 1,100の米国看護学校の調査 17 NLNE 看護学校標準カリキュラム	14-18 第一次世界大戦	10 ラッセル・ホワイトヘッド「プリンキピア・マテマティカ」エーリッヒ「梅毒治療法」 13 フッサール「現象学」アインシュタイン「特殊相対性理論」 17 フロイト「精神分析入門」	15 看護婦規則制定
1920	20 ドッグL.スチュアート,I.M「看護の歴史」 22 ハーマー・B.「看護の原理と実際」 25 オスラー.S.M.（内科医）「実践としての看護」		20 初めてのケーススタディ：学生の教育に使われた	23 ゴールドマークレポート：公衆衛生看護教育および看護教育についての調査 24 コロンビア大学ティーチャーズ・カレッジに看護婦に教育学博士を授与する課程ができる	23 関東大震災	21 ウィトゲンシュタイン「論理・哲学論考」 23 ブーバー「我と汝」 26 ハイゼンベルグ・シュレーディンガー「量子力学」 27 ハイデッガー「存在と時間」 29 ホワイトヘッド「過程と実在」ブレミング「ペニシリン」	20 聖路加国際病院付属高等看護学校発足
1930	33 New York League of Nursing Education「看護の概念」 34 テイラー.E.「看護の本質について」	32 ANA「専門職看護の定義」 37 ANA「専門職看護の定義」改訂 戦中、再び看護婦不足が深刻になる	30 ケーススタディがAJNに載るようになる。看護処置の効果を評価する研究もみられる	財政的に苦しい看護学校が閉鎖 37 NLNE「看護学校のためのカリキュラム指針」 38 48の総合大学が看護課程をもつ	29-32 世界恐慌 34 ヒットラー総統に就任（独） 39-45 第二次世界大戦	32 ミード「心・自我・社会」 34 トインビー「歴史の研究」キュリー「人工放射能」 36 セリエ「ストレス説」スキナー「有機体の行動」 37 毛沢東「実践論」	29 日本看護婦協会設立 37 保健所法制定 38 厚生省設置
1940		43 看護婦教育条例により米国学生看護婦隊が1,300生まれる	40 看護婦不足を反映して業務の効率化等の研究 42 ビクスラー看護研究の必要性とサルファ剤やペニシリンの使用法に関する論文		44 復員者援護法（米） 45 国際連合成立	41 マスロー「異常心理の原理」ミラー「社会学習と模倣」 43 サルトル「存在と無」 44 ワクスマン「ストレプトマイシン」 45 メルロ・ポンティ「知覚の現象学」	41 保健婦規則制定 44 看護婦規則改正

看護の歴史② 第二次世界大戦後から1960年まで

西暦	看護の明確化	看護実践（専門職）	看護研究	看護教育	社会状況	他の学問分野	日本の看護の状況
1945	46 グッドリッチ,A.W.「看護の定義」 48 ブラウン,E.「これからの看護」	・看護の機能の拡大 個人と集団，病気治療と健康増進・疾病予防，身体ケアと心理社会的ケア total patient care comprehensive care ・医学・医療技術の発展により医療現場に他職種が入ってくる ・看護の独自性が問われるようになる ↓↓↓ 専門職としての看護の議論が活発に 50 ANA「専門職看護婦の道」	48 ブラウンレポート：看護教育課程の問題を浮き彫りに。看護学校の暫定的分類 49 ギンズバーグ,E. 看護婦不足解消のため、専門的看護課程2年を設けては、と勧告。に加え、技術的課題についての研究が活発に	国家レベルでの看護教育と研究への経済的援助 とくに、米国軍部と国立精神衛生研究所から	48 WHO 創立 49 北大西洋条約調印（東西冷戦はじまる）	46 サイモンズ「人間適応の心理」 47 サリヴァン「現代精神医学の概念」フロム「人間における自由」	45 GHQ 公衆衛生福祉局看護を設立 46 日赤、聖路加の両女子専門学校が合同教育。看護教育模範学校ができる「看護学雑誌」創刊 48 保健婦助産婦看護法公布
1950	52 ペプロウ,H.「人間関係の看護論」 サリヴァン、マスロー、サイモンズ、ミラーなどを参考に理論を構築* *a set of concepts であって、a theory ではない。（ペプロウは自分の著作を理論とは考えていなかった。概念のセット（組合わせ）だと考えていた）	53 ICN 看護初の「国際倫理綱領」 54 WHO「看護業務の定義」	52 Nursing Research 創刊 主なテーマ (1950-60) ・移民労働者，辺地居住者，ユダヤ人街における保健計画 ・長期療養患者・心疾患，がん，脳卒中，入院生活に対する子どもの反応 ・ICU の設置，オートメーションの利用，サービスの効率化，組織構造など ・学生の教育	52 NLN ・登録前教育を学士課程で行うべきこと ・学士では専門的訓練よりも一般的訓練を施すこと ・大学院レベルの教育が必要 54 2年間の準学士課程試案が立てられる	原子力時代はじまる	50 エリクソン「幼児期と社会」オールポート「パーソナリティ」 51 ロジャーズ「クライエント中心療法」 54 マスロー「動機と人格」ユング、パウリ「自然現象と心の構造」	50 第一回看護婦国家試験 51 准看護婦誕生 日本看護協会発足 52 高知女子大看護学科開設 53 東京大学医学部衛生看護学科開設 54 聖路加・日本赤十字短期大学開設
1955	55 ヘンダーソン,V.「看護の原理と実際のテキスト」* *ハーマー教科書（1992）の改訂 ホール,L.「看護の本質」 56 ミード,M.「看護―原初の姿と現代の姿」 57 クルーター,F.R.「よい看護とは何か」 58 ジョンソン,M.M.,マーチン,H.W.「看護婦の役割についての社会学的分析」 59 ジョンソン,D.E.「看護の科学」「看護の哲学」	55 ANA「看護の業務の定義」 56 WHO「保健施策における看護婦の役割」	各看護教育課程に学ぶ学生についての研究や、カリキュラムの立案と評価についての研究が数多くなされた 58 NLN「基礎看護教育における看護の概念」 他の学問からの概念の導入がすすむ		56 スエズ動乱 西欧各国の植民地の独立運動が活発に 各国で原爆実験行われる 59 キューバ革命	55 ピアジェ「子供の思考と言語」 57 人工衛星成功（ソ） 59 ポパー「科学的発見の論理」	57 2年課程の進学コース開設 58 基準看護実施

看護の歴史③　1960年代から1980年まで

西暦	看護の明確化	看護実践（専門職）	看護研究	看護教育	社会状況	他の学問分野	日本の看護の状況
1960	60 ヘンダーソン,V.「看護の基本となるもの」アブデラ,F.G.「患者中心の看護」 61 ジョンソン,D.E.「看護ケアの意義」オーランド,I.J.「看護の探求：ダイナミックな人間関係をもとにした方法」 63 ロジャーズ,M.E.「看護実践の理論的基盤」,「教育の強固な基盤の構築」* 64 ジョンソン,D.E.「看護と健康教育」ウィーデンバック,E.「臨床看護の本質：患者援助の技術」ブラウン,M.I.「看護理論の開発と研究」ウォールド,F.S.,レオナルド,R.C.「看護実践理論の開発に向けて」	技術革新は医療費の高騰と複雑な倫理的問題を提起 看護婦不足．病院では定員の20%にのぼる 64 Nursing Training Act施行 高度実践看護師（advanced practice nurses：NP）教育課程に対する資金援助	61 公衆衛生局に看護コンサルタントグループ設置：看護研究への資金協力 63 Nursing Science 誌創刊	60 年までに172の看護系大学で学士号（BS）を授与 62 看護学修士課程の数 47 Ph.D取得者のほとんどが看護学以外の領域で取得していることが問題に	60 国民所得倍増政策（日本）日本新安全保障条約調印 61 米ケネディ大統領選出（民主党）ベルリンの壁構築 62 キューバ危機 63 ケネディ暗殺 後任にジョンソン 64 新幹線全通 東京オリンピック開催	60 クワイン「ことばと対象」 61 初の有人宇宙飛行（ソ） 62 通信衛星による衛星中継 クーン「科学革命の構造」 64 ゲルマン「クォーク理論」IC（重積回路）の発明	60 病院ストライキ 62 看護師不足深刻化 2年課程看護婦養成所 夜間定時制開設 63 日本赤十字社幹部看護婦研修所開設 本格的に幹部教育を開始 64 聖路加短期大学が聖路加看護大学に昇格
1965	65 パッドナム,P.「看護理論への概念的アプローチ」 66 トラベルビー,J.「人間対人間の看護」ホール,L.E.「Another View of Nursing Care and Quality」 68 「看護科学の本質に関するシンポジウム」Nursing Research 誌報告 ・ディコフ,J.,ジェームス,P.,ウィーデンバック,E. 規定理論 ・エリス,R.研究と理論の関係 ・ジョンソン,D.E.ほか ジョンソン,D.E.「看護の一概念モデル」 69 マッケイ,R.「看護理論，モデルシステム」レヴァイン,M.E.「臨床看護入門」	65 ANA NP と看護師の準備教育 第13回ICN大会開催 看護婦の定義 66 メディケア・メディケイド の制度発足 ANA ストライキ禁止条項を廃止	65 ANA 看護研究会を主催 67-70 看護研究と看護教育のための国家委員会 68 ANA 看護における研究 倫理ガイドライン	65 コロラド大学にて初のNPのプログラム開設	65 ベトナム戦争 ワシントンで反戦デモ 朝永振一郎，ノーベル物理学賞 67 第三次中東戦争 68 大学紛争（日本）	65 ベンゾジアス，ウィルソンら「3度K輻射の発見」 69 月面着陸 アポロ11号（米）	65 東京大学医学部衛生看護学科，保健学科と改称．大学院設置 67 国立大学医学部付属看護学校が医療技術短期大学部に切り替え 68 ニッパチ闘争

（つづく）

* Rogers, M. E. (1963). Building a strong educational foundation. American Journal of Nursing, 63, 9495.
Rogers, M. E. (1963). Some comments on the theoretical basis of nursing practice. Nursing Science, 1, 11-13, 60-61.

西暦	看護の明確化	看護実践（専門職）	看護研究	看護教育	社会状況	他の学問分野	日本の看護の状況
1970	70 ロジャーズ, M.E. 「ロジャーズ看護論」		70 ANA 看護研究委員会を設置→72年に看護研究者協会に	70 年の時点で博士課程は 20	70 日本で万国博覧会 日航機よど号ハイジャック事件 三島由紀夫割腹		70 日本看護学校協議会発足
	71 ウォーカー, L. 「看護理論概念の明確化に向けて」 キング, I.M. 「看護の理論化：人間行動の普遍的概念」 オレム, D.E. 「オレム看護論」						71 保健婦助産婦学校養成所カリキュラム改正
	72 オーランド, I.J. 「看護過程の教育訓練」		72 専門職相対評価機構（PSROs）医療の質改善に向け患者ケアの費用対効果を調査	72 NLN 学士以上のカリキュラムは看護の概念枠組みに基づくべきという基準　NP や CNS の増加は研究成果を臨床に応用する基盤に	72 上野動物園にパンダ来日 連合赤軍浅間山荘事件 スペースシャトル計画 ベトナム戦争北爆激化	72 クリプキ「名指しと必然性」	72 医療費改定で特類看護3対1の新設
	73 ハーディ, M.E. 「理論：構成要素、発展、評価」 ジャコックス, A. 「看護の理論的構成」 ドナルドソン, S.K., クローリー, D. 「看護の研究分野」		73 ANA 専門分野での看護の認定プログラム開始 ANA 地域保健、母子保健、老年看護、精神保健看護のスタンダード 第15回 ICN大会開催（メキシコシティ）「看護師の規律」採択「患者の権利章典」看護診断の検討開始		73 第四次中東戦争 オイルショック		73 医労協スト（471の病院・診療所が参加）
	74 ニューマン, B. 「The Betty Neuman Health care systems model」						74 ナースバンク設置
1975		75 ANA 精神保健看護の看護師 92名、地域保健の看護師 26名を認定					75 千葉大学看護学部開設
	76 ロイ, Sr.C. 「ロイ看護論：適応モデル考説」 パターソン, J. & ズデラド, L. 「Humanistic Nursing」（邦訳看護論 1983）		76 ANA 看護研究者協会、学部や大学院の教育内容に看護研究を含めるように勧告		76 ロッキード事件（日本）	76 ドーキンス「利己的な遺伝子」	76 聖路加看護大学に編入コース開設 国立病院の総婦長の名称を看護部長と改称
			77 ゴードナー＆ナーム、これまでの米国看護研究を概観 78 ドナルドソン＆クローリー「看護における研究分野」			77 惑星探査機ボイジャー 1.2号打ち上げ（米）	77 厚生省看護研修センター開設
	78 レイニンガー, M.M. 「文化を越えた看護・概念、理論、実践」 79 ニューマン, M.A. 「看護における理論開発」 ワトソン, J. 「看護：ケアリングの哲学と科学」			79 ケースウェスタンリザーブ大学看護学部が初の臨床看護博士号（DN）を授与するコースを開設	78 WHO アルマ・アタ宣言		79 千葉大学大学院看護研究科に初の修士課程開設 同大学看護学部に編入コースを開設

付録2　看護の歴史　**289**

看護の歴史④　1980年代から現在まで

西暦	看護の明確化	看護実践（専門職）	看護研究	看護教育	社会状況	他の学問分野	日本の看護の状況
1980	80 ロイ,Sr.C.「ロイ看護論：適応モデル序説」 81 バーニィ,R.R.「健康を―生きる―人間：バーニィ看護理論」 キング,I.「キング看護理論」 82 ベンダー,N.「ヘルスプロモーション看護論」 83 キム,M.J.「看護診断の分類」 ウォルカー,L.O.，アーバント,K.C.「看護における理論構築の方略」 フィッツパトリック,J.，ホール,A.「看護モデルの概念」 チン,P.L.，ジェイコブ,M.K.「理論と看護」 キム,H.S.「看護における理論的思考」 クレメンツ,I.W.，ロバート,F.B.「家族看護」 チン,P.L.「看護理論の発展の進歩」 84 ベナー,P.「ベナー看護論」 フォーセット,J.「概念モデルの分析と評価」	80 ANA「看護の社会的役割に関する方針・声明書」 82 北米看護診断協会設立	80年代前半から臨床看護研究が盛んに行われる 看護研究のテキストに質的研究に関する内容が含まれるようになる 82-83 看護における研究の実施と活用	80年代，257種にわたる看護学修士課程が誕生	81 初のエイズ症例（米） 敦賀原発放射能漏れ事件（日本） 皇太子チャールズとダイアナ結婚（英） 82 米ソ戦略兵器削減交渉（START） 83 三宅島噴火（日本）	80 ファン，フラーセン「科学的世界像」 81 最初のスペースシャトル・コロンビア打ち上げ（米）	80 聖路加看護大学修士課程開設 81 日本看護科学学会創設 琉球大学保健学科開設 聖隷福祉事業団．三方原病院にホスピス開設 83 老人保健法施行
1985	85 ワトソン,J.「ワトソン看護論：人間科学とヒューマンケア」 86 ニューマン,M.A.「拡張する意識としての健康」 88 ミッシェル,M.H.「病気における不確かさ不確実性理論」 89 ベナー,P.，ルーベル,J.「現象学的人間論と看護」 レヴァイン,M.E.「看護実践の概念モデル」	85 議会．病院で勤務する看護職酔師に対するメディケアからの直接の支払いを認可 88 Secretarial Commission．看護師不足に対して採用と離職防止の解決策を提示 89 AHCPR研究成果に基づく臨床実践ガイドラインを示す	85 NIHに国立看護研究センター設立 88 NCNR優先すべき研究テーマ発表 89 Agency for Health Care Policy and Research (AHCPR)設立	87 スターク．修士課程履修了者のコアとなる能力を明確化 88 Nursing Education Act．看護師不足への対応として，看護系大学の設置に対する経済的支援を再承認	86 世界人口50億人 ニューヨーク株式大暴落 スペースシャトル・チャレンジャー爆発事故（米） チェルノブイリ原子力発電所事故（ソ） 87 地価の異常高騰でバブル景気（日本） 88 リクルート事件（日本） 89 ベルリンの壁撤去（独） マルタ会談．冷戦終結宣言（米ソ）	85 カールほか「フラーレンC60の発見」 87 ベドノルツほか「高温超伝導物質」 超新星1987Aからニュートリノ検出（日本）	86 日本赤十字看護大学，北里大学看護学部開設 琉球大学保健学科修士課程新設 87 社会福祉士，介護福祉士制定 東京清瀬市に日本看護協会研修センター開所 日本看護協会．病院看護機能評価表を発表 厚生省看護課，訪問看護モデル事業 88 聖路加看護大学看護学博士課程開設

（つづく）

付録2　看護の歴史

西暦	看護の明確化	看護実践（専門職）	看護研究	看護教育	社会状況	他の学問分野	日本の看護の状況
1990	91 **レイニンガー，M.M.[レイニンガー看護論：文化ケアの多様性と普遍性]** 93 ロジャーズ，B.L.[Concept Development in Nursing] 94 ベナー，P.[ベナー解釈的現象学]	90 看護実践の一部に対してメディケアとメディケイドによる支払いが実現	90年代、看護ケアのアウトカム研究が盛んになる 91 国際看護理論家会議開催 93 コクランデータベース正式に発足 94 ステットラー、マラム研究結果を看護実践に利用するためのモデルを構築		バブル崩壊 90 東西ドイツ統一 91 湾岸戦争	90 ハッブル宇宙望遠鏡打ち上げ（米）	90 看護教育のカリキュラム改正 93 日本赤十字看護大学修士課程開設、千葉大学博士課程開設
1995	96 ペンダー，N.J.[ペンダーヘルスプロモーション看護論]原書第3版 97 リード，P.J.[考える看護] 98 パース，R.R.[パース看護理論：人間生成の現象学的探求] 99 ワトソン，J.[ワトソン 21世紀の看護論]			97 NLN 認定委員会を設立。修士、学士、准学士。Diploma、Practical nursingの教育プログラムの認定	95 地下鉄サリン事件		96 初の専門看護師名誕生 97 保健婦助産婦看護学校養成所指定規則改正（カリキュラム改正） 99 看護専門学校卒業生の大学編入制度実施
2000	00 フォーセット，J.[看護学知識の分析と評価：看護モデルと看護理論] 01 ボイキン，ショーエンホッファー［ケアリングとしての看護・実践を変容するモデル］ 02 ローパー，N．ローガン，W.L．ティアニー，A.J.［ローパー・ローガン・ティアニー看護モデル］ 03 コルカバ，K．[コンフォート理論：理論の開発過程と実践への適用] スミス，M.J.[Middle Range Theory for Nursing] 04 ベナー，P.[エキスパートナースとの対話]	00 米国厚生省．Healthy People 2010 発表 01 診療情報の使用とプライバシーの保護に関する議論活発に 02 NANDAは加盟国の増加をうけ NANDA International として再スタート	00 エビデンスに基づく実践（EBP）が焦点に 03 NINR、AHRQ が研究の方向性と助成テーマを示す		01 米国同時多発テロ　アフガニスタン侵攻 03 イラク戦争　SARSがアジアを中心に世界的大流行 04 スマトラ島沖大地震	01 ヒトゲノムの全解読結果、ドラフト第1稿が公開される	01 日本看護系学会協議会 02 看護師による静脈注射を認める変更通知　改正保健師助産師看護師法施行。保健師、助産師、看護師と名称変更 04 新人看護職員の臨床実践能力の向上に関する検討会報告書発表　認定看護師配置による外来がん化学療法ケア加算
2005-	08 **ニューマン，M.A「変容を生み出すナースの寄り添い」** チン，P.L．クレイマー，M.K.［看護学の総合的な知の構築に向けて］ 13 ドッシュ，L.［インテグレーティブナーシング理論］	05 医療の安全確保を目的とした法律 06 労働統計局、とくに医療過疎地区におけるCNS、NP、助産師、麻酔看護師の需要が高いと説明	11 NINR 学際的な研究チームによる研究支援	07 AACN 全米看護系大学協会 Clinical Nurse Leader（CNL）ジェネラリストのリーダー養成のための修士課程開設	11 アラブの春　東日本大震災、救護活動　世界人口70億人に達する 13 特定秘密保護法成立 15 安全保障関連法成立	12 iPS細胞の作製によりノーベル賞受賞	05 第23回ICN大会　横浜で開催　日本人初のICN会長 10 チーム医療の推進に関する検討会 12 経済連携協定に基づき外国人看護師の受け入れる際のとり扱いに係る通知 15 特定行為に係る看護師の研修制度施行

（川原由佳里作成）

索 引

和文索引

あ

愛着／所属サブシステム　91
アウトプット　188
アート　67,113,213
アブデラ　100,110
安心　261
安全性　24
アンダーウッド　84
安寧　253
安楽　267
安楽性　26

い

意識　176
医師の責務　136
依存サブシステム　91
依存者ケア　78
　——行為力　79
　——不足　82
一人前レベル　250
一貫性　11
一般性　12
意味　210
イーミックな見方　162
癒やし　70
インプット　188

う

ウィーデンバック　40
ウイード　115
ヴェリティヴィティ
　186
ウォルド　14
運動　177

え

エティックな見方　162
エネルギーの場　63

エネルギーの保存　102
エリクソン　99
演繹的推論　16
炎症反応　101
援助へのニード　42

お

オーランド　41,134,144
オルト　17
オレム　76,242
オレム／アンダーウッド理論
　85
『オレム看護論—看護実践にお
　ける基本概念』　76

か

開拓利用　53
外的行動　262
介入変数　262
介入モード　91
概念　6
　——枠組　87
概念モデル　7
回避　239
回復サブシステム　92
開放系　64
開放システム　124
科学　67
科学的看護判断　103
『拡張する意識としての健康』
　172
格率　252
過去の関連行動　236
過程規律　139
構え／状況　91
カリタスプロセス　223
カール・ロジャーズ　221
感覚反応　101
環境　3,44,54,67,104,175,189,
　208,226,261
環境的コンフォート　262

看護　2,3,32,43,67,104,113,
　125,149,175,189,208,226,
　261
　——の責務　136
　——の定義　31
　——の哲学　42
　——の目的　42
『看護：ケアリングの哲学と科
　学』　221
『看護覚え書』　22
看護科学　62
看護学　2
看護学総論　140
『看護学と人類学—融合する2
　つの世界』　159
看護過程　137
　——規律　139
　——記録　137
『看護過程の教育訓練』　134
看護技術のリスト　115
看護機能の追求　31
看護教育　14,15
看護業務分類　118
看護ケア計画　34
『看護ケアの臨床知』　248
看護計画　17
看護研究インデックス　30
看護行為力　80
看護師　150
　——の思考・感情　42
　——の存在理由　42
看護師の臨床技能の習得段階
　250
看護師-患者関係　51
　——の治療的展開　51
看護師-患者関係論　41
看護システム　77,80
看護システムに関する理論　81
看護実践の指針　27
看護状況　136
看護哲学　253

索引

『看護における理論の開発』 172
『看護の基本となるもの』 32
『看護のための行動システムモデル』 88
『看護の探求』 41,134
『看護の理論化』 122
看護問題 114
看護理論 6,15
　──の開発 15
　──の活用 10
看護理論研究家 7
観察-アセスメント 23
患者 44,104,150,261
『患者中心の看護』 111,116
患者満足度調査 118
完全代償タイプ 80
カント 124
簡明性 11
管理の不在 25
関連刺激 188
緩和 261

き

期待-価値理論 234
気遣い 254
規定理論 41,45
帰納的推論 16
ギブソン 99
希望 150
基本的欲求 32
客観的健康 148
逆説性 210
教育 11
共感の位相 147
共同目標の設定 127
共鳴性の原理 65
キルケゴール 248
キング 122
『キング看護理論』 122

く

空間 126
グッドリッチ 30
苦難 150

グラブズ 92
クリーガー 70
クリミアの天使 22
クローリー 2

け

ケア 161
　──因子 223
　──計画 34
ケアリング 3
　──科学 222
経験 251
研究 11
健康 3,44,54,67,104,148,174,189,208,226,237,238,253,261
健康逸脱によるセルフケア要件 78
健康行動 234
健康探索行動 262
健康を-生きる-人間理論 207
『現象学的人間論と看護』 248
現象野 226
幻想 196

こ

行為 91,127
　──計画実行の意志 238
　　合理的な── 42
　　熟慮した── 42
　──にかかわる感情 237
　──の負担の知覚 236
　──の利益の知覚 236
行為者 80
攻撃/保護サブシステム 91
公衆衛生看護 61
構造提供因子 197
構造的統合性の保存 102
行動サブシステム 90
行動システム 89
行動システムモデル 88
行動選択 91
合理的な行為 42
個人間システム 124
個人システム 124

個人的因子 236
個人統合性の保存 102
コーチング 262
コーピング 196,248
コーピングプロセス 188
コミュニケーション 126,150
コルカバ 258
ゴールドマークレポート 119
『これからの看護』 144
コンフォート 262
　──ケア 264
　──の分類的構造 264
コンフォート理論 258
『コンフォート理論─理論の開発過程と実践への適用』 258

##

サイエンス 113
最初の出会いの位相 147
サリヴァン 50
サルトル 206
サンガー 14
産業革命 22
残存刺激 188
サンライズイネーブラー 164

し

ジェームス 41
時間 126
時間-空間 176
刺激 91
　──因子 197
自己 126
自己効力感 16
自己効力の知覚 237
事故防止 24
自己利用 151
支持教育システム 243
支持的・教育的タイプ 80
施設の統合性 262
自然治癒力 27
実践 11
実践的知識 251
実存的現象学 208
実存分析 145

質的研究　167
質的差異の識別　251
社会システム　124
社会的規範　238
社会的統合性の保存　102
社会的認知理論　234
社会文化的コンフォート　262
自由性　210
10 のケア因子　223
重要性　12
主観的健康　148
熟慮した行為　42
手段の探求　127
手段への同意　127
主要点　251
障害　127
状況　253
　　──の局面　251
　　──の属性　251
状況説明理論　7
状況的影響　238
状況的葛藤　137
状況特定理論　8
症状パターン　197
焦点刺激　188
触媒　199
初心者レベル　250
ジョンソン　87,185
ジョンソン行動システムモデル
　90
ジレンマ　118
新人レベル　250
身体的コンフォート　262
身体の清潔　26
真に共にあること　208
神秘性　210
信頼できる専門家　197
人類学　158

す

推測　196
スクタリ　20
スタックポール　30
ストレス　126,248
　　──への反応　101

せ

生活の質　212
性サブシステム　91
精神看護学　50
精神保健の原理　138
精神力動的看護　53
生成　209
成長と発達　126
世界　226
世界内存在　226
接近　239
摂取サブシステム　91
セラピューティック・タッチ
　70
セリエ　99
セルフケア　77,78
　　──行為力　79
　　──要件　78
セルフケア不足　82
セルフケア不足看護理論　80
セルフケア不足に関する理論
　81
セルフケアに関する理論　81
全人的適応システム　185
全体性　67,103
前提　6
戦闘あるいは逃避反応　101
全米看護教育連盟　15
全米看護連盟　15
専門職看護師　112,119
専門的技能　252
専門的ケア　162

そ

相互行為　126
　　──のプロセス　129
相互作用　65,66,137
相互浸透行為　126
総コンフォート　263
総次元／汎次元　64
遡及法　259
ソーシャルサポート　197,238
ソーンダイク　30

た

対応　127
対処　196
代償システム　242
対人関係理論　50
対人関係論　135
タイミング　176
大理論　7
達人レベル　250
達成サブシステム　91
魂のためのコンフォートフード
　262
ダン　234
段階別看護提供方式　118

ち

知覚　126
チーム医療　31
チームナーシング　17
中堅レベル　250
中心概念　3
中範囲理論　7,8,153,199,233,
　260
超越　210,261
直接競合する要求　238
直観的把握　251
治療上セルフケアを要する事柄
　79
チン　89

て

ディーヴァー　30
ディコッフ　41
ディルタイ　206
デカルト　247
適応　101,104,187
適応看護モデル　184
適応システム　187
出来事の一致度　197
出来事の熟知度　197
テクニカルな手段　262
哲学　7
デュボス　99
天地万物　208

と

同一化 52
同一性の出現の位相 147
統一体 62
統一的・変容的パラダイム 178
同感の位相 147
統合性 103
統合性の原理 65
ドック 14
ドナルドソン 2
トラベルビー 144
トランスパーソナル 223
トランスパーソナルケアリング 225
トランスパーソナルケアリング・ヒーリング 227
ドレイフェス 248
ドレイフェス・モデル 249
トロフィコグノーシス 104

な

ナイチンゲール 14,20,100,221
ナイチンゲール看護訓練学校 14
ナイチンゲール方式 14
内的行動 262
ナイト 247
ナイベグ 228
ナーシングプロセス 139
ナラティブス 250

に

ニード 32
21の看護問題 112,114
ニューマン（ベティ） 81,100
ニューマン（マーガレット） 72,172,221
人間 2,32,43,54,67,104,125,148,175,189,208,226,253
——のニード 31
人間関係の影響 238
『人間関係の看護論』 50

人間生成 210
人間生成理論 207
人間対人間の関係 150
『人間対人間の看護』 144,146
認知スキーマ 197
認知能力 197
認知プロセス 234

の

能力 251

は

排除サブシステム 91
ハイデッガー 206,248
パースィ 206,221,239
パーソナリティの発達 52
パーソンズ 89
パターン 64,176
発達上のセルフケア要件 78
バンデューラ 234
反応的な行為 42
範例 252

ひ

非介入 179
非機能的行動 92
皮膚の内側に入り込む 33
ヒポクラテス 27
ヒューマニズム 186
ヒューマンケアリング 221
ヒューマン・ケアリング・サイエンス 219
ヒューマン・プレス 259
ヒューマンニード 259
『病院覚え書』 22
病気 150
——の概念 23
——や苦難への反応 150
病気における不確かさスケール 193
病気における不確かさ理論 195
病気における不確かさ認知モデル 194

ふ

フィッツパトリック 72
フェザー 234
フォークマン 195
フォーセット 3
不確実性 197
副交感神経優位のケア 26
不健康 226
不確かさ 195
不確かさの理論 16
負のエントロピー 67
部分代償システム 243
部分代償タイプ 80
普遍的セルフケア要件 78
ブラウン 144
ブラウンレポート 15,119,144
フランクル 145
プリゴジン 173
プログラム 56
プロセスレコード 135
フロム 50
文化 157
文化ケア理論 159
文化に調和したケア 163
『文化を越えた看護—概念，理論，実践』 159
文化を越えた看護協会 168
分野 251

へ

平穏な死 262
米国看護師協会 15
米国公衆衛生局 110
ベティ・ニューマン 87
ベナー 246
『ベナー看護論』 248
ペプロウ 50,144
ベランド 99
ヘルスケア・チーム 34
ヘルスケアニード 262
ヘルスプロテクション 239
ヘルスプロモーション 239
ヘルスプロモーション行動 238

ヘルスプロモーションモデル　233
ヘルソン　185
ベルタランフィ　185
変化の概念　26
変数　92
ペンダー　233
ヘンダーソン　30,221,247
　──の14項目　34
ベントフ　173
『変容を生み出すナースの寄り添い』　173

ほ

方向付け　52
訪問看護　61
保護　91
保存　101
保存原理　102
ボーム　173
ホメオスタシス　104
ホメオダイナミックスの原理　64,69
ホラディ　87
ポラニー　248
ホリズム　259

ま

マーガレット・ニューマン　72,172,221
マレー　259

み

見知らぬ人から信用できる友人へのガイド　166
見知らぬ人-友人モデル　165
ミッシェル　193
民間的ケア　162
民族看護学　159,165

む

無限性　210

め

メイ　145

命題　3,6
メイヤロフ　221
メタ理論　16
メルロ・ポンティ　206,248
メレイス　8

も

目標/衝動　91
目標達成理論　122
モデリング　238
問題解決　53,115

や

役割　126
ヤスパース　145
ヤング　173

ゆ

有機的反応　101
優先行動　238
有用性　11

よ

養育　91

ら

ライヒマン　50
ラザルス　195,248
らせん運動性の原理　65
ラポール　147

り

力動的相互行為システム　124
リスクマネジメント　246
リズム　176
リズム性　210
リール　87
理論　6
　──のクリティーク　11
　──の焦点　12
　──の評価　12
　──の分析　11
理論的知識　251
『臨床看護入門』　99,106
『臨床看護の本質──患者援助の技術』　40
臨床看護の枠組み　43
『臨床実習指導の本質──看護学生援助の技術』　40
臨床知識の開発　251
臨床の現実　46

れ

例示　252
霊的次元　223
レイニンガー　157,221
レヴァイン　99
レヴァインの保存モデル　101

ろ

ロイ　102,184
ロイ適応看護モデル　186
ロゴセラピー　145
ロジャーズ　61,99,173,206,221
『ロジャーズ看護論』　61

わ

ワトソン　219
『ワトソン看護論──人間科学とヒューマンケア』　220

欧文索引

A

Abdellah　100,110
abduction　259
action　91
adaptation　101,187
advanced beginner　250
agent　80
Alt　17
American Nurses Association（ANA）　15
art　67,113
aspects of situation　251
attribute of situation　251

索 引

B

Bandura　234
becoming　209
being-in-the-world　226
Beland　99
Benner　246
Bentov　173
Bertalanffy　185
Bohm　173
Brown　15,144

C

carative factors　223
Caritas process　223
Carl Rogers　221
Chin　89
choice　91
clinical knowledge development　251
coaching　262
comfort　262,267
comfort food for the soul　262
communication　126
compensatory nursing system　242
competency　251
competent　250
confidence in the world　111
consciousness　176
conservation　101
conservation model　101
conservation of energy　102
conservation of personal integrity　102
conservation of social integrity　102
conservation of structural integrity　102
contextual stimuli　188
Crowley　2

D

Deaver　31
deliberative action　42
dependent-care　78
dependent-care agency　79
Descartes　247
developmental self-care requisites　79
Dickoff　41
Dilthey　206
Dock　14
domain　251
Donaldson　2
Dreyfus　248
Dreyfus model　249
Dubos　99
Dunn　234

E

ease　262
educative-developmental nursing system　243
emic　162
energy fields　63
environment　67,226
Erikson　99
ethnonursing　159
etic　162
exemplar　252
experience　251
expert　250
expertise　252
exploitation　53
external behaviors　262

F

Fawcett　3
Feather　234
fight or flight　101
Fitzpatrick　72
focal stimuli　188
Folkman　195
framework of clinical nursing　43
Frankl　145
freedom　210
Fromm　50

G

Gibson　100
goal/drive　91
Goodrich　30
graded qualitative distinctions　251
growth and development　126
Grubbs　92

H

health　67,174,226,253
health care needs　262
Health Promotion Model（HPM）　233
health seeking behaviors　262
health-deviation self-care requisites　79
Heidegger　206,248
helicy　65
Helson　185
Henderson　30,221,247
Holaday　87
holism　103,259
homeodynamics　64
homeostasis　104
human caring　221
human needs　259
human press　259
humanbecoming　207
humanism　186
humanuniverse　209

I

idea　210
identification　52
illness　226
illimitability　210
inflammatory response　101
institutional integrity　262
integrality　65
integrity　103
interaction　126
internal behaviors　262
intervening variable　262

欧文索引　297

intuitive grasp　251

James　41
Jaspers　145
Johnson　87,185

Kant　124
keep together　102
Kierkegaard　248
King　122
Kolcaba　258
Krieger　70

L

Lazarus　195,248
Leininger　157,221
Levine　99

M

Man-Living-Health　207
maxim　252
May　145
Mayeroff　221
Meleis　8
Merleau-Ponty　206,248
Mishel　193
Mishel Uncertainty　193
movement　177
MUIS-A　193
Murray　259
mystery　210

N

NANDA　94
National League for Nursing Education (NLNE)　15
National League for Nursing (NLN)　15
need-for-help　42
negentropy　67
Neuman, B.　87
Newman, M.　72,172,221
Nightingale　14,20,100,221

Nite　247
non-intervention　179
novice　250
nurse with person　212
nursing　67,226
nursing agency　80
nursing praxis　179
nursing process　137
nursing process discipline　139
nursing process record　137
nursing science　62
nursing situation　136
nursing system　80
nurturance　91
Nybeg　228

openness　64
Orem　76,242
organismic response　101
orientation　52
Orlando　41,134,144

P

P.D.S. (plan・do・see)　115
pandimensional　64
paradigm case　252
paradox　210
Parse　206,221,239
Parsons　89
partially compensatory nursing system　243
pattern　64,176
peaceful death　262
Pender　233
Peplau　50,144
perception　126
perceptual systems　101
personhood　226
phenomenal field　226
Polanyi　248
postulate　210
practical knowledge　251
Prigogine　173
professional nurse　119

proficient　250
progressive patient care (PPC)　118
protection　91

quality of life (QOL)　212

Reichmann　50
relief　262
residual stimuli　188
resolution　53
resonancy　65
response to stress　101
retroduction　259
Riehl　87
Rogers　61,99,173,206,221
role　126
Roy　102,184

salience　251
Sanger　14
Sartre　206
science　67,113
self　126
self-care　78
self-care agency　79
Self-Care Deficit Nursing Theory (SCDNT)　80
self-care requisites　78
Selye　99
set　91
situation　253
situation-specific theory　8
situational conflict　137
space　126
spirituality　223
Stackpole　30
stimulation　91
stress　126
Sullivan　50

technical comfort measures 262
theoretical knowledge 251
theory of nursing systems 81
theory of self-care 81
theory of self-care deficit 81
therapeutic self-care demands 79
Thorndike 30
time 126
time-space 176
transaction 126
transcendence 262
Transcultural Nursing Society 168
transpersonal 223
transpersonal caring 223
Travelbee 144
trophicognosis 104
true presence 208
typology 114

Uncertainty in Illness theory 195
Underwood 85
unitary human beings 67
unity 62
universal self-care requisites 79
universe 208

variables 92
veritivity 186

W

Wald 14
Watson 219
Weed 115
well-being 253
wholeness 67, 103
Wiedenbach 40
world 226

Y

Young 173

看護学テキスト NiCE

看護理論（改訂第3版）　　看護理論21の理解と実践への応用

2008 年 4 月 15 日　第1版第1刷発行	編集者	筒井真優美
2014 年 8 月 10 日　第1版第8刷発行	発行者	小立鉦彦
2015 年 9 月 20 日　第2版第1刷発行	発行所	株式会社 南 江 堂
2018 年 4 月 30 日　第2版第4刷発行		〒113-8410 東京都文京区本郷三丁目 42 番 6 号
2019 年 7 月 25 日　第3版第1刷発行		☎（出版）03-3811-7189 （営業）03-3811-7239
2020 年 8 月 30 日　第3版第2刷発行		ホームページ https://www.nankodo.co.jp/
		印刷・製本　小宮山印刷工業

Ⓒ Nankodo Co., Ltd., 2019

定価は表紙に表示してあります.　　　　　　　　　　　　　　Printed and Bound in Japan
落丁・乱丁の場合はお取り替えいたします.　　　　　　　　　ISBN 978-4-524-24948-0
ご意見・お問い合わせはホームページまでお寄せ下さい.

本書の無断複写を禁じます.

|JCOPY| 〈出版者著作権管理機構　委託出版物〉

本書の無断複写は著作権法上での例外を除き禁じられています. 複写される場合は, そのつど事前に,
出版者著作権管理機構（電話 03-5244-5088, FAX 03-5244-5089, e-mail:info@jcopy.or.jp）の許諾を
得てください.

本書をスキャン, デジタルデータ化するなどの複製を無許諾で行う行為は, 著作権法上での限られた
例外（「私的使用のための複製」など）を除き禁じられています. 大学, 病院, 企業などにおいて, 内部
的に業務上使用する目的で上記の行為を行うことは私的使用に該当せず違法です. また私的使用のため
であっても, 代行業者等の第三者に依頼して上記の行為を行うことは違法です.

看護学テキスト NiCE

- 看護学原論 2020年改訂
- 基礎看護技術
- ヘルスアセスメント
- 看護倫理 2020年冬改訂予定
- 看護理論 2019年改訂

- 成人看護学 成人看護学概論 2019年改訂
- 成人看護学 急性期看護Ⅰ 概論・周手術期看護 2019年改訂
- 成人看護学 急性期看護Ⅱ 救急看護・クリティカルケア 2019年改訂
- 成人看護学 慢性期看護 2019年改訂
- 成人看護学 成人看護技術
- リハビリテーション看護 2020年冬改訂予定
- 緩和ケア
- がん看護 2020年冬新刊予定
- 老年看護学概論 2020年改訂
- 老年看護学技術 2020年改訂
- 小児看護学概論
- 小児看護技術
- 母性看護学Ⅰ 概論・ライフサイクル
- 母性看護学Ⅱ マタニティサイクル
- 精神看護学Ⅰ 精神保健・多職種のつながり
- 精神看護学Ⅱ 臨床で活かすケア
- 在宅看護論
- 災害看護
- 国際看護 2019年新刊
- 看護管理学
- 医療安全
- 家族看護学
- 看護教育学
- 看護関係法規 2020年秋新刊予定

病態・治療論（シリーズ全14巻） 2019年新刊/2020年新刊
- 【1】病態・治療総論
- 【2】呼吸器疾患
- 【3】循環器疾患
- 【4】消化器疾患
- 【5】内分泌・代謝疾患
- 【6】血液・造血器疾患
- 【7】腎・泌尿器疾患
- 【8】脳・神経疾患
- 【9】運動器疾患
- 【10】感染症／アレルギー／膠原病
- 【11】皮膚／耳鼻咽喉／眼／歯・口腔疾患
- 【12】精神疾患
- 【13】産科婦人科疾患
- 【14】小児疾患

- 微生物学・感染症学 2020年冬新刊予定
- 薬理学 2020年冬新刊予定

※掲載している情報は2020年7月時点での情報です．
最新の情報は南江堂Webサイトをご確認ください．

 南江堂　〒113-8410 東京都文京区本郷三丁目42-6　(営業) TEL 03-3811-7239　FAX 03-3811-7230　www.nankodo.co.jp